# 精编临床产科护理实践

李 萍◎编著

天津出版传媒集团

天津科技翻译出版有限公司

**图书在版编目(CIP)数据**

精编临床产科护理实践 / 李萍编著. — 天津：天津科技翻译出版有限公司，2023.7
ISBN 978-7-5433-4361-0

Ⅰ.①精… Ⅱ.①李… Ⅲ.①产科学—护理学 Ⅳ.①R473.71

中国版本图书馆CIP数据核字(2023)第092154号

**精编临床产科护理实践**

JINGBIAN LINCHUANG CHANKE HULI SHIJIAN

出　　版：天津科技翻译出版有限公司
出 版 人：刘子媛
地　　址：天津市南开区白堤路244号
邮政编码：300192
电　　话：(022)87894896
传　　真：(022)87893237
网　　址：www.tsttpc.com
印　　刷：山东道克图文快印有限公司
发　　行：全国新华书店
版本记录：787mm×1092mm　16开本　　13印张　308千字
　　　　　2023年7月第1版　2023年7月第1次印刷
　　　　　定价：58.00元

# 前　言

　　母胎安康关系到家庭的幸福和社会的稳定。近年来,随着生育政策的放开,高龄产妇、经产妇增多,高危孕产妇数量明显增加,广大产科护理人员和助产士面临着严峻的考验。产科具有快速多变的特点,患者住院周期短、病情变化快,瞬息之间就会有质的改变,甚至威胁到患者生命。因此,护理人员必须处事干练、反应敏捷,可通过细致严密的观察来正确诊断和处理产科急症。为此,特组织相关人员编写了本书。

　　本书内容包括产科护理技术操作,如正常分娩、异常分娩、正常产褥、异常产褥、妊娠并发症等的护理。本书内容新颖,知识系统,具有简明扼要、通俗实用等特点,兼顾科学性、指导性、可操作性,囊括了近几年的护理新理论、新知识和新技术,紧密联系医院实际,结合长期护理实践中行之有效的经验,对产科常见疾病的护理等进行了总结提炼,充分阐述了疾病知识、相关护理评估、护理措施等内容,对产科临床护理工作和解决临床具体问题有着很强的指导性、针对性。

　　在本书编写过程中,时间有限,难免存在疏漏和不足之处,望广大读者提出宝贵的意见和建议。

编　者

# 目　　录

# 第一章　产科护理技术操作

## 第一节　产科(部分)基础操作

**一、吸氧**

**(一)目的**

通过给患者供氧气,提高动脉血氧含量及饱和度,最终达到纠正组织缺氧的目的。

**(二)物品准备**

氧气装置一套(包括流量表、湿化瓶内装无菌注射用水 1/2～2/3)、一次性吸氧管、无菌棉签。

**(三)操作步骤**

1.给氧

(1)核对医嘱,六步洗手,准备用物。

(2)携用物至床旁,核对患者姓名,解释吸氧目的、方法。

(3)安装氧气装置,连接一次性吸氧管,检查吸氧管是否通畅(放在脸颊部测试),若吸氧管通畅,则关流量表。

(4)评估患者病情、年龄、意识、呼吸状况。患者取平卧、侧卧或半卧位。

(5)嘱患者清洁鼻腔,或用棉签蘸温水清洁鼻腔,打开氧气装置开关调节适宜氧流量后,将吸氧管自鼻孔轻轻插入,固定吸氧管,告诉患者注意事项。

(6)整理用物,洗手。

(7)记录用氧时间及流量。

2.停止用氧

(1)取下吸氧管,关闭流量表。

(2)洗手。

(3)记录停止用氧时间。

**(四)注意事项**

(1)氧浓度:一般鼻导管给氧的浓度为每分钟 2～4L,使用量应根据患者缺氧情况而定,严重缺氧者每分钟 4～6L,小儿每分钟 1～2L。

低浓度氧疗:吸入氧浓度<30%。

中浓度氧疗:吸入氧浓度 30%～50%。

高浓度氧疗:吸入氧浓度>50%。

注:吸入氧浓度(%)计算公式=21+氧流量(L/min)×4

(2)使用氧气时,应先调节氧流量后使用,以免大量氧气突然冲入患者呼吸道而损伤肺部组织。

（3）用氧过程中，要经常观察患者缺氧状况改善情况，氧气装置有无漏气，管道是否通畅，持续用氧者每日需更换吸氧管 1 次。

（4）停止用氧时，要先取下吸氧管，再关闭流量表，以免误操作，使大量氧气突然冲入患者呼吸道而损伤肺部组织。

（5）用氧过程中，注意周围环境安全，避免使用易燃、易爆物品。

## 二、输液泵的使用

### （一）目的

保证液体匀速滴注，不因患者体位的改变而影响滴速，尤其用于需少量液体滴注或要求滴速缓慢时，保证给药剂量准确。

### （二）物品准备

输液泵、其他物品同密闭式静脉输液。

### （三）操作步骤

（1）检查输液泵，处于完好备用状态。

（2）评估患者病情、核对医嘱、物品准备、配药同密闭式静脉输液。

（3）携带输液泵、输液物品治疗车至床旁，核对患者床号、姓名、手腕带；向患者解释输液目的、输液泵用途及注意事项；嘱患者解小便。将输液泵固定于输液架上；连接电源线。

（4）连接输液器，完成一次排气，关闭调节器，再次检查输液器管内无残留空气，打开输液泵电源（POWER 键），将墨菲滴管以下的输液管部分固定于泵内，滴速感应器按"↓"方向夹在墨菲滴管上 1/2 处。根据医嘱调节输液的速度和预定输液量（按输液泵面板上的提示键选择）。

（5）穿刺过程同密闭式静脉输液操作程序。

（6）穿刺成功后，按"START"键，观察输液泵运行良好，协助患者取舒适体位，整理用物，洗手。

（7）记录输液时间、输液滴速、输液泵启用时间、签名。

### （四）注意事项

（1）输液期间应勤巡视患者，观察输液情况，有无外渗、堵塞，患者有无不适、输液泵运行情况，如有故障及时排除。

（2）如遇患者外出检查，可携带输液泵同行，输液泵有少量储备用电，但要注意固定在合适的位置，避免滑脱。

（3）若输液中途需改变滴速时，先按"STOP"键，根据医嘱要求重新调节。

## 三、微量血糖监测

### （一）目的

监测患者血糖水平，为临床治疗提供依据。

### （二）物品准备

治疗车、治疗盘、75％乙醇、无菌棉签、血糖仪、试纸、一次性末梢采血器、记录单、锐器盒、污物罐。

**(三)操作步骤**

(1)评估患者病情、年龄、合作程度、既往血糖监测值、饮食及手指皮肤情况。

(2)洗手,戴口罩,准备用物。

(3)携用物至床旁,核对姓名,解释操作目的、方法。

(4)患者取舒适体位,手臂下垂片刻。

(5)打开血糖仪,调校血糖仪代码,确认血糖仪与试纸的号码一致。

(6)用 75％乙醇消毒手指尖皮肤 2 次,待干。

(7)取出试纸,穿刺采血(一次性末梢采血器弃于锐器盒中),应使试纸测试区完全变色,用无菌棉签压迫穿刺点,将试纸插入血糖仪,等待结果。

(8)正确读取血糖值,并告知患者,关机,洗手,记录。

**(四)注意事项**

(1)测血糖前,确认血糖仪上号码与试纸号码一致。

(2)确认乙醇干透后实施采血。

(3)滴血量应使试纸测试区完全变色,浸透。

(4)测试试纸在滴血时不得接触皮肤。

注:妊娠期糖尿病患者血糖的理想水平,空腹血糖＜5.8mmol/L,餐后 2 小时＜7.8mmol/L(毫克与毫摩尔换算除以 18)。

## 四、静脉注射

**(一)目的**

(1)注入药物,用于某些不宜口服、皮下、肌内注射或需迅速发挥药效的药物。

(2)注入药物做某些诊断性检查。

(3)静脉营养治疗。

**(二)物品准备**

无菌治疗盘、注射器(规格视药量而定)、止血带、棉签、避污纸、安尔碘、医嘱执行单、按医嘱准备的药液、锐器盒。

**(三)操作步骤**

(1)核对医嘱。

(2)向患者解释静脉注射的目的,评估患者皮肤、血管情况,评估患者意识状态、合作程度。

(3)操作者按六步洗手法洗净双手,戴口罩,检查无菌物品的有效期。

(4)按无菌技术原则抽取药液,剂量准确,将注射器放入治疗盘内。

(5)推车至患者床旁,核对患者姓名、床号、腕带。

(6)铺避污纸,系止血带,选择合适静脉。

(7)松开止血带,用安尔碘棉签以穿刺点为中心向外螺旋式旋转涂擦两遍,直径在 5cm 以上,无需脱碘,待干后距穿刺点 6cm 处,扎止血带,嘱患者握拳。

(8)再次核对医嘱、药物、患者信息。

(9)排尽注射器中的空气,进行穿刺,见回血后松开止血带,嘱患者松拳。

(10)根据药液的要求(不同药物要求有不同的推注速度),注入药物。

(11)推注完毕拔针,按压穿刺部位。

(12)再次核对。

(13)操作完毕,操作者在医嘱执行单签名。

(14)向患者交代注意事项,整理床单位。

(15)洗手,整理用物,推车回治疗室。

(16)记录。

**(四)注意事项**

(1)严格执行查对制度和无菌操作原则。

(2)对于注射有刺激性的药物,应另备抽有生理盐水的注射器头皮针,注射穿刺成功后,先注入少量生理盐水,证实针头确在静脉内,再换上抽有药液的注射器推药,以免药液外溢而致组织坏死。

## 五、静脉留置针穿刺

**(一)目的**

保护静脉,减少反复穿刺,减轻患者痛苦,减少护理工作量,纠正水电解质紊乱及维持酸碱平衡,补充营养,供给热量,治疗疾病,增加循环血量。

**(二)物品准备**

无菌治疗盘、注射器、输液器、静脉留置针、无菌透明敷料、药液、止血带、棉签、避污纸、安尔碘、医嘱执行单、按医嘱准备的药液、锐器盒、手表。

**(三)操作步骤**

(1)核对医嘱。

(2)向患者解释静脉留置针穿刺的目的,评估患者皮肤、血管情况,评估患者意识状态、合作程度。

(3)配制液体。

(4)携用物至患者床旁,协助患者采取舒适卧位。

(5)将配好的液体挂在输液架上,连接输液器与静脉留置针,排出输液管中的空气。

(6)扎止血带,嘱患者握拳;选择血管,松止血带;洗手、消毒穿刺部位(8cm×8cm)。

(7)在穿刺部位6cm处扎止血带,进行第2次消毒,第2次排气,再次核对。

(8)绷紧皮肤,以15°~30°角进针,直刺血管,见回血后,压低针梗与皮肤的角度,再将穿刺针送入少许,右手按住针翼,左手将针芯略拔出2mm后,用右手将套管全部送入静脉后"三松"(患者松拳、松止血带、松调节器),确认液体流入通畅后,拔出全部针芯,贴无菌透明敷料。

(9)固定留置针及输液器,调节滴速,再次核对。在无菌透明敷料上注明穿刺日期、时间。

(10)洗手、签医嘱执行单。

(11)回治疗室,整理用物,洗手。

**(四)注意事项**

(1)每次输液前后均应检查穿刺部位及静脉走行方向有无红肿,并询问患者有无疼痛与不适。

(2)每次输液前先抽回血。如无回血,冲管有阻力时,应考虑留置针导管阻塞,此时应拔出静脉留置针,切不可用注射器使劲推注,以免将凝固的血栓推进血管,造成栓塞。

(3)在封管时应注意边推液边拔针,推液速度大于拔针速度。

## 六、会阴擦洗

### (一)目的

保持外阴及肛门部清洁,促进会阴部伤口愈合,防止生殖系统和泌尿系统的逆行感染。常见于留置尿管期间、各种阴式手术后、阴道出血的患者。

### (二)物品准备

聚维酮碘溶液、无菌长棉签、检查垫、医用垃圾袋、快速手消毒液。

### (三)操作步骤

(1)核对医嘱,向患者解释会阴擦洗的目的。

(2)携用物至患者床旁,核对患者姓名。

(3)操作者站在患者右侧,协助患者平卧屈膝,两腿分开,充分显露会阴部,将对侧裤腿脱下,放于近侧,对侧用盖被遮挡。

(4)将检查垫置于臀下。

(5)进行会阴擦洗,持第1根棉签蘸适量聚维酮碘溶液擦洗外阴,顺序为:阴裂、对侧小阴唇、近侧小阴唇、对侧大阴唇、近侧大阴唇、会阴体、肛门。擦洗后将棉签放置于医用垃圾袋中。

(6)持第2根棉签,蘸适量聚维酮碘溶液擦洗尿道口及尿管近端。擦洗后将棉签放置于医用垃圾袋中。

(7)撤去检查垫,用消毒液擦手。

(8)安置患者,整理床单位。

### (四)注意事项

(1)会阴部有伤口者,应先擦洗伤口处,并观察伤口愈合情况。

(2)最后擦洗有感染伤口的患者,避免交叉感染。

(3)分泌物多者可重复上述步骤,直至清洁。

(4)留置导尿管的患者,应注意导尿管是否通畅,避免脱落、打结或牵拉。

(5)注意保护患者隐私,合适照明。

(6)操作时动作要轻柔。

## 七、下肢静脉驱动仪的使用

### (一)目的

预防术后卧床患者深静脉血栓的发生。

### (二)物品准备

气压式血液循环驱动仪。

### (三)操作步骤

(1)携用物至床旁,核对患者姓名。

(2)接通电源,将套筒正确连入主机。

(3)给患者戴好套筒,打开仪器"电源开关"。

（4）通过"压力调节旋钮"调节所需压力大小。

（5）选择所需运行模式，设置治疗时间。

（6）再仔细检查一遍以上各项是否有误，按启动键开始治疗。

（7）在仪器运行中，若需停止治疗，按下"停机键"。

**（四）注意事项**

（1）压力治疗仪禁忌证：急性炎症性皮肤病、心功能不全、丹毒、深部血栓性静脉炎、肺水肿、急性静脉血栓、不稳定性高血压。

（2）安装人工心脏的患者禁用。

（3）该仪器最佳治疗时间是每次 30 分钟。

（4）治疗部位内置有人造材料的患者（如人工关节、金属、硅等）禁止使用。

## 八、静脉真空采集血标本

**（一）目的**

采取静脉全血标本或血清标本。全血标本测定血液中某些物质的含量，如肌酐、肌酸、尿素氮、血糖等；采血清标本测定血清酶、电解质、肝功能、脂类等；全血标本培养血液中的致病菌。

**（二）物品准备**

无菌治疗盘、真空采血器、采血针、采血真空管、止血带、棉签、注射用小枕、避污纸、试管架、安尔碘、锐器盒。

**（三）操作步骤**

（1）核对医嘱。

（2）向患者解释采血的目的，评估患者皮肤及血管情况、意识状态及合作程度等。

（3）洗手，戴口罩，准备用物。

（4）携用物至患者床旁，核对患者姓名、床号、腕带。

（5）协助患者采取安全舒适的体位。

（6）垫小棉垫，铺避污纸，系止血带，选择合适静脉。

（7）松止血带，用安尔碘棉签以穿刺点为中心向外螺旋式旋转涂擦两遍，直径在 5cm 以上，无须脱碘，待干。

（8）连接真空采血器和采血针。

（9）距穿刺点 6cm 处，扎止血带，嘱患者握拳。

（10）二次核对，进行穿刺。

（11）采血针进入血管后，接真空采血管采血，采血完毕后，将采血管放置到试管架上。

（12）松止血带，嘱患者松拳，拔针，按压穿刺部位。

（13）告知患者采血后的注意事项。

（14）再次核对，记录采血时间。

（15）洗手，推车回治疗室，整理用物。

**（四）注意事项**

（1）不能从输液侧肢体采血，静脉穿刺要避开神经与血管走行相近的部位，以免误伤神经。

（2）掌握拔针技巧，在针头即将拔出皮肤的瞬间，用消毒干棉签按压穿刺部位，使针头在没有压力的情况下退出血管腔，避免针尖对血管壁造成机械性切割损伤，以利止血。

（3）拔针后用棉签按压穿刺点或穿刺点稍上方。

## 九、腹腔引流的护理

### （一）目的

将人体组织间隙或体腔中积聚的液体引导至体外，引流的护理旨在保持引流的有效性，防止术后感染，促进伤口愈合。

### （二）用物准备

胶布、引流标志、一次性引流袋、别针、记录单。

### （三）操作步骤

（1）核对患者腕带信息。

（2）引流管用胶布"S"形固定，将引流标识贴于引流管上。

（3）记录引流的量、性状、颜色。

（4）按垃圾分类要求，处理用物。

### （四）注意事项

（1）拔管后注意伤口渗出情况，渗出液较多应及时通知医生处理。

（2）观察有无感染、出血、慢性窦道等并发症。

## 十、自体血液回输

### （一）目的

将患者的血液或血液成分经采集处理后再回输给患者，保证因失血而病情危急的患者，得以及时救治，节约血源，避免交叉感染。

### （二）物品准备

自体血液回收设备，0.9%生理盐水、肝素、一次性自体血液回输无菌用品。

### （三）操作步骤

（1）根据手术前估计出血量备好自体血液回输机。估计患者腹腔内出血量在 400mL 以上时，可以考虑应用自体血液回输机进行血液回输。

（2）备好自体血液回输机，连接电源，检查设备状态是否完好。

（3）备好一次性自体血液回收装置一套。

（4）备好肝素钠生理盐水、0.9%生理盐水（药液浓度，根据不同血液回输机要求配制）。

（5）将一次性血液回收装置连接好，开机检测，以保证一次性自体血液回输无菌用品及设备的完好性。

（6）接患者入室，开放两条静脉并接好三通阀（三通阀用于手术中静脉注射药物，一条静脉补液，另一条静脉用来术中输血），摆好麻醉体位。

（7）器械护士刷手后准备用物，将一次性自体血液回输无菌用品交与巡回护士安装好。开机吸入离心罐内肝素生理盐水待用。

（8）器械护士随医生手术步骤吸尽手术视野内的血液，保证术野清晰，并尽可能地收集血液。

**(四)注意事项**

(1)产科出血与肿瘤科手术出血患者禁止使用血液回收。异位妊娠破裂腹腔、子宫肌瘤剥除术、卵巢黄体破裂等出血时,可以进行自体血液回输。

(2)回收的血液常温下应在 4 小时内输完,4℃冰箱内可保存 24 小时。

(3)污染或脓毒血症,不适用自体血液回输。

# 第二节　助产专业操作

## 一、守(观察)宫缩

**(一)目的**

定时连续观察子宫收缩持续时间、间歇期时间、强度及节律,并及时记录。宫缩也是了解产程进展的重要手段,发现异常及早处理。

**(二)物品准备**

无须特殊物品准备。

**(三)操作步骤**

(1)评估当时孕妇产程进展情况,了解宫口开大、先露下降、是否破膜等。

(2)助产士坐在产妇一侧,将手掌放于产妇腹壁宫底处,感觉宫缩时宫体部隆起变硬,间歇期松弛变软,连续观察 3 次宫缩持续时间、强度、间歇时间及规律性,方可记录。

(3)产程中每 1～2 小时观察记录 1 次。

**(四)注意事项**

(1)在连续 3 次宫缩观察期间,助产士的手不得离开产妇腹壁,手掌自然放松,不得施压刺激子宫。

(2)宫缩观察记录包括子宫收缩持续时间、间歇期时间、强度及节律。

(3)产程开始时子宫收缩持续时间较短(约 30 秒)且弱,间歇期时间较长(5～6 分钟),随着产程进展,持续时间渐长(50～60 秒)且强度不断增加,间歇期时间渐短(2～3 分钟)。

## 二、四步触诊法

**(一)目的**

通过对孕妇的腹部触诊,评估宫底高度、胎儿大小、胎方位、胎先露是否入盆或衔接。

**(二)物品准备**

测量用皮尺。

**(三)操作步骤**

(1)操作者洗手后至孕妇床旁,向孕妇解释四步触诊检查的目的。

(2)指导孕妇平卧,双腿屈膝,解开衣服暴露出腹部。

（3）触诊操作检查

1）第一步：检查者站在孕妇右侧，双手置于宫底部，了解子宫底部形状，用皮尺测量子宫底高度，评估胎儿大小与妊娠周数是否相符。用手相对在子宫底轻轻触摸，分辨子宫底部胎儿部分是头还是臀。

2）第二步：检查者将双手平放于孕妇腹部两侧，一只手固定，另一只手轻按检查，双手交替辨别胎背及四肢，如触到平坦部分即为胎儿背部。

3）第三步：检查者将右手置于孕妇耻骨联合上方，拇指与其他四指分开，轻轻深按并握住胎儿先露部，进一步查清是头或臀，左右推动胎先露确定是否与骨盆衔接。若胎儿先露部仍可左右移动，表示尚未衔接入盆。若不能移动，表明先露已衔接入盆。

4）第四步：检查者面向孕妇足端，双手放于先露部两侧，轻轻向骨盆入口方向深压，再次核对胎先露部分与第一步手法判断是否相符，并确定胎先露部入盆程度。

（4）检查完毕，协助孕妇整理好衣服，取舒适卧位或将孕妇扶起。

（5）检查者洗手，告诉孕妇检查结果并记录。

**（四）注意事项**

（1）检查者温暖双手后方可操作，避免孕妇感觉不适。

（2）检查时注意遮挡孕妇，保护隐私。

（3）检查时注意为孕妇保暖，减少不必要的暴露。

（4）检查时注意动作轻柔。

## 三、阴道检查

**（一）目的**

检查宫口开大情况，了解产程进展、骨盆内径线、胎先露下降水平及胎方位等。

**（二）物品准备**

无菌敷料罐1个，无菌纱布若干，放于敷料罐中。聚维酮碘原液一瓶，将适量的聚维酮碘原液倒入上述敷料罐中，以浸透纱布为宜，无菌镊子罐（干罐）1个。

**（三）操作步骤**

（1）检查者戴好帽子、口罩。

（2）按六步洗手法将双手洗干净，戴单只无菌手套（检查者右手）。

（3）用聚维酮碘原液纱布消毒外阴部。外阴消毒范围和顺序为：阴裂、双侧小阴唇、双侧大阴唇、会阴体、肛门。

（4）检查者用右手示指和中指轻轻进入阴道进行检查。检查内容包括宫口扩张程度、是否有水肿、胎先露下降程度、胎膜是否破裂、骨盆内壁形态、径线等。

（5）检查完毕后，脱去手套，帮助孕妇整理衣服，告知检查结果并记录。

**（四）注意事项**

（1）检查时注意为孕妇保暖，注意保护孕妇隐私（可使用隔帘或屏风）。

（2）注意检查时手法，避免阴道检查时造成人工剥膜和人工破膜。

## 四、产时会阴冲洗(分娩或阴道操作前的会阴清洁和消毒)

### (一)目的

在进行阴道或宫腔无菌操作前,对外阴进行清洁和消毒,避免阴道、宫腔检查和接产时造成生殖道上行感染。产时会阴冲洗临床通常应用于接产、内诊、人工破膜、阴道手术操作、宫腔操作等技术之前的准备。

### (二)物品准备

冲洗盘1个,内有:盛39~41℃温水500mL的容器2个、无菌镊子罐1个、无菌镊子4把、无菌敷料罐2个(其中1个盛放10%~20%的肥皂水纱布,另1个盛放聚维酮碘纱布)、无菌接生巾1块、一次性冲洗垫一个、污水桶1个。

### (三)操作步骤

(1)向孕妇或产妇解释操作内容,目的是取得她们的配合。协助孕妇或产妇取仰卧位,脱去裤子和内裤,双腿屈曲分开充分暴露外阴部,操作人员站在床尾部或右侧。

(2)将产床调节成床尾稍向下倾斜的位置,并将孕妇或产妇腰下的衣服向上拉,以免冲洗时打湿衣服。

(3)清洁操作

1)用第一把镊子夹取肥皂水纱布1块,清洁顺序为:阴阜、左右腹股沟、左右大腿内侧上1/3~1/2处、会阴体、两侧臀部,擦洗时稍用力,要将皮肤处的血迹、污物等清洁干净,然后弃掉纱布。

2)从无菌敷料罐中取第2块肥皂水纱布,需要使用无菌镊子传递,按下列顺序清洁擦洗:阴裂、左右小阴唇、左右大阴唇、会阴体(该处稍用力,反复擦洗)、肛门,弃掉纱布及第一把镊子,此过程需要2分30秒。

3)用温水由外至内缓慢冲净肥皂,约需1分钟。

4)第2把无菌镊子夹肥皂水纱布:再按1)、2)、3)程序重复冲洗1遍。

(4)消毒操作。第3把无菌镊子夹取聚维酮碘纱布一块,擦洗外阴一遍。按下列顺序:阴裂、左右小阴唇、左右大阴唇、阴阜、腹股沟、大腿内上1/3~1/2处、左右臀部、会阴体、肛门,消毒范围不要超出肥皂擦洗清洁范围,弃掉镊子。

(5)撤除臀下一次性会阴垫,垫好无菌接生巾。

### (四)注意事项

(1)注意为孕妇或产妇保暖和遮挡。

(2)用水冲洗前,操作者应先测试水温,可将水倒在操作者的手腕部测水温,水温为39~41℃,以产妇感觉适合为宜。

(3)所有冲洗用物均为灭菌物品,每日更换1次,并注明开启时间和日期,操作者严格无菌操作。

(4)冲洗过程中要注意与孕妇或产妇交流和观察产程进展,若发现异常,应及时告知医师,并遵医嘱给予相应处理。

### 五、铺产台

**(一)目的**

使新生儿分娩在无菌区域内,减少产妇及新生儿的感染机会,使无菌技术得以实施。

**(二)物品准备**

产包内有:一号包皮 1 个、内包皮 1 个、产单 1 个、接生巾 4~6 块、长袜 2 只、计血器 1 个、持针器 1 把、齿镊 1 把、止血钳 3 把(其中至少有 1 把直钳)、断脐剪 1 把、脐带卷 1 个、敷料碗 2 个、长棉签 4 个、纱布 7 块、尺子 1 把、洗耳球 1 个、尾纱 1 个。

**(三)操作步骤**

(1)在宫缩间歇,向孕妇解释操作内容和目的,取得孕妇配合。

(2)打开新生儿辐射台提前预热(调节到 28~30℃,早产儿需要调节的温度更高)。

(3)接产者刷手后,取屈肘手高姿势进入产房(注意手不能高过头部,不能低于腰部)。

(4)助手按无菌原则将产包内、外包皮逐层打开。

(5)接产者穿隔离衣,检查产包内灭菌指示剂是否达消毒标准,接产者双手拿住产单的上侧两角,用两端的折角将双手包住,嘱孕妇抬起臀部,将产单的近端铺于孕妇臀下,取长袜(由助手协助抬起孕妇左腿),将一只长袜套于孕妇左腿上,助手尽量拉长袜开口处至孕妇大腿根部,在大腿外侧打结。用同样方法穿右侧长袜。

(6)接产者戴无菌手套,将一块接生巾打开,一侧反折盖于腹部,第 2 块接生巾折叠后放于孕妇会阴下方,用于保护会阴。另取 2 块接生巾,按新生儿复苏要求放置于新生儿辐射台上,1 块做成肩垫,另 1 块用于擦拭新生儿。其余物品和器械,按接产使用顺序依次摆好,用无菌接生巾覆盖。

(7)助手将新生儿褓褥准备好,室温保持在 26~28℃。

**(四)注意事项**

(1)准备物品时,检查产包有无潮湿、松散等被污染的情况,如有上述情况应更换。

(2)向孕妇解释相关内容,以取得配合。

(3)嘱孕妇及陪产家属勿触摸无菌敷料和物品。

(4)注意为孕妇保暖。

(5)铺台时接产者要注意产程进展,与孕妇保持交流,使其安心,指导孕妇宫缩时屏气用力。

### 六、胎心监护

**(一)目的**

通过描记的胎心基线、胎动时胎心变化,动态观察胎儿在宫腔内的反应。

**(二)物品准备**

胎心监护仪、超声耦合剂、腹带(固定探头用)。

**(三)操作步骤**

(1)向孕妇解释做胎心监护的目的。

(2)协助孕妇取仰卧位或坐位。

(3)用四步触诊手法了解胎方位,将胎心探头、宫腔压力探头固定于孕妇腹部,胎心探头应放在胎心最清晰的部位,宫腔压力探头应放在近宫底处。

(4)胎儿反应正常时,胎心监护只需做20分钟,异常时可根据情况酌情延长监护时间(胎动反应不佳时可以给予腹部适当的声音刺激或触摸刺激,促进胎动)。

(5)医师做出报告,并将所做胎心监护曲线图粘贴于病历报告单上保存。

(6)帮助孕妇整理好衣服,取舒适的卧位或坐位。

(7)整理胎心监护用物。

### (四)注意事项

(1)帮助孕妇采取舒适体位,告知大约所需时间。

(2)固定胎心探头和宫腔压力探头时松紧应适度,避免孕妇不舒适。

(3)刺激胎动时,动作要轻柔适度。

(4)胎心监护结束后将结果告知孕妇。

(5)腹带应每日更换、清洁备用。

## 七、接产

### (一)目的

保护会阴,避免胎儿娩出时孕妇会阴严重裂伤,并使胎儿安全娩出。

### (二)物品准备

产包、新生儿复苏器械(复苏气囊、大小面罩、各种型号气管插管、新生儿低压吸引器、吸痰管、新生儿喉镜——至少准备2个叶片:早产儿的和足月儿的、肾上腺素1mg/mL 1支、10mL和100mL生理盐水各1瓶、各种型号空针各1支、氧气备用状态)、新生儿复苏辐射台。

### (三)操作步骤

(1)向孕妇解释分娩相关操作内容以取得配合。

(2)打开辐射台提前预热。

(3)指导孕妇在宫缩期间屏气向下用力,以推动胎儿下降,加速产程进展。产妇用力时可取舒适的体位。医务人员应及时给予孕妇鼓励以增强信心。

(4)接产准备:当初产妇宫口开全、经产妇宫口开大3~4cm时,应做好接产的准备工作(如调整产床高度和角度,产时外阴冲洗消毒,接产人员按无菌操作常规刷手,助手协助打开产包,接产者铺产台准备接生)。

(5)接产:接产者在孕妇宫缩向下屏气时协助胎头俯屈。接产者在胎头拨露接近着冠时,右手持一接生巾内垫纱布保护会阴,左手在子宫收缩时协助胎头俯屈,注意用力要适度,使胎头以最小径线(枕下前囟径)在子宫收缩间歇期间缓慢地通过阴道口以避免会阴严重裂伤。

胎头娩出后,接产者右手仍应保护会阴,不要急于娩出胎肩,先用左手自胎儿鼻根部向下轻轻挤压,挤出口鼻黏液和羊水,然后协助胎头外旋转,使胎儿双肩径与骨盆出口前后径相一致。

待宫缩时,接产者用左手将胎儿颈部向下轻压,使前肩自耻骨弓下先娩出,继之再托胎颈向上使后肩从会阴体前缘缓慢娩出。

胎儿双肩娩出后,接产者右手方可松开,并将接生巾压向产妇臀下,防止污染的接生巾向外翻转污染其他用物,最后用双手抱住胎儿双肩娩至胎臀处,接产者用右手托胎肩左手托胎臀,协助下肢娩出,将新生儿轻柔放在产台上。

胎儿娩出后,将计血器垫于产妇臀下以收集和计量出血。接产者在距脐带根部 10~15cm 处,用两把止血钳夹住,在两钳之间剪断做第一次断脐。

(6)新生儿处理

1)呼吸道处理:置新生儿仰卧位于辐射台上,肩下垫肩垫使新生儿呈头部轻度仰伸——鼻吸气位,用洗耳球或吸痰管清除新生儿口、鼻腔的黏液和羊水,迅速擦干新生儿身上的羊水和血迹,撤掉湿巾,重新摆正体位,注意新生儿保暖。当呼吸道黏液和羊水确已吸净但仍无哭声时,可用手快速触摸新生儿背部或轻弹,或轻拍足底以诱发呼吸。新生儿大声啼哭,表示呼吸道已通畅(上述步骤又称新生儿初步处理,应在 30 秒内完成)。

2)脐带处理:用 2% 碘酊棉签消毒脐带根部周围皮肤,直径约 5cm,以脐轮为中心向上消毒脐带约 5cm(注意棉签不可在皮肤上来回涂抹)。然后用 75% 乙醇、脱碘 2 遍,脱碘的范围不超过碘酒消毒的范围,并将碘脱净。在距脐根部 1cm 处用止血钳夹住脐带并在止血钳上方剪断脐带,将气门芯或脐带夹套在或夹在距脐带根部 0.5cm 处。用 2% 碘酊烧灼、消毒脐带断端,注意药液不可触及新生儿皮肤以免灼伤(如药液触及新生儿皮肤,应用乙醇彻底脱干净)。脐带断端用无菌纱布包好,然后用弹性绷带或脐带纱布包扎固定。

3)新生儿检查:检查新生儿头部产瘤大小、眼、口、鼻、耳有无畸形、躯干部、四肢、手、足有无畸形,肛门是否正常。检查后抱给产妇辨认新生儿性别,称体重,测身长,肌内注射维生素 K15mg。然后医务人员帮助新生儿与母亲进行皮肤接触,并将皮肤接触的好处告诉产妇。将检查结果与相关内容填写在新生儿记录单上。

4)新生儿出生后与母亲进行皮肤接触:新生儿娩出后,应尽早进行与母亲的皮肤接触,以增进母子间的感情。皮肤接触有利于新生儿的保暖,防止体温下降,促进母亲乳汁分泌和减少产妇出血。新生儿早接触、早吸吮、早开奶是促进母乳喂养成功的有益措施,应鼓励母亲多搂抱、触摸自己的孩子,皮肤接触应在分娩后 1 小时内进行,皮肤接触的时间应大于 30 分钟,最好第四产程期间母婴都在一起。注意在母婴皮肤接触时新生儿应与母亲有目光交流。

(7)第三产程的处理

1)胎盘娩出:观察胎盘有无剥离征象,如胎盘已剥离,助手可轻压腹部子宫底处,协助胎盘娩出。当胎盘娩出至阴道口时,接产者用双手握住胎盘,如为胎盘母体面应翻转成胎儿面,向一方向旋转,并缓慢向外牵拉,协助胎膜完整剥离排出。如在排出过程中,发现胎膜部分断裂,可用止血钳或卵圆钳将断裂上端的胎膜全部夹住,再继续向原方向旋转,直至胎膜完全排出。胎盘胎膜娩出后,按摩子宫刺激收缩,减少出血。在按摩子宫的同时,注意观察阴道出血量。

2)检查胎盘、胎膜:将胎盘铺平在台上,注意胎盘母体面有无缺损或毛糙,如有缺损或毛糙应测量缺损或毛糙面积。母体面检查后将胎盘提起,检查胎膜是否完整,仔细检查胎儿面边缘有无断裂血管,及时发现副胎盘,如有副胎盘、部分胎盘或大块胎膜残留时应由医生在严密无菌操作下,取出残留组织,并在分娩单上详细记录。

3)检查软产道:胎盘娩出后,应仔细检查会阴、小阴唇内侧、尿道口周围及阴道壁、宫颈有无裂伤(急产或产程进展过快、手术产等应检查宫颈情况)。如有裂伤,应及时按解剖结构缝合。

### (四)注意事项

(1)助产人员适时安排产妇上产床,留出足够的时间做接产前准备(其中包括新生儿窒息复苏物品准备)。

(2)注意为孕妇保暖和遮盖。

(3)接产人员做好孕妇向下屏气用力指导,以控制产程进展。

(4)适时保护会阴,宫缩间歇时保护会阴的手应松开,使会阴部组织血液供应恢复,避免发生水肿。

(5)胎头大径娩出前,应提前教会孕妇哈气,缓慢娩出胎头,避免胎头快速娩出造成会阴严重撕裂。

(6)娩肩时应等待宫缩时娩出前肩和后肩,不可强行娩出,避免发生胎儿锁骨骨折。

(7)有胎盘剥离征象时,及时娩出胎盘,并仔细检查胎盘、胎膜是否完整。

(8)胎盘娩出后,应仔细检查产道有无裂伤、血肿等(产程过快或阴道助产时应检查宫颈有无裂伤),给予相应处理。

(9)注意给新生儿保暖。

(10)皮肤接触时,保证新生儿安全,避免窒息、滑落、坠床等发生。

## 八、会阴切开缝合术

### (一)目的

避免分娩时会阴严重裂伤,早产儿在产道内压迫过久、手术助产时,产妇有并发症需缩短第二产程时。

### (二)物品准备

侧切缝合包(3号包皮1个、接生巾1块、止血钳1把、侧切剪1把、线剪1把、纱布5块)、20mL空针、7号长针头各1个、丝线、可吸收缝合线各1根。

### (三)操作步骤(以左侧侧切为例)

(1)会阴局部皮肤消毒用2%碘酊大棉签1根(消毒1遍),75%乙醇2根(脱碘2遍),以侧切口为中心,由内向外消毒皮肤,直径大于10cm(消毒面积为10cm×10cm)。

(2)麻醉以会阴左侧切为例,用0.5%～1%利多卡因20mL进行阴部神经阻滞麻醉和局部浸润麻醉。术者将左手示指放入阴道内,确定该侧坐骨棘的位置。右手持7号长注射针头,在左侧坐骨结节至肛门连线中点稍偏向坐骨结节处,先注射一皮丘,然后在阴道内手指的引导下,将针头剌向坐骨棘内下方,即阴部神经经过的部位。先回抽,如无回血,局部注射0.5%～1%利多卡因溶液10mL麻醉阴部神经。然后将针退至皮下,再分别向侧切口、会阴体方向及坐骨结节处,做扇形浸润麻醉。利多卡因总量应控制在20mL左右。数分钟后,即可使会阴肌肉松弛。

(3)切开:经阴部神经阻滞和局部麻醉后,术者将左手示指和中指放入阴道稍分开,放于先露与阴道壁之间。右手将侧切剪张开,一叶置于阴道外,一叶沿示指、中指间入阴道内。切口起点在阴道口5点钟处,切线与垂直线约呈45°角,侧切剪刀刃应与皮肤垂直,待宫缩会阴绷紧时,一次全层剪开,会阴体高度膨隆时,侧切切口交角应略大于45°,长度视需要而定,通常为3～5cm。剪开后,可用盐水纱布压迫止血。有小动脉出血者,应缝扎。

（4）缝合分娩结束后，仔细检查会阴伤口，是否有深延、上延，检查阴道壁是否裂伤及血肿。检查完毕后按层次缝合。

1）以生理盐水冲洗外阴及会阴切口，重新更换无菌手套，铺接生巾（遮住肛门）。

2）阴道内放入尾纱，暴露会阴切口。从切口顶端上方超过 0.5cm 处开始缝合（避免血管回缩后，不能被结扎），用可吸收缝合线间断或连续缝合阴道黏膜至处女膜内缘处打结，注意将两侧处女膜的切缘对齐。

3）继之用可吸收缝合线间断缝合肌层，严密止血，不留无效腔，如有血块应先清除。缝线不宜过深，防止穿透直肠黏膜（皮下组织过厚时，可分两层缝合皮下组织，须对准筋膜层）。

4）用 75% 乙醇消毒切口两侧皮肤，消毒时用纱布遮挡切口，以免造成产妇疼痛。用丝线间断或可吸收线皮内缝合皮肤，缝线松紧度适宜、间距均匀。

（5）缝合结束后，检查切口顶端是否有空隙，阴道是否有纱布遗留，取出尾纱。

（6）用镊子对合表皮，防止表皮边缘内卷，影响愈合。

（7）用生理盐水将切口及周围皮肤擦净，嘱产妇卧床休息时多向健侧卧位，注意局部清洁卫生，勤换卫生巾。向产妇做护理会阴伤口的知识宣教。

（8）肛查：检查有无肠线穿透直肠。

（9）将产床调节成水平位，帮助产妇放平双腿休息，注意给产妇保暖。

**（四）注意事项**

（1）有适应证者，助产人员应适时做会阴切开，切开过早会增加产妇失血，切开过晚则失去切开的意义。

（2）切开时应在产妇宫缩向下屏气时，一次全层切开。

（3）切开后，如果大的血管出血，应及时结扎止血，渗血时，应用盐水纱布压迫止血。

（4）分娩后，应仔细检查侧切伤口有无向上或向下延伸，同时查看阴道有无裂伤和血肿，并给予缝合。

（5）缝合时针距疏密适当，遮挡宫颈暴露伤口时要使用尾纱，避免纱布遗留。

（6）缝合后，告诉产妇拆线针数和伤口护理的注意事项。

## 九、新生儿窒息复苏

**（一）目的**

新生儿出世的瞬间有时是十分危急的，产科和儿科的医务人员，尤其是产房的医务人员应熟练掌握新生儿窒息复苏技能和流程，在新生儿出现窒息时能立即得以实施复苏技术，并能相互配合。

**（二）物品准备**

氧气湿化瓶、氧气管、新生儿复苏气囊（自动充气式或气流充气式）、婴儿低压吸引器、各种型号的气管插管、吸痰管、新生儿喉镜（带有为足月儿和早产儿应用的 2 个叶片）、肾上腺素、生理盐水、胶布、新生儿辐射台、胎粪吸引管、听诊器、各种型号的空针、胃管、胶布等，连接好氧气装置，氧流量调节到每分钟 5L。

**（三）操作步骤**

A.建立通畅的气道（airway）。

B.建立呼吸(breathing)。

C.建立正常的循环(circulation)。

D.药物治疗(drug)。

其中为新生儿开放气道和给予通气是最为重要的部分,大部分新生儿窒息复苏在实施了ABC方案后很少再需要用药。

1.评估复苏的适应证

新生儿出生时负责复苏的人员应明确有无以下问题。

(1)羊水情况,有无胎粪污染:胎粪污染,新生儿没有活力时,清理呼吸道应气管插管连接胎粪吸引管,将污染的羊水吸出。

(2)有无呼吸或哭声:出生后没有呼吸或只有喘息时需要复苏。

(3)肌张力情况:肌张力差,没有呼吸时,应实施复苏。

(4)是否足月:早产儿发生窒息的风险更大,不足月时更应做好复苏的准备。

2.复苏的最初步骤(A——建立通畅的气道)

(1)保暖:新生儿娩出前应关闭门窗、空调,避免空气对流。出生后放在辐射保暖台上(新生儿辐射台,应提前预热),摆正体位(鼻吸气位)。

(2)摆正体位,清理呼吸道

1)接生者可以在胎头娩出时,用手将胎儿口鼻中的大部分黏液挤出,清理鼻腔黏液时应两侧鼻孔交替进行。胎儿娩出后,使其仰卧在辐射台上,将新生儿颈部轻度仰伸呈"鼻吸气状",可使用肩垫(肩垫高度2~3cm)抬高肩部,使呼吸道通畅,更有助于保持最佳复苏体位。黏液多的新生儿,则应把头部转向一侧,使黏液积聚在口腔一侧,并尽快吸出。吸引黏液时,应先清除口腔黏液,后吸鼻腔黏液,以免刺激新生儿呼吸,将羊水或黏液吸入肺部。吸引的负压和吸引管插入的深度都要适度。用吸引管吸引时要边吸边转动吸管,以避免吸管持续吸在一处黏膜上造成损伤。用吸球者,应先捏瘪吸球,排出球腔内的空气再吸,这样可避免气流把黏液推入深部。用电动吸引器的负压应不高于100mmHg(1mmHg=0.133kPa),负压过大易致新生儿气道黏膜损伤。

2)对于羊水有胎粪污染者,应在胎头娩出产道时即用手法将胎儿口鼻中的黏液挤出,待新生儿全身都娩出后,迅速置于辐射台上,再次用手挤口鼻黏液。如新生儿有活力(新生儿有活力的定义为哭声响亮或呼吸好,肌张力好,心率>100次/分),则新生儿不需特殊处理,常规给予吸痰法清理呼吸道。反之,新生儿无活力(新生儿有活力的定义中任何一项被否定时称之为无活力),负责新生儿复苏的儿科或产科医师应立即用新生儿喉镜暴露气管,使用一次性气管插管吸净呼吸道羊水和胎粪,然后再继续下一步。

(3)迅速擦干:待吸净气道后,用毛巾迅速擦干新生儿全身羊水、血迹,注意头部擦干,并将湿巾撤掉。如果此时新生儿仍没有哭声或呼吸,重新摆正体位(新生儿仰卧,头部轻度仰伸——鼻吸气位)。

(4)触觉刺激,诱发呼吸:新生儿被擦干、刺激以后仍没有呼吸或哭声时,可给予触觉刺激诱发呼吸。触觉刺激的方法有以下两种。①操作者用一只手轻柔地摩擦新生儿背部或躯体两侧;②轻弹或轻拍足底。新生儿大声啼哭,表示呼吸道已通畅,诱发呼吸成功。

上述步骤又称新生儿初步处理,应在 30 秒内完成。初步处理完成后,应对新生儿进行评估,评估内容为:呼吸、心率、皮肤颜色。

常压给氧的原则:如果新生儿给予触觉刺激诱发呼吸成功,就进行常规护理。若新生儿有呼吸,但躯干皮肤发绀,应观察数分钟左右,如没有改善应给予常压吸氧,氧流量调节到每分钟 5L。对于触觉刺激 2 次无效者(不能诱发新生儿呼吸),应立即改用气囊面罩复苏器进行人工呼吸(正压通气)。复苏时短期常压给氧者,可用鼻导管给氧,氧流量以每分钟 5L 为宜。长时间给氧者,氧气要预热并湿化,以防止体温丢失和气道黏膜干燥,有条件者应检测新生儿血氧浓度。

3.气囊面罩正压通气(B——建立呼吸)

(1)正压通气的指征:新生儿在给予初步处理后,仍然呼吸暂停或喘息;或心率小于 100 次/分。

(2)自动充气式复苏气囊组成:由面罩(有不同大小,使用时可根据新生儿体重及孕周选择)、气囊、储氧器、减压阀组成。

(3)面罩的安置:操作者位于新生儿的头侧或一侧,新生儿头部轻度仰伸,即"鼻吸气位"使气道通畅。操作者右手持复苏器,面罩放置时按下颏、口、鼻的顺序放置,注意解剖形面罩要把尖端放在鼻根上。操作者用一只手拇指和中指呈"C"字形环绕在面罩边缘帮助密闭,其余手指注意不要压迫颈部致使气道受阻,用另一只手挤压气囊。操作者将面罩紧贴患儿面部形成密闭的空间,但不可过分用力压紧面罩,避免使新生儿体位改变和眼部、面部损伤。面罩放置正确后,可挤压气囊加压给氧。加压给氧时,要注意观察胸廓有无起伏,若挤压气囊,胸廓随之起伏,说明面罩密闭良好,此时两肺可闻及呼吸音。如果胸廓抬高呈深呼吸状或听到减压阀开启的声音,则说明充气过量,应减少用力,以防新生儿发生气胸。如观察到上腹部隆起,是气体进入胃内所致,应置胃管将胃内气体、液体抽出。

若挤压气囊,胸廓起伏不明显,应检查原因。其可能的原因有:①面罩密闭不良,常见于鼻背与面颊间有漏气者;②新生儿体位不当;③口鼻内有黏液阻塞,导致气道受阻;④新生儿口未张开;⑤按压气囊的压力不足。

(4)挤压气囊的速率与压力:气囊正压通气的速率为 40～60 次/分,与胸外按压配合时速率为 30 次/分,首次呼吸所需压力为 30～40cmH₂O,以后挤压气囊的压力为 15～20cmH₂O。需要注意的是,为很好地控制正压通气的频率,操作者应大声计数(大声数一、二、三,当数到一时,按压气囊,数到二、三时,松开气囊)。

(5)气囊面罩正压通气实施 30 秒后,必须对新生儿状况进行评价,评价内容:若心率大于 100 次/分,皮肤红润且有自主呼吸,可停止加压给氧,改为常压吸氧,并给予触觉刺激使其大声啼哭。若心率为 60～100 次/分;应继续正压通气;若心率低于 60 次/分,则需继续正压人工呼吸,并同时插入心脏按压。

正压通气使用超过 2 分钟时,应插胃管吸净胃内容物,并保留胃管至正压人工呼吸结束。插入胃管的长度为:从新生儿鼻梁部至耳垂再至剑突和脐之间连线中点的距离。胃管插入后用 20mL 注射器吸净胃内容物,取下空针将胃管用胶布固定在新生儿面部,保持胃管外端开放,以便进入胃内的空气继续排出。

**4.胸外心脏按压(C——建立正常的循环)**

胸外按压必须与正压通气有效配合。

(1)胸外按压的指征:经过 30 秒有效的正压通气后,对新生儿进行评价,评价内容同上。新生儿如心率低于 60 次/分时,应在实施正压通气的同时实施胸外心脏按压。

(2)胸外按压的方法:胸外按压时新生儿仍需保持头部轻度仰伸"鼻吸气位"。操作者可位于新生儿一侧,站在能接触到新生儿胸部并能正确摆放手的位置,不干扰另一位复苏者的正压通气。按压部位在胸骨下 1/3 处,即两乳头连线与剑突之间(避开剑突)按压深度为新生儿前后胸直径的 1/3。按压手法有拇指法和双指法两种。①拇指法:操作者用双手环绕新生儿胸廓,双手拇指端并排或重叠放置胸骨下 1/3 处,其余手指托住新生儿背部,而且拇指第一指关节应稍弯曲直立,使着力点垂直胸骨。②双指法:用一手的中指加示指或中指加无名指用指头按压胸骨,无硬垫时,另一手支撑患儿背部。按压深度为后胸直径的三分之一。

(3)按压频率:每按压 3 次,正压通气 1 次,4 个动作为一个周期,耗时 2 秒,故 1 分钟 90 次胸外按压,30 次正压通气。胸外按压与正压通气的比例为 3:1。

(4)胸外按压注意事项:要有足够的压力使胸骨下陷达前后胸直径 1/3,然后放松,放松时用力地抬起手指,但不离开胸壁皮肤,否则每次按压都需要重新定位,不仅耗时,而且按压的深度、速率和节律不易掌控。要注意,胸外按压与正压通气相配合时,由胸外按压的人大声计数,负责正压通气的人进行配合。负责胸外按压的人大声计数"1、2、3、吸"。数到"1、2、3"同时给予 3 次胸外按压,当数到"吸"时,负责胸外按压的人手抬起使胸壁回弹,但手指不离开皮肤,负责正压通气的人同时挤压气囊给予 1 次正压通气。

(5)评估:有效的胸外按压和正压通气实施 30 秒后,应对新生儿情况进行评价(评估内容同前),以决定下一步的复苏该如何进行。

可用听诊器测心率,为节约时间,每次听心率 6 秒,当心率高于 60 次/分时,胸外按压可以停止,正压通气仍需继续。若心率仍低于 60 次/分,心脏按压和正压通气应继续实施,同时给予肾上腺素(遵医嘱给药)。心率达到 100 次/分或 100 次/分以上,新生儿又有自主呼吸,应停止正压通气给予常压给氧。

**5.复苏后的护理**

新生儿经过复苏,生命体征恢复正常以后仍有可能恶化,应给予严密观察和护理。护理分为常规护理、观察护理、复苏后护理。

(1)常规护理:新生儿出生前没有危险因素、羊水清、足月,出生后只接受了初步复苏步骤就能正常过渡者,可将新生儿放在母亲胸前进行皮肤接触,并继续观察呼吸、活动和肤色。

(2)观察护理:新生儿出生前有危险因素,羊水污染,出生后呼吸抑制、肌张力低、皮肤发绀,新生儿经过复苏后应严密观察,密切评估生命体征,必要时转入新生儿室进行心肺功能和生命体征的监测。病情稳定后,允许父母去探望、抚摸和搂抱新生儿。

(3)复苏后护理:应用正压人工呼吸或更多复苏措施的新生儿需要继续给予支持,他们有再次恶化的可能,应转送到新生儿重症监护室。复苏后护理包括温度控制,生命体征、血氧饱和度、心率、血压等监测。

气管插管的指征:需长时间正压通气、气囊面罩正压通气无效或效果不佳、需要气管内给药及可疑膈疝者。

(4)复苏时注意事项:①复苏前做好复苏人员和物品的准备,尤其在胎儿娩出前已经出现胎儿宫内缺氧迹象;②复苏设备应处于备用、完整状态;③实施复苏时应按照复苏流程进行,不可省略复苏步骤;④物品准备时,应将肩垫准备好,辐射台提前打开预热;⑤正压通气时,操作者一定要大声计数,以保证正压通气的频率;⑥胸外按压时,按压的手指垂直下压,确保施力在胸骨下 1/3(压迫心脏);⑦正压通气和心脏按压应 2 人操作,并默契配合;⑧给予肾上腺素时要注意浓度配比和剂量;⑨复苏成功后,仍需严密观察新生儿情况,以防病情反复;⑩产钳助产的配合。

## 十、宫颈裂伤缝合术

### (一)目的

防止由于宫颈裂伤造成的产后出血、陈旧的宫颈裂伤造成宫颈功能不全而致习惯性流产。

### (二)准备用物

聚维酮碘原液的无菌纱布、阴道壁拉钩、卵圆钳两把、2-0 带针可吸收缝合线、组织剪、线剪、持针器、无菌接生巾、无菌纱布。

### (三)操作步骤

(1)用聚维酮碘原液的纱布消毒阴道壁黏膜,清除血迹。

(2)铺无菌接生巾,保证整个操作不被污染。有良好的光源或充足的照明。

(3)以阴道拉钩扩开阴道,用宫颈钳或两把卵圆钳钳夹宫颈,并向下牵拉使之充分暴露。

(4)直视下用卵圆钳循序交替,按顺时针或逆时针方向依次检查宫颈 1 周,如发生裂伤处,将两把卵圆钳夹于裂口两侧,自裂伤的顶端上 0.5cm 开始用 2-0 可吸收线向子宫颈外口方向做连续或间断缝合。

(5)宫颈环形脱落伴活动性出血,可循宫颈撕脱的边缘处,用 3-0 号可吸收线做连续锁边缝合。

### (四)注意事项

(1)充分暴露宫颈,寻找裂伤顶端,查清裂伤部位,缝合的第一针必须在裂伤的顶端 0.5～1cm 处,以防回缩的血管漏缝。

(2)当裂伤深达穹隆、子宫下段甚至子宫破裂,从阴道缝合困难时,应行开腹缝合。

(3)伤及子宫动静脉或其分支,引起严重的出血或形成阔韧带内血肿,需要剖腹探查。

(4)较浅的宫颈裂伤,没有活动性出血,可不做处理。

(5)宫颈环形脱落伴活动性出血,可循宫颈撕脱的边缘处,用 3/0 号可吸收线做连续锁边缝合。

## 十一、会阴阻滞麻醉

### (一)目的

缓解会阴扩张引起的疼痛,使会阴肌肉充分放松,有助于阴道手术操作,利于胎儿娩出和减轻缝合伤口的疼痛。

### (二)物品及药品准备

1.物品

20mL 注射器 1 支、7 号长针头 1 支。

2.药品

2%盐酸利多卡因 10mL＋0.9%生理盐水 10mL(稀释为 1%盐酸利多卡因)。

**(三)操作步骤(以左侧切为例)**

(1)皮肤消毒:用 2%碘附棉签消毒 1 次,75%乙醇棉签消毒 2 次(脱碘),以侧切口为中心,由内向外消毒皮肤,直径大于 10cm。

(2)术者将左手示指放入阴道内,确定该侧坐骨棘的位置。

(3)右手持 7 号长注射针头,在左侧坐骨结节至肛门连线中点稍偏向坐骨结节处,先注射一皮丘,然后在阴道内手指的引导下,将针头刺向坐骨棘内下方,即阴部神经经过的部位。先回抽,如无回血,局部注射利多卡因 10mL,麻醉阴部神经。

(4)将针退至皮下,再分别向侧切口、会阴体方向及坐骨结节处,做扇形浸润麻醉。数分钟后,即可使会阴肌肉松弛。

**(四)注意事项**

(1)穿刺时,注意针尖不要刺伤操作者的手及胎儿,不要损伤周围组织。

(2)部位要准确。

(3)回抽无血,确定未穿入血管才能推注麻醉药。一旦发生静脉内注射,患者可发生抽搐,甚至死亡。

# 十二、会阴(侧切)伤口缝合

**(一)目的**

(1)避免会阴过度扩展,减少可能导致的软产道严重裂伤,缩短第二产程。

(2)会阴(侧切)伤口缝合,恢复会阴解剖结构,止血,促进伤口愈合。

**(二)物品准备**

会阴侧切剪、止血钳、持针器、2-0 可吸收缝合线、丝线、纱布。

**(三)操作步骤**

1.会阴切开

(1)会阴常规消毒铺巾。

(2)用 1%盐酸利多卡因进行会阴神经阻滞麻醉及局部麻醉。

(3)预计胎头能在 1~2 次宫缩后娩出或者手术助产已做好会阴麻醉。在胎头着冠的宫缩间歇期,左手示指和中指深入阴道内,放在胎头和会阴之间撑起会阴体,将侧切剪刀置于后联合。切口起点在阴道口 5 点钟处,切线与垂直线约呈 45°角,侧切剪刃应与皮肤垂直。待宫缩会阴紧绷时,一次全层剪开,会阴体高度膨隆时,侧切口交角应略小于 45°,长度视需要而定,通常为 3~5cm。剪开后,可用盐水纱布压迫止血。有小动脉出血者,应缝扎。

2.缝合

(1)分娩结束后,仔细检查会阴切口,是否有深延、上延,检查阴道壁是否有裂伤及血肿。

(2)以生理盐水冲洗切口及外阴,重新更换无菌手套,铺接生巾(遮住肛门)。

(3)阴道放入尾纱,显露切口。从切口顶端上方超过 0.5cm 处开始缝合,用可吸收缝合线间断或连续缝合阴道黏膜至处女膜内缘处打结,注意将两侧处女膜的切缘对齐。

(4)用可吸收缝合线间断缝合肌层,严密止血,不留无效腔。皮下组织过厚时,可分两层缝合皮下组织,须对准筋膜层。

(5)用75％乙醇消毒切口两侧皮肤,消毒时用纱布遮挡切口,以免造成产妇疼痛。用丝线间断或皮内缝合皮肤,缝线松紧度适宜、间距均匀。

(6)缝合结束后,检查切口顶端是否有空隙,阴道是否有纱布遗留,取出尾纱。

(7)用镊子对合表皮,防止表皮边缘内卷,影响愈合。

(8)肛查,检查有无缝合线穿透直肠。

**(四)注意事项**

(1)严密止血,不留无效腔。

(2)缝线不宜过深,防止穿透直肠黏膜。

(3)缝线松紧度适宜,间距均匀。

## 十三、会阴裂伤缝合

**(一)目的**

恢复解剖结构,止血。

**(二)物品准备**

同会阴侧切缝合物品准备。

**(三)操作步骤**

1.会阴Ⅰ度裂伤

(1)会阴Ⅰ度裂伤是指会阴部皮肤及阴道入口黏膜撕裂,出血不多。

(2)用2-0可吸收缝合线在阴道裂伤顶端上方0.5cm处开始缝合,连续或间断缝合阴道黏膜至处女膜内缘处打结,注意将两侧处女膜的切缘对齐。

(3)用2-0可吸收缝合线缝合皮下组织,再做皮内连续埋藏缝合。

2.会阴Ⅱ度裂伤

(1)会阴Ⅱ度裂伤是指裂伤已达会阴体筋膜及肌层,累及阴道后壁黏膜,向阴道后壁两侧沟延伸并向上撕裂。

(2)将左手中指、示指置于阴道内,向后下方压迫阴道壁充分暴露伤口,辨清解剖关系。

(3)用2-0可吸收缝合线连续或间断缝合会阴黏膜,从阴道裂伤顶端1cm处开始缝合至阴道口,在阴道口处将阴道的两边缘对齐缝合,针从阴道口下方进入,从裂口处出针并打结。

(4)用1-0可吸收缝合线间断缝合会阴肌肉。

(5)如果肌层裂伤较深,应先间断缝合裂伤的肌肉,再从裂伤顶端缝合阴道黏膜。

(6)间断缝合皮下组织。

(7)用丝线间断缝合皮肤。

(8)缝合后常规肛诊,确定未穿透直肠。

3.会阴Ⅲ度和Ⅳ度裂伤

(1)Ⅲ度裂伤是指裂伤向会阴深部扩展,肛门外括约肌已断裂,直肠黏膜尚完整。Ⅳ度裂伤是指肛门、直肠和阴道完全贯通,直肠肠腔外露,组织损伤严重,出血量可不多。

(2)会阴Ⅲ度、Ⅳ度裂伤的修补手术最好在手术室麻醉下进行。

(3)仔细检查阴道、宫颈、会阴和直肠。

（4）检查肛门括约肌是否有张力（一手指伸入肛门并轻轻上举，辨认括约肌有无缺失，触摸直肠面并仔细检查裂伤）。

（5）更换消毒手套，裂伤部位消毒，清除局部粪渣。

（6）修补直肠：用 3-0 或 4-0 缝线距黏膜缘 0.5cm 处间断缝合，间隔 0.5cm。需要注意，缝线可穿过肌肉，不是所有的准线只穿过黏膜（间断缝合筋膜盖住肌肉层，经常用消毒液消毒局部）。缝线打结于直肠黏膜内侧。

（7）修补肛门括约肌：用 Allis 钳夹住括约肌断端，用 2-0 可吸收缝合线间断缝合 2～3 针使盆底修复。可有力帮助控制排便，此举是Ⅲ度裂伤修补是否成功的关键步骤之一。

（8）用聚维酮碘再次消毒局部。

（9）用戴手套的手指检查肛门，确定直肠和括约肌已被正确修补，更换消毒手套。

（10）修补阴道黏膜、会阴部肌肉和皮肤。

**（四）注意事项**

（1）Ⅲ度、Ⅳ度裂伤给予预防性抗生素。

（2）术后进食无渣半流食 3 天，口服肠蠕动抑制剂（阿片酊或樟脑酊）2mL，3 次／日，共 3 天。

（3）术后第 4 天开始进食普通饮食，每晚口服液状石蜡 30mL，至大便通畅顺利。

（4）保持会阴伤口清洁，大、小便后清洁会阴。每日冲洗会阴 2 次，共 5 天。

（5）术后第 5 天排便后拆线，核对缝线针数。

（6）手术 7 天后可用高锰酸钾坐浴，促进伤口愈合。

（7）严密随诊伤口感染征象。

（8）2 周之内不要灌肠或做肛门检查。

# 十四、阴道壁血肿缝合术

**（一）目的**

由于分娩造成产道黏膜深部血管破裂，血液不能外流，积聚于局部形成血肿或血肿进一步扩大导致的产后出血，发现后及时缝合止血。

**（二）物品准备**

蘸有聚维酮碘原液的无菌纱布、尾纱、阴道壁拉钩、2-0 带针可吸收缝合线、组织剪、线剪、持针器、无菌接生巾、无菌纱布。

**（三）操作步骤**

（1）发现血肿后，初步估计血肿大小，并根据血肿大小判断是否需要切开缝合或单纯结扎缝合。

（2）根据判断结果

1）若血肿直径＜3cm，位置较为表浅、黏膜完整且张力不大者：①先在阴道内填塞尾纱，保证良好的手术视野，以便区分来自宫颈内的阴道出血；②用蘸有聚维酮碘原液的纱布消毒阴道壁及血肿，清除血迹；③铺无菌接生巾，保证整个操作不被污染，有良好的光源和充足的照明；④以阴道壁拉钩扩张阴道，2-0 带针可吸收缝合线在血肿部位进行"8"字缝合，注意缝合范围要大于血肿范围，1～2 针或根据血肿具体情况而定；⑤缝合结束后需要进行肛查，以防穿透直肠壁;⑥取出阴道内填塞的尾纱和阴道壁拉钩;⑦根据血肿大小及位置可以给予阴道填塞生理盐水纱布,必要时给予留置导尿管,至阴道填纱取出。

2)若血肿直径>3cm,位置较深、黏膜有挫伤、张力较大且有扩张趋势,或原有的缝合无效果,血肿进一步进展者:①~③同前;④以阴道壁拉钩扩张阴道后以组织剪将血肿切开,快速清除积血、血块、线头;⑤若出血较多、较汹涌,应立即开放静脉,加快补液速度,防止产后出血及出血性休克;⑥以2-0带针可吸收缝合线分层缝合,结扎止血,关闭无效腔,注意在缝合中要尽量恢复解剖结构,黏膜层应对合完整,以免愈合的过程中出现阴道壁肉芽,给产妇增加痛苦与不便;⑦缝合结束后需进行肛查,以防穿透直肠壁;⑧取出阴道内填塞的尾纱和阴道壁拉钩;⑨根据血肿大小及位置可以给予阴道填塞聚维酮碘原液纱布或生理盐水纱布4~6块,必要时给予留置导尿管,至阴道填纱取出。

**(四)注意事项**

(1)操作过程中要保持无菌操作,严防由于消毒不严格造成产妇感染。

(2)阴道内填塞纱布,每块纱布之间应系紧,避免取出时部分纱布遗留阴道内的情况。操作结束后应2人核对操作中的纱布数量。

(3)缝合人员在发现血肿后,应第一时间压迫血肿,防止血肿进一步扩大。

(4)凡创面遇有明显搏动性小动脉出血点宜先予结扎或单独止血,首针超过顶端上1cm,并结扎牢固。

## 十五、阴道填塞纱布

**(一)目的**

压迫止血,预防阴道壁血肿及产后出血。

**(二)物品准备**

无菌敷料罐1个,无菌纱布若干放于敷料罐中,聚维酮碘原液1瓶,将适量的聚维酮碘原液倒入上述敷料罐中,以浸透纱布为宜,无菌镊子罐1个。

**(三)操作步骤**

(1)检查者戴好帽子、口罩。

(2)按六步洗手法将双手洗干净,常规刷手。

(3)穿隔离衣、戴无菌手套。

(4)将浸好聚维酮碘的纱布,头尾打结相连,左手示指、中指伸入阴道内,向下轻压阴道壁,右手将连接好的纱布放置阴道内进行压迫,尽量紧密,留一纱布头于阴道外口。

(5)操作结束后,告知产妇血肿注意事项,记录填塞纱布时间并做好交接,若6小时后取出,留置导尿管。

**(四)注意事项**

(1)严格无菌操作。

(2)放置和取出时核对纱布数量。

(3)告知产妇血肿注意事项。

(4)取出纱布时,检查压迫的血肿有无增大。

### 十六、臀助产

#### (一)目的

使软产道充分扩张,并按照臀位分娩机制采用一系列手法使胎儿顺利娩出。

#### (二)物品准备

无菌产包、会阴侧切包、缝合线、20mL 注射器、7 号长针头、0.9％生理盐水、2％盐酸利多卡因、隔离衣、无菌手套。

#### (三)操作步骤

(1)检查者戴好帽子、口罩。

(2)按六步洗手法将双手洗干净,常规刷手。

(3)穿隔离衣,戴无菌手套。

(4)消毒会阴,铺产台。

(5)"堵臀"当胎臀在阴道口披露时,用一无菌接生巾堵住阴道口,直至手掌感到压力相当大,阴道充分扩张。

(6)导尿。

(7)局部麻醉阴部神经阻滞麻醉,会阴局部麻醉。

(8)行会阴侧切术

1)上肢助产滑脱法:右手握住胎儿双足,向前上方提,使后肩显露于会阴,左手示指、中指伸入阴道,由后肩沿上臂至肘关节处,协助后肩及肘关节沿胸前滑出阴道,将胎体放低,前肩由耻骨弓自然娩出。

2)旋转胎体法:用接生巾包裹胎儿臀部,双手紧握,双手拇指在背侧,另 4 指在腹侧,将胎体按逆时针方向旋转,同时稍向下牵拉,右肩及右臂娩出,再将胎体顺时针旋转,左肩及左臂娩出。

(9)胎头助产

1)将胎背转至前方,使胎头矢状缝于骨盆出口前后径一致。

2)将胎体骑跨在术者左前臂上,同时术者左手中指伸入胎儿口中,示指及无名指扶于两侧上颌骨。

3)术者右手中指压低胎头枕部使其俯屈,示指及无名指置于胎儿两侧锁骨上,向下牵拉,使胎头保持俯屈。

4)当胎头枕部抵于耻骨弓时,逐渐将胎体上举,以枕部为支点,娩出胎头,记录时间。

(10)断脐。

(11)新生儿初步处理。

(12)协助娩出胎盘,并检查是否完整。

(13)检查软产道,缝合侧切伤口。

(14)清洁整理用物。

#### (四)注意事项

(1)术前必须确定无头盆不称、宫口开全、胎臀已入盆,并查清臀位的种类。

（2）充分堵臀。

（3）脐部娩出后 2～3 分钟内娩出胎头，最长不超过 8 分钟。

（4）操作动作不可粗暴。

（5）胎头娩出困难时，可由助手在耻骨联合上向下、向前轻推胎头，或产钳助产。

（6）准备好新生儿复苏设备，仔细检查新生儿有无肩臂丛神经损伤和产妇产道损伤。

### 十七、新生儿与母亲皮肤接触

#### （一）目的

分娩后尽快母婴皮肤接触可以提高新生儿体温，能够增加母婴感情，促进乳汁分泌。通过触摸、温暖和气味这些感官刺激，促进母乳分泌。

#### （二）操作步骤

母婴皮肤接触应在生后 60 分钟以内开始，接触时间不得少于 30 分钟。助产士协助产妇暴露出乳房，用毛巾擦拭产妇的双乳及胸部，新生儿娩出后如无异常即刻将其趴在产妇的胸腹部，身体纵轴与母亲保持一致。新生儿双臂及双腿分开放于产妇身体两侧。头偏向一侧防止阻塞呼吸道造成窒息。将新生儿衣被盖于身上，注意保暖，同时勿污染无菌区域。为保证新生儿安全，嘱产妇双手放于新生儿臀部抱好，防止滑落。

#### （三）注意事项

（1）操作时注意为母婴保暖，并注意保护产妇隐私。

（2）密切观察新生儿有无异常变化，如有异常即刻将新生儿取下进行紧急处理。

（3）母婴皮肤接触时，应有目光交流。

# 第三节　产科病房专科护理操作

## 一、听诊胎心音

### （一）单胎听诊胎心音

**1.目的**

监测胎儿在子宫内的情况。

**2.物品准备**

检查床、多普勒胎心仪（或胎心听筒、额头听诊器等）、耦合剂、有秒针的表。

**3.操作步骤**

（1）向孕妇解释听胎心的目的。

（2）协助孕妇仰卧位于床上，暴露腹部。

（3）触诊腹部摸清胎方位。

（4）将多普勒胎心仪置于适当位置（①枕先露于孕妇脐下方，或左或右；②臀先露于近脐部上方,或左或右;③横位时于脐周围)。

(5)听到胎心搏动声,同时看表,计数30秒,胎心频率异常时计数1分钟,记录数据。

(6)告知孕妇胎心是否正常,协助孕妇整理衣裤。

4.注意事项

(1)操作时注意保暖和遮挡。

(2)听胎心时,注意胎心音的节律和速率,并与脐带杂音相鉴别。

(3)准确计数胎心音。

**(二)双胎听诊胎心音**

1.目的

了解胎心音是否正常,了解两个胎儿宫内情况。胎心的速率可提示胎儿的健康状况(孕12周使用多普勒胎心仪可听到胎心音)。

2.物品准备

多普勒胎心仪、耦合剂、记录本。

3.操作步骤

(1)洗手、戴口罩,环境整洁、安静。

(2)携用物至床旁,核对孕妇姓名,做好解释。

(3)注意遮挡,协助孕妇取仰卧位,适当暴露腹部。

(4)检查者站在孕妇右侧,用四步触诊法判断胎儿背部位置,胎心音在靠近胎背侧上方的孕妇腹壁上听得最清楚,枕先露时胎心音在脐下方右或左侧;臀先露时胎心音在脐上方右或左侧;肩先露时胎心音在脐周围听得最清楚。

(5)将多普勒胎心仪探头涂上耦合剂,放于第一儿胎背听诊区,听到如钟表"嘀嗒"双音后开始计数胎心率,每次计数1分钟。

(6)同法听第二儿胎心音。

(7)擦净孕妇腹部皮肤并清洁探头整理用物,协助孕妇穿好衣服。

(8)洗手、记录、签字。

4.注意事项

(1)保持环境安静。

(2)听胎心音时需要与子宫杂音、腹主动脉音、胎动音及脐带杂音相鉴别。

(3)双胎听诊注意避免1个胎儿重复听2次。

(4)如遇孕妇有宫缩时,胎心听诊应在宫缩间歇期进行。

(5)每次听诊1分钟,并注意胎心的次数、规律性及心音的强度。

(6)若胎心音>160次/分或<120次/分,应立即触诊孕妇脉搏做对比鉴别,确定异常时,立即吸氧,改变孕妇体位,通知医师,必要时做胎心监护。

## 二、计数胎动
### (一)目的

通过孕妇自我计数胎动,了解胎儿宫内情况,提示胎儿有无宫内缺氧征兆,及时就诊进一步诊断并处理。

**（二）物品准备**

时钟。

**（三）操作步骤**

(1)孕妇情绪平稳,周围环境安静。

(2)在正餐后取卧位或坐位计数,每日 3 次,每次 1 小时。每天将早、中、晚各 1 小时的胎动次数相加乘以 4,得出 12 小时胎动次数。如果 12 小时胎动次数大于 30 次,说明胎儿状况良好,如果为 20～30 次应注意次日计数,如下降至 20 次以下,应及时来院就诊。

(3)另一计数方法每小时平均胎动 3～5 次,如果 1 小时胎动次数少于 3 次,应再数 1 小时,如仍少于 3 次,则应立即就诊。

**（四）注意事项**

(1)有时胎儿连续动,应记为 1 次胎动。

(2)妊娠满 28 周后,应每天定时数胎动。

(3)不要在空腹时计数胎动,应在正餐后计数。

## 三、子宫按摩术

**（一）目的**

促进子宫收缩,减少产后出血。

**（二）操作步骤**

**1.方法 1**

操作者站在产妇右侧,一只手在产妇耻骨联合上缘按压下腹中部将子宫上推;另一只手置于子宫底部,拇指在子宫前壁,其余 4 指在子宫后壁,均匀而有节奏地按摩宫底,挤出宫腔内积血。

**2.方法 2**

腹部-阴道双手按摩子宫法:产妇取膀胱截石位,操作者一只手握拳置于阴道前穹隆,向前上方顶住子宫前壁,另一只手自腹壁按压子宫后壁,使子宫体前屈,两手相对紧压子宫并持续按摩数分钟,以达压迫止血目的。

**（三）注意事项**

(1)按摩子宫时,注意观察产妇的面色、表情及阴道出血等情况,听取产妇主诉。

(2)按摩子宫的力量要适度,切忌使用暴力。

(3)不宜过度暴露产妇的身体,注意保暖。

(4)如按摩子宫出血仍不见好转,遵医嘱给予其他治疗方法,如药物等。

## 四、产后会阴冲洗

**（一）目的**

会阴冲洗用于产后生活不能自理、一级护理的产妇,清除会阴污垢及血迹,使产妇舒适,清洁会阴伤口,促进愈合,预防感染。

### (二)物品准备

冲洗车、1∶5000 高锰酸钾溶液、冲洗壶、聚维酮碘纱布、长镊、纱球、纱布、便盆、消毒会阴垫。

### (三)操作步骤

(1)用六步法洗手,戴口罩。

(2)备齐物品,推冲洗车至产妇床旁。

(3)向产妇解释冲洗的目的。

(4)护士站在产妇右侧,协助产妇摆好体位(仰卧屈膝、两腿分开)。

(5)脱去对侧裤腿,盖于近侧,用被子遮盖对侧腿部。

(6)臀下垫臀垫,放好便盆,用手消液擦手。

(7)进行会阴冲洗先用右手持长镊夹纱球,左手持冲洗壶,擦拭外阴血迹和分泌物,顺序:(如有侧切伤口先冲洗伤口后)阴裂、对侧小阴唇、近侧小阴唇、对侧大阴唇、近侧大阴唇、阴阜、对侧腹股沟、近侧腹股沟、对侧大腿内上 1/3、近侧大腿内上 1/3、对侧臀部、近侧臀部、会阴体、肛门。

(8)纱布擦干会阴,如有会阴侧切伤口时敷聚维酮碘纱布,撤出便盆。

(9)协助产妇更换会阴垫,穿好衣裤,整理床单位。

(10)用消毒液擦手,推冲洗车至污物间门口处理用物。

(11)用六步法洗手。

### (四)注意事项

(1)操作时注意为产妇保暖和遮挡。

(2)水温为 39～41℃,以产妇感到舒适为宜。

(3)准确配制高锰酸钾溶液。

(4)每次的冲洗水量为 500mL。

(5)从产妇侧面取、放便盆。

(6)冲洗时注意要由内向外、由上至下,如会阴有伤口,应先冲洗伤口。

(7)产后 6 小时即开始会阴冲洗消毒,每日 2 次,至会阴伤口拆线为止。

(8)有尿管者为会阴擦洗,尿管有血迹者用聚维酮碘纱布擦拭。

(9)冲洗后,产妇会阴部、臀部、尿管不得有血迹。

(10)产前孕妇如需会阴冲洗同产后冲洗常规。

## 五、会阴湿热敷

### (一)目的

热敷可促进会阴局部血液循环,增强白细胞的吞噬作用和组织活力,有助于局限脓肿,刺激局部组织的生长和修复。用于会阴水肿、血肿、伤口硬结及早期感染产妇。

### (二)物品准备

冲洗车、1∶5000 高锰酸钾、长镊、纱球、纱布、便盆、95%乙醇、敷料罐或加热的 50%硫酸镁溶液。

**(三)操作步骤**

(1)备齐物品,推冲洗车至产妇床旁,向产妇解释操作的目的。

(2)会阴冲洗后用纱布擦干会阴,撤出便盆。

(3)将浸湿药液的纱布敷在会阴部或伤口处。

(4)垫好会阴垫,嘱产妇经常更换会阴垫,保持会阴部清洁干燥。

(5)协助穿好衣裤,整理床单位更换污染中单。

**(四)注意事项**

(1)操作时注意保暖和遮挡孕产妇。

(2)严格无菌操作。

(3)湿热敷过程中要注意观察会阴伤口及会阴肿胀情况,发现异常,应及时告知医师,遵医嘱给予相应处理。

(4)热敷面积应是病损范围的 2 倍,湿热敷的温度一般为 41～48℃或以自我感觉舒适为宜,防止烫伤。湿热敷时间为 30 分钟。

(5)对休克、虚脱、昏迷及术后感觉不敏感的产妇尤其应警惕烫伤。

## 六、会阴伤口拆线

**(一)目的**

拆除伤口缝合线,评估伤口愈合情况。

**(二)物品准备**

拆线包(拆线剪、棉签、棉球)、安尔碘。

**(三)操作步骤**

(1)核对医嘱。

(2)用六步洗手法洗手,戴口罩,准备用物。

(3)携物品至产妇床旁。

(4)核对产妇姓名、腕带及分娩信息。

(5)协助产妇摆好体位,垫消毒臀垫。

(6)打开拆线包,取棉签蘸取安尔碘液消毒伤口两遍(会阴体裂伤消毒从上至下,会阴侧切伤口应从阴道口向外侧消毒)。

(7)拆线顺序遵从由上至下、由内向外原则。

(8)拆线完毕后,评估伤口愈合情况,告知产妇拆线针数和伤口情况。

(9)整理用物,协助产妇穿好裤子。

(10)洗手。

(11)做好记录,如发现伤口异常及时通知医师。

**(四)注意事项**

(1)注意遮挡产妇。

（2）动作轻柔,减轻产妇疼痛。

（3）详细告知产妇产褥期会阴护理方法。

## 七、母乳喂养技术

### （一）目的

满足新生儿生长发育的需要。

### （二）操作步骤

（1）护士、产妇洗净双手,喂奶前向产妇解释,并观察母乳喂养情况。

（2）协助产妇选择舒适的体位（例如坐位、卧位）,帮助产妇掌握以下技巧。

1）婴幼儿的头与身体呈一条直线。

2）婴幼儿的脸对着乳房,鼻头对着乳头。

3）产妇抱着婴幼儿贴近自己。

4）若是新生儿,产妇不只是托新生儿的头及肩部,还应托臀部。

（3）手托乳房的方法:产妇拇指和其余 4 指分开,"C"字形托住乳房,并使示指支撑着乳房基底部,可用大拇指轻压乳房上部,可以改善乳房形态,易于婴幼儿含接,托乳房的手不要太靠近乳头处。

（4）产妇用乳头碰触孩子的嘴唇,使婴幼儿张嘴。等婴幼儿把嘴张大后,再把大部分乳晕放入孩子口中。婴幼儿嘴要张到足够大,以将大部分乳晕含在口中。

### （三）注意事项

（1）做到早接触、早吸吮、早开奶和按需哺乳。

（2）哺乳时吸完一侧乳房,再吸另一侧乳房,如乳量较多,每次可吸吮一侧乳房,下一次哺乳再喂另一侧,做到有效吸吮。

（3）乳头皲裂,哺乳后挤出少许乳汁涂在乳头及乳晕处,可促进愈合;患乳腺炎时,不应停止母乳喂养,若新生儿不吃,应用吸奶器吸空乳房。

（4）勿用肥皂水、乙醇等刺激性物品清洗乳头。

（5）不可随便给新生儿添加水及其他饮料。

## 八、背部按摩（促进射乳反射）

### （一）目的

使产妇舒适放松,促进血液循环,促进射乳反射出现。

### （二）物品准备

椅子 1 把,桌子 1 张。

### （三）操作步骤

（1）产妇上身裸露取坐位,趴在桌子上,保持双侧乳房下垂。

（2）操作者将双手洗干净,站在产妇背后,先按摩双侧肩部。

（3）操作者双手握拳,双拇指点压在脊柱两侧做小圆周按摩,从颈部大椎穴至腰部自上而下按摩 3 遍。

（4）同样方法自颈部移到肩胛骨，按摩 3 遍。

（5）最后放松产妇的双侧上臂，先按摩 3 遍，再轻轻按揉 3 遍。

（6）整个按摩过程大约持续 10 分钟。

**（四）注意事项**

（1）背部按摩时注意为产妇保暖，注意保护其隐私（独立房间或隔帘屏风）。

（2）注意背部按摩时手法力度合适，避免力度过大使产妇感觉不适。

（3）按摩过程中注意观察产妇是否出现射乳反射（产妇感觉乳房有紧缩感或有乳汁滴出等）。

## 九、乳盾的正确使用方法

**（一）目的**

产妇乳头凹陷或扁平等情况时，在婴儿多次尝试含接乳房无效时使用乳盾，是为方便婴儿更好地含接乳房。

**（二）物品准备**

毛巾、纸巾、存放乳盾的盒子、消毒后的乳盾。

**（三）操作步骤**

（1）操作者洗净双手。

（2）将消毒后的乳盾外边向上翻，中间部位放在乳头上，然后再把乳盾外边向下翻，使乳盾紧密贴合在乳房上。

（3）乳盾的弧形侧（缺口处）向上，避免在哺乳时碰到婴儿的鼻子造成呼吸不畅或窒息。

**（四）注意事项**

（1）乳盾使用前后要严格消毒。

（2）使用后先将乳盾里面反过来清洗干净后再消毒。

（3）在乳房上贴合时一定要注意手法。

（4）在整个哺乳过程中要保证婴儿的安全。

## 十、乳房按摩

**（一）目的**

通过按摩促进乳房血液循环，疏通乳腺管，促进乳汁分泌，预防乳胀。

**（二）物品准备**

洗脸盆、两块大毛巾，水温约 45℃。

**（三）操作步骤**

（1）操作者将双手洗干净。

（2）热敷：每侧乳房 1～2 分钟，更换热毛巾，双侧交替热敷，更换毛巾 2～3 遍，共 5～6 分钟。

（3）操作者用示指、中指指腹在乳房乳根部环形按压（最外圈），再用大小鱼际螺旋形自外圈环形按揉逐渐转向内圈至乳晕处。

（4）用整个手掌从自乳房根部向乳头方向轻轻拍打或梳理乳房。

(5)同法交替按揉,轻轻拍打对侧乳房(重复 3～5 步骤,两侧乳房共 15～20 分钟)。

(6)用拇指指腹轻压膻中穴(两侧乳头连线中点)约 1 分钟。

(7)用拇指分别轻轻按压两侧乳根穴(乳头正下方的乳房底部),每侧约 1 分钟,共 2 分钟。

(8)嘱咐产妇喝 200mL 热饮,刺激射乳反射,产妇取坐位,趴在椅背上,上身裸露,保持双侧乳房下垂。①先按揉双侧肩部;②再从脊柱两侧按揉产妇的后背,自颈部大椎穴至腰部自上而下 3 遍;③然后自颈部下移至肩胛按揉 3 遍;④最后放松产妇的双侧上臂,先按摩 3 遍,再轻轻攥揉 3 遍(持续约 10 分钟)。

(9)按摩后让婴儿在乳房上吸吮,如果婴儿睡觉可用吸乳器交替吸乳使乳汁排空。

(10)挤压乳晕:拇指和示指相对,放在乳晕周围,手指距离乳头 1～2cm,向胸壁方向轻压,变化位置按压乳晕各个方向将乳汁挤出,避免挤压乳头。

(11)挤奶:拇指和示指在乳晕周边不断变化位置将所有的乳汁彻底排空[重复(10)～(11)步骤 20～30 分钟]。

**(四)注意事项**

(1)按摩时注意为产妇保暖,避免过度暴露产妇,注意保护产妇隐私(可独立房间或隔帘屏风),请家属回避。

(2)按摩时注意使用按摩乳,避免产妇乳房皮肤受到损伤。

(3)按摩时注意力度合适,时间不宜过长,避免产妇乳腺组织受到损伤。

# 十一、挤奶技术

## (一)目的

母婴分离时,保持产妇正常泌乳,减轻乳房肿胀,保持乳腺管通畅。

## (二)物品准备

大口清洁容器 1 个,干燥毛巾 1 条。

## (三)操作步骤

(1)首先,安抚产妇,建立信心,尽量减少疼痛和焦虑,帮助产妇对婴儿有美好的想法和感情,给产妇技巧指导和实际的帮助,刺激泌乳反射,包括以下几点建议。

1)房间温度适宜,产妇安静地坐好。

2)喝热的有安神作用的饮料(不可饮浓咖啡或浓茶),以促进射乳反射。

3)用毛巾热敷乳房 3～5 分钟。

4)轻柔按摩或轻拍乳房。

5)按摩产妇后背(脊柱两侧和肩胛部),帮助产妇放松和促进泌乳反射。

6)减轻伤口疼痛。

(2)操作者洗净双手。

(3)坐或站均可,以自己感到舒适为宜。

(4)将毛巾浸于热水后拧干,置于一侧乳房上 5 分钟,去掉毛巾后一手拇指与其余 4 指分开,于乳房下端"C"字形托住乳房,另一手小鱼际或大鱼际按顺时针方向螺旋式按摩乳房。

(5)将容器靠近乳房。

(6)拇指及示指放在距乳头根部 2cm 处,两指相对,其他手指托住乳房。

(7)拇指及示指向胸壁方向轻轻下压,按压乳房挤出乳汁,按压数次直到乳房变软。不可压得太深,否则将引起乳腺导管阻塞。

(8)压力应作用在拇指及示指间乳晕下方的乳房组织上,即必须压在乳晕下方的导管组织上。对于处在哺乳期的乳房,有时可以摸到导管组织,就能准确挤压。

(9)依各个方向按照同样方法按压乳晕,要做到使乳房内每一个导管的乳汁都被挤出。

(10)按压乳晕的手指不应有滑动或摩擦式动作。

(11)不要挤压乳头,因挤压乳头不会使乳汁排出。同样道理,新生儿只吸吮乳头也不会吸出乳汁。

(12)一侧乳房至少挤压 3～5 分钟,待乳汁少了,就可挤另一侧乳房,两侧乳房交替进行。

(13)为挤出足够的乳汁,挤奶时间应以 20～30 分钟为宜,特别是在分娩后头几天。泌乳量少,挤奶时间更不能短。

**(四)注意事项**

(1)首先要与产妇讲清楚乳房护理的重要性,以取得产妇的配合。

(2)在乳房护理时,护士应注意室内温度,不要过于暴露。

(3)由他人为产妇按摩挤奶时,按摩时力量要适度,切忌用力过猛,使产妇产生恐惧感。

(4)选择大口的容器为好,容器应清洁,挤出的乳汁进行保存或喂哺新生儿。

# 十二、乳汁的保存方法

**(一)目的**

母婴分离时储备乳汁,保存并给婴儿食用,使婴儿能持续使用母乳喂养。

**(二)物品准备**

储奶杯或储奶袋。

**(三)乳汁保存时间**

(1)当环境温度在 25～37℃时,挤出的乳汁能在室温中保存 4 小时;15～25℃能保存 8 小时;15℃以下保存 24 小时;母乳不能保存在 37℃以上的条件。

(2)冷藏 0～4℃的条件能保存 48 小时。

(3)单独存放母乳冷冻－15℃的条件能保存 3～6 个月。

(4)单独存放母乳冷冻－18℃的条件能保存 6～9 个月。

**(四)注意事项**

(1)挤奶时双手应洗净。

(2)储存奶的容器要经过消毒。

(3)储存奶的容器不要过大,可以满足小儿一次需要量即可。

(4)冷藏储存时一定要放在冷藏室最冷处。

(5)储存容器上一定要注明储存时间。

(6)储存的母乳不能在火上煮开或在微波炉中加热,以免破坏母乳中的活性物质。

# 第四节　新生儿护理操作

## 一、体重测量

### (一)目的

新生儿出生后均应进行体重测量,作为 1 岁以内进行生长监测的基数,了解新生儿的生长情况。

### (二)物品准备

婴儿电子体重秤、记录本、笔、湿纸巾、一次性纸尿裤。

### (三)操作步骤

(1)校对婴儿电子体重秤,显示为"0"。

(2)操作者洗手后将新生儿的褓褓脱去,除去一次性纸尿裤,用湿纸巾擦净臀部。

(3)一只手托住新生儿头颈部,另一只手抓稳双脚,轻柔地放于电子体重秤上。

(4)准确读取数字并记录。

(5)将新生儿衣服穿好,置舒适体位。

### (四)注意事项

(1)称体重时,因要脱去新生儿全部衣服,所以房间内温度保持在 22～24℃,关闭门、窗,防止新生儿体热丢失。

(2)新生儿放于体重秤上时,操作者的手应抬起距新生儿 2～3cm,既不能离开太远,随时准备保护新生儿,也不能手不离开,影响测量值的准确。

(3)婴儿电子体重秤应每周进行简易校对,保证其计量准确。每半年由医学工程部的工程师进行专业校对。

(4)整个操作过程动作要轻柔。

## 二、腹围测量

### (一)目的

为新生儿测量腹部周长,是为了解其营养状况及作为某些疾病的辅助检查。

### (二)物品准备

洗手液,软尺,记录本,笔。

### (三)操作步骤

(1)检查者将双手洗干净,携带软尺、记录本和笔到新生儿床旁。

(2)核对新生儿腕带后,置新生儿于平卧位。

(3)将新生儿衣服拉起,松解尿裤,充分暴露腹部。

(4)检查者将双手搓热后,用软尺从新生儿后背绕至脐上,测量腹部最高点(剑突与脐中点)。

(5)检查完毕后,帮助新生儿整理衣服并记录检查结果。

### (四)注意事项

(1)检查时注意室内要有良好的光线,保证读取数字的准确。

(2)操作时要为新生儿保暖,房间内保证适宜的温湿度,操作者要将双手搓热。

(3)操作时要在新生儿安静状态,并注意安抚新生儿,有语言和目光的交流。

(4)读数时以厘米为单位,到小数点后一位。

### 三、脐部护理

**(一)目的**

保持脐部清洁,防止感染。

**(二)物品准备**

75%乙醇,棉签若干。

**(三)操作步骤**

(1)新生儿沐浴后,用消毒干棉签蘸干脐窝里的水,再用75%乙醇棉签消毒脐窝及脐带残端2~3遍,若分泌物多可增加消毒遍数。

(2)脐带脱落后应继续用75%乙醇消毒脐窝处直至分泌物消失。

**(四)注意事项**

观察脐部有无异常分泌物,有无出血、渗血、红肿等异常情况。

### 四、臀部护理

**(一)目的**

保持新生儿臀部清洁,促进新生儿舒适,预防红臀。

**(二)物品准备**

尿布1块,小毛巾,水盆1个。

**(三)操作步骤**

(1)物品准备。

(2)操作前洗手。

(3)新生儿大小便后撤去尿布,用湿纸巾擦净或温水清洗会阴部及臀部、擦干,更换清洁尿布。

(4)观察臀部情况,给予相应护理(一般护理可以使用护臀霜,如出现红臀可应用治疗红臀的外用药膏)。

(5)洗手,记录大小便次数、性质和量。

**(四)注意事项**

动作轻柔,敏捷,注意保暖,尿布大小、松紧度适宜。

### 五、新生儿沐浴

**(一)目的**

清洁皮肤,避免感染,促进舒适,观察皮肤情况。

**(二)物品准备**

沐浴台或沐浴车、新生儿衣服、尿布、方巾包布、大小毛巾、无刺激性新生儿沐浴液、消毒棉签、棉球、75%乙醇、新生儿爽身粉、体重秤、沐浴盆。

**(三)操作步骤**

(1)关闭门窗,检查室温,室温为26~28℃,水温为39~41℃,或操作者以前臂内侧试温感觉温暖即可。

（2）护士洗净双手,解开新生儿包被、核对新生儿腕带信息。

（3）脱衣服、解尿布,测量新生儿体重,并记录。

（4）护士以左前臂托住新生儿背部,左手托住其头部,将新生儿下肢夹在左腋下,清洗脸部,将新生儿头枕在护士左手腕上,用拇指和中指堵住新生儿双耳(防止水流入耳孔),然后再洗头,小毛巾擦干面部、头部。

（5）解开包布,以左前臂托住新生儿头颈,握住左肩部,右手托住新生儿臀部,握住左下肢,放入水中。右手洗净颈、上肢、躯干、腹股沟、下肢、背部,最后洗臀部及外生殖器。

（6）将新生儿抱至大毛巾上轻轻擦干全身,脐带用75%乙醇棉签擦拭,在颈下、腋下、腹股沟处撒爽身粉,穿上衣服,兜尿布,裹好包被放回婴儿床,置舒适体位。

**（四）注意事项**

（1）保持室温、水温恒定,沐浴环境必须舒适、无风无尘。

（2）沐浴时间应在新生儿吃奶后1小时。

（3）沐浴露不要直接涂在新生儿皮肤上。

（4）洗澡时应注意观察新生儿全身情况,注意皮肤是否红润、干燥,有无发绀、斑点、皮疹、脓疮、黄疸。脐部有无红肿、分泌物及渗血,发现异常情况及时告知医师,给予相应处理。

（5）动作轻柔,注意保暖,避免受凉及损伤。

（6）沐浴时勿使水进入新生儿耳、鼻、口、眼内。

（7）新生儿腕带脱落应及时补戴,沐浴后注意核对腕带及腰牌。

## 六、新生儿抚触

**（一）目的**

新生儿抚触是肌肤的接触,促进母婴情感交流,能促进新生儿神经系统的发育,增加新生儿应激能力,能加快新生儿免疫系统的完善,提高免疫力,加快新生儿对食物的吸收,使新生儿体重增加。

**（二）物品准备**

湿纸巾、一次性尿布1块、润肤物品、包被1条。

**（三）操作步骤**

（1）操作前保持室温26℃以上,护士剪短指甲,洗净双手并涂润肤油。

（2）将新生儿放置在包被上,解开新生儿衣服,检查新生儿全身情况,及时更换尿布。

（3）顺序:头部、胸部、腹部、上肢、下肢、背部、臀部,要求动作到位,抚触要力度适中,轻柔的安抚会使新生儿感觉痒,引起其反感和不适,整套动作要连贯熟练。

（4）动作要求:每个部位的动作重复4～6次。

1）头面部:①两拇指指腹触眉心;②两拇指指腹在眉上向两侧推;③两拇指从下颌部中央向两侧以上滑行,让上下唇形成微笑状;④一只手托头,用另一只手的指腹从前额发际抚向脑后,最后示、中指分别在耳后乳突部轻压一下;换手,同法抚触另半部。

2）胸部:两手分别从胸部的外下方(两侧肋下缘)向对侧上方交叉推进,至两侧肩部,在胸部画一个大的交叉,避开新生儿的乳腺。

3）腹部:示、中指依次从新生儿的右下腹至上腹向左下腹移动,呈顺时针方向画半圆,避开新生儿的脐部和膀胱。

4)四肢:两手交替握住新生儿的一侧上肢从上臂至手腕轻轻滑行,然后在滑行的过程中从近端向远端分段抚触。对侧及双下肢做法相同。①手部抚触方法为两手拇指指腹交替从新生儿掌根向手指方向推进;两手示指、中指交替从手背腕部向手指方向推进;将拇指、示指、中指分别置于新生儿手指的侧面由指根向指尖滑行,并抚触每个手指。②足部抚触做法与手部相同。

5)背部:以脊柱为中分线,双手分别平行放在脊椎两侧,往相反方向重复移动双手;从背部上端开始逐步向下渐至臀部,沿脊柱自上而下触至骶部,最后按摩臀部。

**(四)注意事项**

(1)根据新生儿状态决定抚触时间,一般时间为10~15分钟,注意新生儿饥饿或进食后1小时内不做。每日1~2次为佳,出生24小时后、沐浴后进行。

(2)抚触者应洗净双手,把润肤露倒在手中,揉搓双手温暖后再进行抚触。

(3)新生儿抚触进行到任何阶段,如出现以下反应,如哭闹、肌张力提高、神经质活动、兴奋性增加、肤色出现异常变化等,应暂停抚触,如持续哭闹应停止抚触。

(4)抚触时以新生儿全身皮肤微红为宜,并注意与新生儿交流。

(5)住院期间,护士教会产妇抚触方法。

# 七、新生儿游泳

**(一)目的**

促进新生儿神经系统发育,增强呼吸系统、消化系统、免疫系统的功能,从而提高新生儿的免疫力,增加肺活量,促进胎便的排泄,使新生儿黄疸程度减轻等。

**(二)物品准备**

游泳车、游泳桶、游泳圈、一次性游泳袋、洗发露、爽身粉、75%乙醇、棉签、浴巾、小毛巾、干净衣物、尿布、手消毒剂。

**(三)操作步骤**

(1)保持室温在26℃以上。

(2)洗手,备齐用物,检查游泳桶有无裂痕、游泳圈型号与新生儿大小是否匹配、安全扣是否牢固、有无漏气。

(3)将游泳袋套入游泳桶中接水,水深应高出新生儿身长10cm,水温为38℃。

(4)推游泳桶至产妇床旁,核对产妇腕带、新生儿腰牌及腕带的姓名、住院号是否一致。

(5)与另一人配合将游泳圈套至新生儿颈部,扣好安全扣,检查下颌、下颌部是否垫托在泳圈的上部。

(6)双手放在新生儿腋下缓慢放入水中。

(7)待新生儿适应后,操作者对新生儿的各部位及皮肤有次序做游泳操。

游泳操:每个动作4个8拍。

1)肩关节:操作者双手握住新生儿的上臂,按节拍前后摆动肩关节,小角度的做外展、内收运动(约30°,注意不要牵拉)。

2)肘关节:操作者双手握住新生儿的前臂,按节拍使肘关节屈伸。

3)腕关节:操作者双手握住新生儿的腕关节,拇指放在新生儿手掌根部(大小鱼际处),示指及中指放在手臂腕关节处,使腕关节有节拍地屈伸(50°~60°),之后双手拇指与其他4指前后捏住上臂、前臂上下左右进行轻柔按摩。

4)放松运动:操作者双手在水中摆动让水产生波浪,新生儿自由活动。

(8)游泳时间可持续 10~15 分钟,时间过长易造成新生儿疲劳。

(9)游泳完毕将新生儿从水中托出,放置浴巾上取下游泳圈,将新生儿包裹后清洗面部及头部。

(10)将新生儿头部及全身擦干,消毒脐带后擦爽身粉,核对腕带后穿衣。

(11)手消毒后推车离开病房,将水放出,合理处理用物。

**(四)注意事项**

(1)选择与新生儿体重相匹配的游泳圈。

(2)新生儿游泳期间必须有专人看护。

(3)游泳时间选择在吃奶后 1 小时为宜。

(4)游泳过程中密切观察新生儿的肤色及反应情况。

(5)做到一人一池水,每日游泳桶用消毒液浸泡消毒。

(6)操作时有部位、有力度、有方向、有手法、有爱心、有技巧地操作,注意交流。

## 八、乙肝疫苗接种

**(一)目的**

通过人工自动免疫,使新生儿体内产生抗体,防止乙肝病毒感染。

**(二)物品准备**

治疗盘 1 个、安尔碘、棉签、2mL 注射器、锐器盒、乙肝疫苗、乙肝疫苗接种卡片。

**(三)操作步骤**

(1)核对医嘱,将接种日期、批号登记在乙肝疫苗接种卡和乙肝疫苗接种登记卡及入室登记本上。

(2)操作者用六步法洗手。

(3)铺治疗盘。

(4)用 2mL 注射器抽取 10μg 乙肝疫苗。

(5)推治疗车至新生儿床旁(携带乙肝接种卡、医嘱执行单)。

(6)向产妇解释乙肝疫苗接种目的。

(7)核对产妇腕带、新生儿腕带、腰牌、乙肝疫苗卡片与医嘱执行单信息是否相符(床号、姓名、住院号、新生儿性别)。

(8)暴露新生儿右上臂外侧三角肌,常规消毒皮肤后进行肌内注射。

(9)医嘱执行单签字。

(10)在乙肝接种卡片填写接种时间交与产妇,并向其解释相关注意事项。

(11)用手消液擦手。

(12)推治疗车回治疗室,整理用物。

(13)用六步洗手法洗手。

**(四)注意事项**

(1)新生儿没有乙肝疫苗注射禁忌证,遵医嘱生后 24 小时内注射乙肝疫苗。

(2)接种乙肝疫苗时,要充分暴露新生儿接种部位。

(3)接种完毕,告知产妇为新生儿复种乙肝疫苗的时间及注意事项。

## 九、卡介苗接种

### (一)目的

通过人工自动免疫产生抗体,防止结核分枝杆菌感染。

### (二)物品准备

治疗盘、卡包、75%乙醇、棉签、1mL注射器、卡介苗干粉及溶液、不锈钢污物处理盒、卡介苗接种卡片、红色标记油。

### (三)操作步骤

(1)核对医嘱,将接种日期、疫苗批号登记在卡介苗接种卡、入室登记本、新生儿记录上。

(2)在治疗室,用六步洗手法洗手。

(3)铺接种卡介苗包。

(4)溶解、抽取疫苗。

(5)推治疗车至新生儿床旁(携带卡介苗接种卡、医嘱执行单)。

(6)向产妇解释卡介苗接种目的。

(7)核对产妇腕带、新生儿腕带、腰牌、卡介苗接种卡与医嘱执行单信息是否相符(床号、姓名、住院号、新生儿性别)。

(8)暴露并固定新生儿左臂三角肌下缘,用75%乙醇消毒皮肤,待干后皮内注射0.1mL药液。

(9)处理用物。

(10)在新生儿眉心处点上红色标记(表示已接种卡介苗,防止重复接种)。

(11)向产妇发放卡介苗接种卡,解释注意事项。

(12)用手消液擦手,在医嘱执行单上签字。

(13)推治疗车回治疗室,处理用物。

(14)用六步洗手法洗手。

### (四)注意事项

(1)卡介苗是活菌苗,应保存在冰箱内(2～8℃)。

(2)接种时注意"三查七对",溶解药液时要反复抽吸3次,使其充分溶解和均匀。

(3)装有卡介苗的安瓿打开后应在30分钟内用完,不可在阳光下接种,以免影响效果。

(4)卡介苗为低毒性活结核分枝杆菌,剩余菌苗应先用75%乙醇灭活再送高压灭菌,不可随意丢弃。

(5)操作时需2人配合操作。

## 十、取足跟血(新生儿疾病筛查)

### (一)目的

对新生儿期一些危害严重并有有效治疗方法的先天性、遗传性代谢疾病进行筛查,以便早期诊断和治疗,避免对儿童发育造成不可逆损伤而导致残疾发生。

### (二)物品准备

治疗车或治疗盘、75%乙醇、棉签、胶布、采血针头、采血卡片、锐器盒、手消毒剂。

### (三)操作步骤

(1)洗手、戴口罩,准备用物。

（2）取标本卡片，核对新生儿出生时间、开奶时间（新生儿开奶后 72 小时方可采取足跟血）。

（3）推治疗车至床旁，核对标本卡片与腰牌的出生时间是否一致，标本卡片的姓名、住院号、性别是否与腕带一致，同时观察采血部位皮肤情况。

（4）新生儿取头高足低位，按摩新生儿足跟部。

（5）以采血点为中心，用 75％乙醇棉签消毒采血部位，待乙醇自然挥发或用无菌干棉签擦掉多余乙醇后再开始取血。

（6）使用一次性采血针刺足跟选定部位，第 1 滴血应用干棉签拭除，取第 2 滴血。

（7）距针眼较大范围处挤压（勿挤压和揉搓针眼处），再放松呈足够大的血滴，将滤纸片接触血滴（勿接触周围皮肤），使血自然渗透至滤纸背面，禁止在一个圆圈处反复多次浸血，共需 2 个血斑，血斑直径 1cm，不能将滤纸片两面浸血，以防中间夹层。

（8）采血后用干棉签轻压采血部位，胶布固定。

（9）再次核对新生儿腕带与标本卡片的信息是否一致。

（10）包好新生儿，置新生儿于舒适体位。

（11）消毒双手，推车至治疗室将采好的血标本卡片放于清洁空气中自然干燥，处理用物后洗手。

（12）卡片待干后，放于封口塑料袋中保存于 4℃冰箱中。

**（四）注意事项**

（1）认真核对采血时间，要求在出生后充分哺乳 72 小时后进行（哺乳至少 8 次）。

（2）正确选择采血部位，禁止在足跟中心部、足弓部位、曾经用过的针眼部位、水肿或肿胀部位、后足跟弯曲部位、手指部位采血。

（3）采血针刺入深度小于 3mm，血点直径必须达到 1cm。

（4）未晾干的血样不得重叠放置。

## 十一、桡动脉穿刺术（抽血气）

**（一）目的**

采集新生儿的桡动脉血标本做血气分析、血氨、乳酸盐监测及监测动脉血压（留置导管情况下）。

**（二）物品准备**

安尔碘 1 瓶，2mL 注射器 1 支，5 号头皮针 1 个，棉签 2 包，软垫 1 个。

**（三）操作步骤**

（1）操作者洗手，戴口罩。

（2）将患儿前臂垫软垫上，手心向上暴露前臂内侧。

（3）选择穿刺点：将桡骨茎突向内做一水平线，再以此水平线的中点做一垂直平分线，即成"十"字，在"十"字交叉点下方 0.5cm 处摸到搏动，即为穿刺点。

（4）常规消毒皮肤，将穿刺针连接好。

（5）绷紧皮肤，45°进针刺入动脉，不需用力抽拉针栓，即有鲜血呈搏动性喷出。

（6）取血后拔针，用纱布或棉球压迫局部 3～5 分钟止血。

**（四）注意事项**

（1）选择穿刺点一定要摸到搏动，确保是动脉。

(2)取血时尽量不让空气进入取血管,若有少许空气进入,在取血后要立即排出。

(3)注意止血方法,并认真观察,及时发现血管痉挛、血栓、巨大血肿等并发症。

(4)操作完毕要充分压迫止血,若仍出血不止,需加压包扎至完全止血,否则易形成血肿。

## 十二、股静脉采血

### (一)目的

其适于取血稍多的新生儿,用于取样做常规、生化等检查,协助明确病因。

### (二)物品准备

注射盘,安尔碘,棉签,一次性注射器,软垫。

### (三)操作步骤

(1)新生儿取仰卧位,用软垫垫高穿刺侧,使腹股沟展平,穿刺侧大腿外展与躯干呈45°。助手立于新生儿头侧,协助固定双下肢及躯干。

(2)操作者位于新生儿足端,在腹股沟内1/3附近摸到股动脉搏动处后,常规消毒取血处皮肤和操作者的左手示指,消毒后的示指继续触摸股动脉搏动。

(3)右手持注射器沿股动脉内侧刺入,即入静脉内,静脉穿刺有2种方法。①直刺法:沿股动脉内侧垂直刺入,慢慢提针抽吸,见回血后,固定位置立即抽血至所需血量。拔针后立即压迫止血5~10分钟。②斜刺法:摸到股动脉搏动处后,左手示指不动,右手持针在腹股沟下2cm处与皮肤呈30°~45°,斜刺进针,边进边吸,见回血后,固定位置,立即抽血至所需血量。拔针后立即压迫止血5~10分钟,以胶布固定。

(4)穿刺后检查局部,无活动性出血方可离开。

### (四)注意事项

(1)操作者应剪短指甲,严格消毒皮肤和示指,防止因操作不洁而感染。

(2)要使注射器形成足量的负压,最好选用10mL注射器。

(3)取血速度要快,防止血液凝固。

(4)如误入动脉,不要惊慌,用无菌纱布压紧穿刺点,压迫止血5~10分钟后用胶布固定。

## 十三、颈部深静脉穿刺

### (一)目的

其为外周静脉不清楚或过细的新生儿取血样,用于做常规、生化等检查,协助明确病因。

### (二)物品准备

注射盘,安尔碘,棉签,一次性注射器,软垫。

### (三)操作步骤

(1)新生儿取仰垂头位,将肩部垫高,助手立于对侧帮助固定头部、躯干及四肢。

(2)操作者位于头端,将新生儿头部转向操作方便、颈外静脉暴露明显的一侧。

(3)常规消毒,用左手拇指绷紧皮肤,右手持注射器刺入静脉,见回血后再沿血管走行进入2~3mm固定针头,取血至所需量。

(4)消毒纱布压迫进针部位,迅速拔针,继续压迫片刻,同时抱起新生儿呈直立位。

### (四)注意事项

(1)选用短而锐利易于进针的针头,注射器连接要紧密,防止漏气。

(2)操作时摆好体位,一定绷紧皮肤。注意不能遮挡患儿口鼻,防止窒息。

(3)选择血管时一定看清,并注意进针角度,防止误穿入动脉。

(4)压迫止血时注意观察新生儿面色、生命体征情况,并迅速改变体位,以降低头部静脉压,避免发生血肿。

## 十四、新生儿听力筛查(耳声发射法)

### (一)目的

运用快速、简便的测试方法,对新生儿听力进行检测,早期发现新生儿听力障碍。

### (二)物品准备

筛查型耳声发射仪,一次性保护胶套,手快速消毒液,75％乙醇,棉签,记录本。

### (三)操作步骤

(1)操作者洗手。

(2)核对腕带,安置新生儿为平卧头侧位。

(3)检查外耳道,用棉签清洁耳道,认真清理耳道中的黏液、羊水等,必要时用75％乙醇棉签清洁耳道,以消除耳道积液造成传音障碍的因素。

(4)轻轻将耳郭向后下方牵拉,使耳道变直。

(5)将探头紧密置于外耳道外1/3处,其尖端小孔要正对鼓膜。

(6)按下测量钮,10～20秒后提取耳声发射信息,即"pass"为通过,"refer"为参考或不通过。

(7)安抚新生儿并记录检测结果。

### (四)注意事项

(1)进行听力筛查的时候,均要求新生儿处于自然睡眠状态或哺乳后的安静状态,新生儿饥饿、哭闹、躁动均影响测试结果。

(2)在筛查过程中应保持动作轻柔,以免对新生儿的耳道造成损伤。

(3)听力筛查应在专用房间,通风良好,环境噪声低于45dB(分贝)。

## 十五、新生儿晒太阳

### (一)目的

为黄疸的新生儿晒太阳是利用未结合胆红素吸收太阳光中的蓝光后转为无色,达到使皮肤退黄的目的。

### (二)物品准备

新生儿眼罩、一次性纸尿布、软垫。

### (三)时间的选择

秋冬季:10：00～15：00;春夏季:09：00～11：00,15：00～17：00。

### (四)操作步骤

(1)选择阳光充足的阳台或房间,准备好软垫,保持室温在25℃以上。

(2)将小儿衣服脱去,完全裸露身体。

(3)更换一次性纸尿裤并将新生儿眼罩戴好。

(4)将小儿轻放于软垫上,在阳光下直晒。

(5)20分钟后,给小儿翻身更换照射部位(夏天因温度高,晒太阳时应短时多次,以免婴儿皮肤灼伤)。

(6)20 分钟后将小儿离开照射区,除去眼罩,穿好衣服。

**(五)注意事项**

(1)冬季天气冷,为了保持温度可以不开窗,隔着玻璃晒太阳。夏季直接晒太阳或选择树荫下的太阳斑点都可以。

(2)翻身时动作要轻柔。

(3)因充足的阳光会对眼睛有伤害,所以要戴眼罩。

(4)晒太阳会丢失大量的水分,所以晒太阳后要适当给小儿补充一些白水。

## 十六、奶具的清洁消毒

**(一)目的**

将奶瓶、奶嘴先通过刷洗清洁后再用煮沸的方法,彻底达到消毒的目的。

**(二)物品准备**

专用奶瓶清洗剂,奶瓶刷,专用煮奶瓶锅,量杯。

**(三)操作步骤**

(1)将盆中放 2000mL 水,倒入专用奶瓶清洗剂 5mL,充分混匀。

(2)将奶瓶内壁、外壁及瓶底反复刷 3 次,瓶口螺旋部位也要刷 3 次。用流动水反复冲洗内壁,至泡沫完全消失,再接满水倒掉,反复 3 次,再反复冲洗外壁至干净、透明。

(3)用小奶刷将奶嘴、奶嘴固定圈、奶瓶盖都刷洗干净,并反复冲洗干净。

(4)将洗好的奶具全部放入奶锅,放入热水,尽量没过奶具,放火上煮。

(5)待水开后再煮 15～20 分钟,关火。

(6)晾凉,排空水分后可以使用。

**(四)注意事项**

(1)奶具使用时要一人一瓶一嘴,严禁重复使用和交叉使用。

(2)清洁和消毒的容器、刷子、锅要使用专用器具,不得与其他器具混用。

(3)清洁剂要选用清洗奶瓶专用的,不要选不适合新生儿使用的其他清洁剂。

(4)为了减少清洁剂的残存,一定用清水反复冲洗,必须保证每个部位冲洗时间大于15 秒。

## 十七、口腔涂药(新生儿鹅口疮)

**(一)目的**

遵照医嘱的剂量为新生儿口腔涂抹制霉菌素,以促进口腔创面的愈合。

**(二)物品准备**

广口药杯,棉签,白开水,制霉菌素粉剂。

**(三)操作步骤**

(1)核对医嘱后,将制霉菌素粉剂倒入广口药杯加少量白开水调成糊状。

(2)核对新生儿腕带后,置新生儿于平卧位。

(3)轻按新生儿两颊部,使其张大嘴,检查其口腔情况。

(4)用棉签蘸取调好的制霉菌素药糊,轻轻地涂在口腔内创面上,涂匀。

(5)涂药完毕后,帮助新生儿右侧卧位,并安抚新生儿。

**(四)注意事项**

(1)粉剂调制时,注意少放水,一定呈糊状,以保证其能黏附在创面上。

(2)涂抹时,要每一个部位都涂到位,不能遗漏。

(3)涂药应在喂奶前、后进行,每天平均 4 次。

(4)如母乳喂养,患病期间新生儿和母亲应同时用药。

## 十八、安慰奶嘴的消毒

### (一)目的

将奶嘴通过清洗煮沸的方法,彻底达到消毒的目的。

### (二)物品准备

专用奶嘴刷,专用煮奶具锅。

### (三)操作步骤

(1)用小奶刷将安慰奶嘴、保护罩用清水刷洗干净。

(2)将刷洗干净的奶嘴、保护罩放入奶锅加热水,没过奶嘴。放火上煮。

(3)待水开后再煮 15～20 分钟,关火。

(4)晾凉,排空水分后可以使用。

### (四)注意事项

(1)刷洗时注意每个地方都刷到位,尤其是拉环、奶嘴根部等。

(2)要使用奶嘴专用小刷子,以保证刷洗得彻底。

(3)消毒好后的安慰奶嘴及时加保护罩,以保证其消毒状态。

(4)不用时,及时归位加盖,保证其清洁。

(5)为保证清洁应勤更换、消毒安慰奶嘴。

# 第二章　正常分娩的护理

## 第一节　影响分娩的四因素

影响分娩的四因素是产力、产道、胎儿及精神心理因素。当各因素均正常并能相互适应，胎儿顺利经产道自然娩出，为正常分娩，否则将发生异常分娩。近年来精神心理因素对分娩的影响越来越受到人们的重视。

### 一、产力

将胎儿及其附属物从子宫内逼出的力量称产力，包括子宫收缩力（简称"宫缩"）、腹肌与膈肌收缩力（简称"腹压"）和肛提肌收缩力。

#### (一)子宫收缩力

子宫收缩力能促使宫颈管缩短并逐渐消失，宫口扩张，先露下降，胎盘娩出。宫缩是临产后最主要的产力，贯穿于分娩全过程。正常的宫缩具有以下特点。

1.节律性

正常宫缩是子宫体肌不随意的、有规律的阵发性收缩并伴疼痛。每次宫缩由弱渐强（进行期），维持一定时期（极期）后又由强渐弱（退行期），直至消失进入间歇期，子宫肌肉松弛，之后开始下一次宫缩，如此反复交替直到分娩结束。

临产初期，宫缩持续约30秒，间歇5～6分钟。随着产程进展，宫缩持续时间逐渐延长，间歇时间逐渐缩短，宫口开全后，宫缩持续时间可长达60秒，间歇时间缩短至1～2分钟。宫缩强度随产程进展亦逐渐增加，宫缩时宫腔内压力可高达100～150mmHg，子宫肌壁血管及胎盘受压，血流量减少，间歇期宫腔内压力仅6～12mmHg，子宫肌壁和胎盘血流量恢复原有水平。

2.对称性和极性

正常宫缩起自两侧子宫角部，以微波形式迅速向宫底中线集中，左右对称，此为宫缩的对称性。然后以2cm/s的速度向下扩散，约15秒遍及整个子宫，宫缩以子宫底部最强、最持久，向下逐渐减弱，子宫下段最弱，子宫底部收缩力约为子宫下段的2倍，此为宫缩的极性。

3.缩复作用

宫缩时子宫体部肌纤维缩短变宽，间歇期肌纤维松弛，但不能完全恢复原来的长度。经过反复收缩，肌纤维越来越短称缩复作用。随着产程进展，缩复作用使得子宫体肌壁逐渐增厚，宫腔容积逐渐缩小，迫使胎先露逐渐下降，宫颈管逐渐缩短展平，宫颈口逐渐扩张。

#### (二)腹肌和膈肌收缩力

腹肌和膈肌收缩力是第二产程胎儿娩出的重要辅助力量。宫口开全后，宫缩时前羊水囊、胎先露部压迫骨盆底组织及直肠，反射性引起排便感，产妇主动屏气用力，腹肌和膈肌收缩，腹压增高,有利于胎儿娩出。

### (三)肛提肌收缩力

肛提肌收缩力协助胎先露在骨盆腔进行内旋转;当胎头枕骨露于耻骨弓下时,协助胎头仰伸及娩出;当胎儿娩出后,胎盘降至阴道时,能协助胎盘娩出。

## 二、产道

产道是胎儿娩出的通道,分为骨产道与软产道两部分。

### (一)骨产道

骨产道指真骨盆,其形状、大小与分娩密切相关。

### (二)软产道

软产道是由子宫下段、宫颈、阴道及骨盆底软组织构成的弯曲管道。

#### 1.子宫下段的形成

子宫下段由非孕时的子宫峡部于妊娠晚期逐渐拉伸形成。非孕时子宫峡部长约1cm,妊娠12周后逐渐扩展成子宫腔的一部分,至妊娠末期拉长、变薄,形成子宫下段。临产后宫缩进一步使子宫下段拉长达7~10cm,成为软产道的一部分。由于子宫肌纤维的缩复作用,子宫上段肌壁越来越厚,子宫下段肌壁被牵拉扩张越来越薄,由于子宫上下段的肌壁厚薄不同,在两者之间的子宫内面形成一环状隆起,称生理性缩复环。

#### 2.宫颈的变化

(1)宫颈管消失:临产前的子宫颈管长2~3cm,初产妇较经产妇稍长。临产后规律宫缩牵拉子宫颈内口的子宫肌纤维及周围韧带,宫内压逐渐升高,胎先露部支撑前羊水囊呈楔状,致使子宫颈内口扩张,子宫颈管逐渐变短、展平,成为子宫下段的一部分。

(2)子宫颈口扩张:临产前,初产妇的子宫颈外口仅容一指尖,经产妇能容纳一指。临产后,随着产程进展,子宫颈外口逐渐扩张至10cm,称宫口开全。初产妇多是宫颈管先消失,子宫颈外口后扩张;经产妇则多是宫颈管缩短、消失与宫颈外口扩张同时进行。故经产妇产程较初产妇短。

#### 3.骨盆底、阴道及会阴的变化

临产后,逐渐下降的胎先露部和前羊膜囊将阴道上部撑开,胎膜破裂后胎先露直接压迫、扩张阴道及骨盆底,使软产道下段形成一个向前弯曲的长筒,前壁短后壁长,阴道外口开口朝向前上方。肛提肌向下及向两侧扩张,肌束分开,肌纤维拉长,使会阴体变薄,厚度由原来的5cm伸展到2~4mm,以利于胎儿通过。分娩时如保护会阴不当,易造成损伤。

## 三、胎儿

胎儿能否顺利通过产道,除产力和产道等因素外,还与胎儿大小、胎位及发育有无异常关系密切。

### (一)胎儿大小

胎儿较大致胎头径线较大,即使骨盆大小正常,但因儿头过大或颅骨较硬不易变形,亦可引起相对性头盆不称而造成难产。

### (二)胎位

胎头的周径最大,肩次之,臀较小。头先露时,胎头先通过产道,能充分扩张软产道,胎儿较易娩出。臀先露时,因胎臀比胎头周径小,软产道不能充分扩张,胎头娩出时变形机会少,易导致分娩困难。横位时,胎体纵轴与骨盆轴垂直,足月活胎不能通过产道,对母儿威胁大。

### (三)胎儿畸形

胎儿畸形时,可因某一部分发育异常导致通过产道的径线过大,造成难产,如脑积水、连体儿等。

### 四、精神心理因素

产妇的精神心理状态在分娩过程中的作用不容忽视。虽然分娩是一个自然生理过程,可对于产妇而言是一种应激源,尤其对于初产妇,常常成为一个重大的压力源,可引起一系列特征性的心理情绪反应,如焦虑、恐惧等。产妇担心能否顺利分娩,担心新生儿是否健康,担心孩子的性别,担心自己是否需要剖宫产,担心临产入院后的陌生环境等。这些都可能成为导致分娩时产妇不安情绪的缘由,而使产妇产生一系列交感神经兴奋的症状和体征,如血压升高、心率加快、呼吸急促、血糖轻微升高以及肌肉紧张等,可引起子宫缺氧、胎儿窘迫、宫缩乏力、先露下降受阻、产程延长等不良后果。焦虑还可使去甲肾上腺素减少,产妇对疼痛的敏感性增高,疼痛又会加重产妇的焦虑情绪,造成恶性循环,产妇体力消耗过多,产程延长。提供安静舒适的分娩环境,帮助产妇正确认识和理解分娩过程,及时提供产程进展信息,家属的安慰与支持,都有利于产妇保持良好的心态,增强分娩信心。

# 第二节 枕左前位的分娩机制

分娩机制是指胎儿先露部在产力的作用下适应骨盆各平面的形态和大小,被动地进行一系列适应性转动,以其最小径线通过产道的过程。不同的胎方位有不同的分娩机制。临床上最常见的胎方位是枕左前位,本节以枕左前位的分娩机制为例讲述。

### (一)衔接

胎头双顶径进入骨盆入口平面,颅骨最低点接近或达到坐骨棘水平称为衔接。通常胎头呈半俯屈状态,以枕额径进入骨盆入口平面,胎头矢状缝落在骨盆入口的右斜径上,胎头枕骨位于骨盆左前方。初产妇一般在预产期前1~2周内胎头衔接,经产妇多在分娩开始后胎头衔接。如初产妇临产后胎头仍未衔接,应警惕头盆不称。

### (二)下降

胎头沿骨盆轴前进的动作称为下降。下降动作贯穿分娩全过程,与其他动作相伴随,呈间歇性。当子宫收缩时胎头下降,间歇时胎头稍回缩。胎先露下降程度是判断产程进展顺利与否的重要标志之一。

### (三)俯屈

呈半俯屈状态的胎头下降至盆底时,遇到盆底肌的阻力,借杠杆作用进一步俯屈,使下颌贴近胸壁,胎头变为以较小的枕下前囟径(9.5cm)适应产道,小于原来的枕额径(11.3cm),有利于胎头继续下降。

### (四)内旋转

胎头围绕骨盆纵轴旋转,使其矢状缝与中骨盆及骨盆出口前后径相一致的动作,称为内旋转。胎头俯屈完成后下降,此时枕部最低,首先遇到骨盆底肛提肌的阻力,肛提肌收缩力将胎头枕部推向阻力小、部位宽的前方,枕部向前向中线旋转45°,后囟转至耻骨弓下方,胎头矢状缝位于骨盆前后径上。内旋转动作在第一产程末完成。

### (五)仰伸

内旋转完成后,胎头沿产道继续下降至阴道口,胎头双顶径已越过骨盆出口,宫缩和腹肌、膈肌收缩力使胎头下降,肛提肌收缩力使胎头向前,在两者的合力作用下,胎头枕骨到达耻骨联合下缘时以耻骨弓为支点,逐渐仰伸,胎头的顶、额、鼻、口、颏相继娩出。

### (六)复位及外旋转

当胎头仰伸娩出时,胎儿双肩径沿骨盆入口左斜径下降。胎头娩出后,为使胎头与胎肩保持正常关系,胎头枕部向左旋转45°,称为复位。胎肩在骨盆腔内继续下降,在盆底肌的作用下,前(右)肩向前向中线旋转45°,使双肩径与骨盆出口前后径方向一致,胎头在外随胎肩的转动,枕部继续左转45°,以保持胎头与胎肩的垂直关系,称为外旋转。

### (七)胎儿娩出

外旋转动作完成后,胎儿前肩从耻骨弓下娩出,后肩从会阴前缘娩出,随后胎儿躯体及胎儿下肢娩出。

# 第三节　先兆临产、临产诊断及产程分期

## 一、先兆临产

分娩开始之前,可出现一些预示孕妇即将开始分娩的征象,称为"先兆临产"。

### (一)假临产

孕妇在分娩发动前,由于子宫的敏感性增高,常会出现不规律的子宫收缩,称为"假临产"这种宫缩持续时间短,间歇时间长且不规律,宫缩强度不增加,宫颈管不缩短,宫口不扩张。常在夜间出现,清晨消失,多在分娩前1~2周出现,可伴有下腹部轻微的胀痛,能被镇静剂抑制。

### (二)胎儿下降感

分娩发动前,由于胎先露部下降进入骨盆,宫底下降,孕妇感觉上腹部较前舒适,进食较前增多,呼吸较前轻快,因膀胱受胎先露压迫常出现尿频症状。

### (三)见红

多在分娩发动前24~48小时,宫颈内口附近的胎膜与宫壁分离,毛细血管破裂,引起少量出血,与宫颈管黏液相混合而经阴道排出,俗称"见红",是分娩即将开始较可靠的征象。

## 二、临产诊断

临产的主要标志是出现有规律的子宫收缩,间歇5~6分钟,持续30秒以上,逐渐增强,伴有进行性的宫颈管消失,宫颈口扩张以及胎先露下降。给予镇静药物不能抑制临产后的宫缩。

### 三、产程分期

分娩全过程是指从出现规律宫缩开始至胎儿胎盘娩出,称为总产程。临床上将其分为3个产程。

1.第一产程

宫颈扩张期:从规律宫缩开始至宫口开全。初产妇需 11～12 小时,经产妇需 6～8 小时。

2.第二产程

胎儿娩出期:从宫口开全至胎儿娩出。初产妇需 1～2 小时,经产妇需数分钟或 1 小时。

3.第三产程

胎盘娩出期:从胎儿娩出至胎盘、胎膜娩出。一般需 5～15 分钟,不超过 30 分钟。

# 第四节　第一产程的临床经过、处理与护理

## 一、第一产程的临床经过

### (一)规律宫缩

产程开始时,产妇出现伴有疼痛的子宫收缩,俗称"阵痛",子宫收缩力较弱,持续时间较短约 30 秒,间歇时间较长 5～6 分钟。随着产程进展,宫缩持续时间渐长 50～60 秒,间歇时间渐短 2～3 分钟,强度不断增加。当宫口开全时,持续时间可达 1 分钟或以上,间歇时间 1 分钟或稍长。

### (二)宫口扩张

在逐渐增强的规律宫缩作用下,宫颈管逐渐缩短、消失,宫颈口逐渐扩张至 10cm。宫颈口的扩张先慢后快,分为两期。

1.潜伏期

从规律宫缩开始至宫口开大 3cm。潜伏期宫口扩张慢,平均每 2～3 小时扩张 1cm,约需 8 小时,不超过 16 小时。

2.活跃期

从宫口扩张 3cm 至宫口开全(10cm)。此期宫口扩张较快,约需 4 小时,不超过 8 小时。

活跃期又分为三期:①加速期,是指宫口扩张 3～4cm,约需 1 小时 30 分钟;②最大加速期,是指宫口扩张 4～9cm,约需 2 小时;③减速期,是指宫口扩张 9～10cm,约需 30 分钟。

### (三)先露下降

宫口扩张 4cm 以下时,胎头下降不明显,此时胎头颅骨最低点约在坐骨棘水平。宫口扩张 4～10cm,胎头下降加快,平均每小时下降 0.86cm,可作为判断产程进展的标志之一。

### (四)胎膜破裂(破膜)

在宫缩作用下,胎先露下降,将羊水阻断分为"前羊水"与"后羊水"。前羊水即胎儿先露部前方的羊水,量约为 100mL,形成的前羊水囊内压力增高到一定程度时胎膜自然破裂,称"破

膜"。破膜多发生在宫颈口近开全时。

## 二、第一产程的处理

### (一)观察子宫收缩

通过触诊法或胎儿电子监护仪观察子宫收缩。触诊法是将手放在产妇腹壁的宫底部直接检查,宫缩时子宫体部隆起变硬、间歇期松弛变软,观察并记录子宫收缩的持续时间、强度及间歇时间。宫缩记录方法为持续时间/间歇时间,如宫缩持续 50 秒,间隔 3～4 分钟,记为 50 秒/3～4 分钟。产程进展正常时,宫缩强度逐渐增强,持续时间逐渐延长,间歇期逐渐缩短。采用胎儿电子监护仪监测,能描记宫缩曲线,了解宫缩强度,频率和每次宫缩持续时间,能较全面、客观反映宫缩情况。方法为将压力探头放在宫体接近宫底部,以窄腹带固定于孕妇腹壁上,连续描记曲线 20～30 分钟。

### (二)观察胎心情况

产程开始后潜伏期每 1～2 小时听诊一次胎心,活跃期每 15～30 分钟听诊一次胎心。可用听诊器、多普勒仪或胎儿电子监护仪于宫缩间歇期测得。观察胎心时,应注意胎心的频率、节律以及宫缩前后胎心变化及恢复的速度等。正常胎心率为 120～160 次/分。如胎心率节律不齐、胎心率<120 次/分或者>160 次/分,提示胎儿缺氧。胎儿电子监护仪可描记胎心曲线,显示胎心率及其与子宫收缩的关系,判断胎儿在宫内的状态。方法为将探头置于胎心最响亮处,以窄腹带固定于腹壁上。

### (三)观察宫颈扩张和胎头下降程度

1.肛门检查或阴道检查

宫口开大程度以宫口直径厘米数计算,胎头下降的程度以坐骨棘平面为标志,胎儿颅骨最低点平坐骨棘时,记为"0";在坐骨棘平面上 1cm 时,记为"－1";在坐骨棘平面下 1cm 时,记为"＋1",依此类推。

(1)肛门检查:可了解宫颈软硬度、厚薄、宫口扩张程度,胎方位和胎先露下降程度,骨盆内腔情况以及胎膜是否破裂等。方法为产妇平卧,两腿屈曲分开,检查者右手戴手套,示指涂润滑剂,拇指伸直,其余各指屈曲,示指在宫缩时轻轻伸入直肠内,触及胎先露部及坐骨棘,确定先露部的高低。然后用指端腹侧探查子宫颈口,摸清四周边缘,估计子宫颈口直径大小。

(2)阴道检查:能直接接触清胎先露、宫口、骨盆内腔情况,且严密消毒后的阴道检查并不增加感染机会,而过频的肛门指诊可增加产褥感染的机会,故国内有些医院目前选择做消毒后行阴道检查来了解产程进展情况。

2.产程图

检查后记录每次检查的结果,并画出产程图。产程图以临产时间(小时)为横坐标,以宫颈扩张程度(cm)为左侧纵坐标,先露下降程度(cm)为右侧纵坐标,画出宫颈扩张曲线和胎头下降曲线。如图中两条曲线呈反向交叉,称为交叉产程图;如图中两条曲线呈伴行,称为伴行产程图。

### (四)观察胎膜情况

通过肛门指诊或阴道检查了解胎膜情况。胎膜多在第一产程末自然破裂。如果胎膜未破,在先露部前可触到前羊水囊;若胎膜已破,则能直接触及先露部,推动先露部,有羊水自阴道流出。正常羊水为无色、无味、略混浊的不透明液体。一旦胎膜破裂应立即听胎心并记录破膜时间、羊水的量、色、性状和胎心率。观察有无脐带脱垂的征象。破膜后,应嘱产妇卧床休息,使用消毒会阴垫并注意保持外阴清洁卫生。破膜超过12小时尚未分娩者,应给予抗生素预防感染。

## 三、第一产程的护理

### (一)护理评估

#### 1.询问健康史

询问了解产妇的一般情况、月经史、婚育史、分娩史以及既往病史等。了解本次妊娠的经过,如末次月经、预产期、早孕反应、胎动、时间,有无头痛、眼花等不适;了解产妇宫缩出现的时间及频率,有无阴道流血、排液等;记录胎方位、胎先露、胎心音、骨盆测量值以及血、尿常规等实验室检查情况。了解产妇临产后的饮食、休息及大小便情况。

#### 2.评估身体状况

(1)一般情况:临产后,产妇的脉搏、呼吸可能有所增加,而体温变化不大。宫缩时血压可上升5～10mmHg,伴腹部疼痛,有些产妇有腰酸、腰骶部胀痛的感觉。

(2)产程进展情况:评估宫缩的强度、频率,宫口开大情况,先露下降程度和胎膜是否破裂,胎心的节律、频率和强弱及其与宫缩的关系。

#### 3.评估心理状况

因多数产妇对分娩的知识了解不足,产程较长,分娩的疼痛,产妇对分娩环境的陌生感以及家庭对分娩的期望等因素,产妇可能出现焦虑情绪、孤独感。

#### 4.参阅相关资料

可通过胎儿电子监护仪了解胎心与宫缩情况。

### (二)护理诊断与预期目标

#### 1.疼痛

产妇自述疼痛减轻,能耐受分娩过程。

#### 2.焦虑

焦虑减轻,情绪稳定,并能主动配合相关的检查和操作。

#### 3.知识缺乏

产妇了解正常分娩的过程,懂得应对分娩的方法。

#### 4.潜在并发症:产力异常、胎儿窘迫

产程进展顺利,未发生产力异常与胎儿窘迫。

### (三)护理措施

#### 1.帮助减轻分娩疼痛

协助产妇办理入院手续,提供家庭化分娩环境,待产室的光线尽量采用自然光或使用柔和的灯光,护理人员应态度和蔼,操作熟练、轻柔,使产妇减轻紧张心理和保持良好情绪,播放产妇喜爱的音乐等,转移产妇的注意力,指导、帮助产妇放松,指导产妇控制呼吸的方法,帮产妇按摩,采用水中分娩等减轻分娩疼痛(详见分娩镇痛)。

#### 2.心理护理

向产妇介绍工作人员、待产室及产房环境,包括设备、浴厕场所、医院可以提供的物品如热水瓶、毛巾、盥洗用品、尿布、卫生巾、新生儿衣物;向产妇灌输阴道分娩的好处,让产妇对分娩经过、可能出现的情况及变化有一定的认识,并做好心理准备;及时告知产妇分娩进展,鼓励产

妇说出心里的感受并耐心倾听、给予解释,缓解产妇的焦虑;做好丈夫及家庭成员的卫生宣教,协调他们与产妇之间的关系,鼓励他们给予产妇更多的关爱与支持,如开展导乐陪伴分娩或丈夫陪伴分娩,设立温馨病房,可以缓解产妇的焦虑与孤独感,树立对阴道分娩的信心。

3.观察产程进展,预防并发症

(1)子宫收缩:用腹部触诊或胎儿电子监护仪观察宫缩。一般连续观察 3 次收缩并记录。如发现异常情况,应立即报告医师及时处理。

(2)胎心:应在宫缩间歇期听诊胎心,潜伏期每 1～2 小时听诊 1 次,活跃期每 15～30 分钟听诊一次,每次听诊 1 分钟,注意胎心音的频率、节律、强弱,并做好记录。

(3)宫颈扩张和先露下降:潜伏期应每 2～4 小时检查一次,活跃期每 1～2 小时 1 次,每次检查者不超过 2 人。做好检查记录并描画产程图。

(4)胎膜:如胎膜已破,应嘱产妇卧床休息,使用消毒会阴垫并注意外阴清洁卫生。如宫口开全胎膜未破,可于宫缩间歇期行人工破膜。破膜后超过 12 小时尚未分娩者,遵医嘱给予抗生素预防感染。

(5)观察生命体征:每 4～6 小时测量 1 次体温、脉搏、呼吸和血压。如有异常,增加检查次数并报告医师,给予相应处理。

4.分娩知识宣教与生活护理

(1)饮食:临产后产妇胃肠功能减弱,加之宫缩导致不适,多不愿意进食,有的产妇可能出现呕吐,且产程较长,产妇体力消耗较大,应及时补充能量及水分。鼓励和帮助产妇在宫缩间歇期进食清淡而富有营养的饮食,呕吐严重的应给予静脉补充液体与能量,以满足产妇产程中对能量的需要。

(2)活动与休息:临产后,如产妇无异常情况,可鼓励其在室内适当活动,有利于宫口扩张及先露部下降,但应防止疲劳及摔伤。进入活跃期后,可以床上休息为主,采取产妇自感舒适的体位,平卧时以左侧位为宜。产程中协助产妇改变体位,促进其身体舒适和放松。

(3)清洁卫生:产程中产妇出汗较多,阴道分泌物及羊水外溢等可污染外阴、衣裤、床单及被褥等造成不适,应协助产妇洗脸、擦汗、更衣、更换床单,大小便后冲洗会阴,保持会阴部的清洁、干燥,促进舒适并预防感染。

(4)排尿及排便:鼓励产妇每 2～4 小时排尿 1 次,膀胱过度充盈会影响宫缩及胎头下降,严重者将导致尿潴留。当膀胱充盈又无法排尿时应予以导尿。灌肠可以清洁肠道,避免分娩时粪便排出污染消毒区域,可刺激宫缩,促进产程进展。以下情况应避免灌肠:胎膜已破;胎头未入盆或胎位异常;胎儿窘迫;有阴道流血史;曾有剖宫产史;子痫前期、子痫患者及血压偏高者;内科并发症,如心脏病、腹泻等;经产妇宫口扩张>3cm,初产妇宫口扩张 5～6cm,胎头较低;先兆早产;会阴陈旧性Ⅲ度撕裂者。灌肠溶液选用 0.2％肥皂水 500～1000mL,温度为39～42℃,禁用生理盐水,以防肠黏膜吸收钠离子。灌肠前应向产妇做好解释工作;并顾及产妇的隐私,选择两次子宫收缩的间歇期插管。灌肠后观察宫缩与胎心,产妇有便意时陪伴其上厕所。排便后冲洗会阴 1 次,减少粪便污染的可能。目前有观点认为灌肠属于无效而应废弃的措施。

# 第五节　第二产程的临床经过、处理与护理

## 一、第二产程的临床经过

### (一)规律宫缩增强

第二产程时,宫缩的强度及频率均达到高峰,持续时间可长达1分钟或以上,间歇时间仅1～2分钟。

### (二)胎儿下降及娩出

宫口开全后,宫缩更强,胎头继续下降,降至骨盆出口压迫盆底组织及直肠,产妇产生排便感,不由自主向下屏气用力。

随后,会阴部逐渐膨隆变薄,肛门括约肌松弛。宫缩时胎头露出阴道口,宫缩间歇期又缩回阴道内,称胎头拨露。经过几次胎头拨露,胎头双顶径越过骨盆出口,胎头始终显露于阴道口,间歇期不再回缩到阴道内,称为胎头着冠。此时会阴极度扩张,胎头枕骨到达耻骨弓下方,以其下缘为支点,发生仰伸,娩出胎头,然后复位、外旋转,胎儿肩体娩出,后羊水流出,子宫迅速缩小。

## 二、第二产程的处理

### (一)密切观察胎心及产程进展

第二产程宫缩频而强,应每5～10分钟听胎心1次,必要时可用胎儿电子监护仪观察胎心。如胎心异常,应尽快终止妊娠。

### (二)指导产妇屏气用力

正确的屏气方法是:产妇仰卧,两手分别紧握产床上的把手,双腿屈曲,双足蹬在产床上,当子宫收缩时,先深吸一大口气,憋住,随子宫收缩如排便样向下用力,在子宫收缩的间歇期,产妇呼气,全身肌肉放松,安静休息。

### (三)接产准备

初产妇宫口开全或经产妇宫口开大4cm时,应将其送入产房准备接生。

1.分娩体位

可采取膀胱截石位、立式、半坐卧式、坐式、蹲式及跪式等数种体位。国外许多医院和妇幼保健机构已不限制分娩体位,让产妇自主选择舒适的体位分娩。目前,我国各医院仍以传统的仰卧位最为常见,有的医院开始尝试选择坐位等其他分娩体位。

2.外阴的清洁与消毒

取仰卧位,双腿屈曲稍分开,臀下放清洁便盆或塑料单,先用消毒干纱球盖住阴道口,以防冲洗液流入阴道,然后用清水洗净外阴部的血迹、黏液和肛周的粪便,接着用温肥皂水清洗外阴部,顺序为:大、小阴唇,阴阜,大腿内上1/3,会阴和肛门周围。之后用温开水洗净肥皂水,再用0.1%苯扎溴铵(新洁尔灭)溶液或聚维酮碘(碘附)消毒。消毒完毕移去阴道口纱球、便盆或塑料单,铺消毒巾于臀下,准备接产。

### (四)接产

**1.接产要领**

保护会阴的同时,协助胎头俯屈,让胎头以最小径线(枕下前囟径)在宫缩间歇期缓慢通过阴道口,正确地娩出胎肩。

**2.接产步骤**

接产者站在产妇右侧,当胎头拔露使阴唇后联合紧张时,开始保护会阴。具体方法:在会阴部盖上一块无菌巾,接生者右肘支在产床上,右手拇指与其余4指分开,以手掌大鱼际肌顶住会阴部。每当宫缩时,向上内方托压,同时左手应轻轻下压胎头枕部,协助胎头俯屈和缓慢下降。宫缩间歇时,保护会阴的右手稍放松,以免压迫过久引起会阴水肿。当胎头枕部在耻骨弓下露出时,左手按分娩机制协助胎头仰伸。此时如宫缩强,应嘱产妇张口哈气.解除腹压的作用。让产妇在宫缩间歇时稍向下屏气用力,使胎头缓慢娩出。胎头娩出后,左手自鼻根向下颏挤压,挤出口鼻内的黏液和羊水,然后协助胎头复位及外旋转,然后左手将胎儿颈部向下轻压,使前肩自耻骨弓下先娩出,继之上托胎颈,使后肩从会阴前缘缓慢娩出,双肩娩出后方可松开保护会阴的手,助胎体及下肢娩出。记录胎儿娩出时间。胎儿娩出以后,在产妇臀下放一弯盘接血,以计算出血量。

### (五)行会阴切开术

接产时,如发现会阴过紧、水肿、瘢痕或胎儿过大,估计分娩时会阴裂伤不可避免者,或母儿有病理情况需紧急结束分娩者,应适时行会阴切开术。

目前,我国会阴侧切率很高。据统计,过高的会阴侧切率并没有减少会阴损伤概率。因此,现在提出:严格掌握会阴切开术的指征,尽可能不行会阴侧切术。

### (六)脐带绕颈处理

胎头娩出后,接产者如发现有脐带绕颈1周且较松,可用手将脐带顺肩推下或顺头部滑出,如绕颈较紧或缠绕2周以上,则可用2把止血钳将脐带夹住,从中间剪断。注意勿损伤皮肤,脐带松解后助胎肩娩出。

## 三、第二产程的护理

### (一)护理评估

**1.询问健康史**

内容同第一产程,同时了解第一产程的经过及处理情况。

**2.评估身体状况**

评估子宫收缩、胎先露下降及会阴情况,询问产妇腹痛、腰骶酸痛是否加剧。观察产妇是否正确使用腹压。

**3.评估心理状况**

经过长时间的分娩过程,此时产妇比较疲乏,宫缩加强,腹痛加剧,又担心胎儿的健康,急躁.焦虑情绪更加严重,常表现为烦躁不安,合作性下降。

**4.辅助检查**

必要时可用胎儿电子监护仪监测胎心与宫缩。

(二)护理诊断与预期目标

1.疼痛

产妇自述疼痛减轻。

2.焦虑

焦虑减轻,情绪稳定,增强顺利分娩的信心。

3.知识缺乏

产妇能正确使用腹压。

4.有组织完整性受损的危险

产妇顺利娩出胎儿,产道无裂伤或者裂伤部位已及时缝合。

(三)护理措施

1.陪伴产妇,缓解焦虑

第二产程期间护士应陪伴在产妇身边,告知其分娩的进展情况及胎儿情况,指导产妇正确屏气用力的方法,并对产妇的努力及时给予肯定和鼓励,帮助产妇擦汗,陪伴在产妇身边,给予产妇言语和非言语的支持,缓解、消除其紧张和焦虑情绪,增强分娩信心。

2.协助分娩,预防受伤

(1)观察产程进展:应观察宫缩,勤听胎心,一般每5～10分钟听1次。如胎心出现异常,应立即报告医生,做出处理,尽快结束分娩。

(2)做好接产准备:帮助产妇选择合适的体位,清洁、消毒会阴,铺消毒巾于臀下。准备好接产用物:①打开产包,检查包内用物,按需要添加物品如注射器、结扎脐带用物、羊水吸管等;②新生儿床,根据季节需要加放毛毯、热水袋等,如为早产儿,应准备好温箱、吸氧设备等。

(3)接产:指导产妇正确屏气用力,帮助产妇擦汗,正确保护会阴,与巡回护士合作完成接产。

# 第六节 第三产程的临床经过、处理与护理

## 一、第三产程的临床经过

### (一)子宫收缩

胎儿娩出后,宫底下降平脐水平,宫缩暂停,几分钟后重现,子宫呈球形,宫底上升。

### (二)胎盘娩出

胎儿娩出后,由于宫腔容积明显缩小,胎盘不能相应缩小,胎盘附着面与子宫壁发生错位分离,剥离面出血,形成胎盘后血肿。在宫缩作用下,胎盘剥离面积越来越大,终于完全剥离而排出。

胎盘剥离征象:①子宫体变硬呈球形,宫底上升达脐上;②阴道口外露的脐带自行延长;③阴道少量流血;④用手掌尺侧在产妇耻骨联合上方轻压子宫下段,宫体上升而外露的脐带不

回缩。

胎盘剥离及娩出的方式有两种:①胎儿面先娩出,胎盘从中央开始剥离,而后向周围剥离,这种娩出方式多见。其特点是胎盘先娩出,而后见少量阴道流血。②母体面先娩出,胎盘从边缘开始剥离。其特点是先有较多的阴道流血,后胎盘娩出。

**(三)阴道流血**

阴道流血由胎盘与子宫壁的分离所致。胎盘娩出前后,子宫出血量 150～300mL。

## 二、第三产程的处理

**(一)协助胎盘娩出**

当确认胎盘已完全剥离,接产者左手于宫缩时按压宫底,右手轻轻牵拉脐带,协助胎盘娩出。当胎盘娩至阴道口时,接产者用双手捧住胎盘,向一个方向旋转并缓慢向外牵拉,若发现胎膜部分断裂,可用血管钳夹住断裂上端的胎膜,再继续向原方向旋转至完全排出。切忌在胎盘剥离前揉搓或挤压子宫或牵拉脐带,以免影响子宫收缩或导致胎盘剥离不全造成产后出血。胎盘娩出后应立即检查胎盘、胎膜完整性,同时按摩子宫刺激宫缩,防止产后出血。

**(二)检查胎盘、胎膜**

胎盘娩出后,应将胎盘铺平,拭去血块,检查胎盘形状、颜色、有无钙化点、胎盘小叶有无缺损、胎膜是否完整,并检查胎盘胎儿面边缘有无血管断裂,以及时发现副胎盘。测量胎盘的直径、厚度。

**(三)检查软产道**

胎盘娩出后应仔细检查会阴、小阴唇内侧、尿道口周围及阴道、子宫颈有无裂伤。如发现裂伤应及时按解剖结构缝合。

**(四)预防产后出血**

胎盘娩出后应及时按摩子宫,促进子宫收缩。如产妇曾有产后出血史或为多产妇、双胎、羊水过多、滞产等,易发生宫缩乏力,应在胎儿的前肩娩出后,立即用缩宫素 10U 加于 25％葡萄糖液 20mL 内静脉注射,促使胎盘迅速剥离娩出而减少出血。如胎儿娩出后 30 分钟,胎盘没有排出,阴道流血不多,可轻轻按压子宫或静脉注射宫缩剂,如无效再行人工剥离胎盘术。若胎盘娩出后出血多,可直接将缩宫素注入宫体肌壁内,并将缩宫素 20U 加入 5％葡萄糖液 500mL 静脉滴注。

**(五)清理呼吸道**

断脐后继续清除新生儿呼吸道的黏液和羊水,以免发生吸入性肺炎,当确认呼吸道黏液和羊水已吸净而仍未啼哭时,可用手轻拍新生儿足底促其啼哭。新生儿大声啼哭,表示呼吸道已通畅。

**(六)新生儿 Apgar 评分**

此评分法用于判断有无新生儿窒息及窒息程度。以出生后 1 分钟的心率、呼吸、肌张力、喉反射及皮肤颜色 5 项体征为依据,每项为 0～2 分,满分为 10 分。

**(七)脐带处理**

用 75％乙醇溶液消毒脐带根部周围,在距脐根 0.5cm 处用粗丝线结扎第一道,在结扎线外 0.5cm 处结扎第二道。必须扎紧防止脐出血,但应避免用力过猛造成脐带断裂。在第二道结扎线外 0.5cm 处剪断脐带,挤出残余血液,用 2.5％碘酊或 20％高锰酸钾溶液消毒脐带断面,药液切不可接触新生儿皮肤,以免发生皮肤灼伤。以无菌纱布包盖并用脐带布包固定。目前,还有用气门芯胶管套扎、血管钳、脐带夹等方法替代双重结扎脐带法。

## 三、第三产程的护理

### (一)护理评估

**1.询问健康史**

同第一、二产程,并了解第二产程经过情况。

**2.身体状况**

第三产程的评估包括产妇和新生儿的评估。

(1)产妇评估:应评估宫缩,胎盘是否完整剥离娩出,软产道是否有损伤,阴道出血量,生命体征,宫底高度等。

(2)新生儿评估

1)一般情况评估:测体重、身长及头径,判断是否与孕周数相符;有无胎头水肿、颅内出血;有无畸形,如唇裂、多指(趾)、脊柱裂等。

2)Apgar 评分:8~10 分属正常新生儿,4~7 分为缺氧较严重,4 分以下为严重缺氧,应在出生后 5 分钟再次评分。

**3.心理状况**

胎儿娩出后,产妇感到轻松,心情比较平静。如果新生儿有异常或产妇不能接纳自己的孩子,则会产生焦虑、烦躁情绪。

### (二)护理诊断与预期目标

**1.有亲子依恋关系改变的危险**

产妇接受新生儿,并开始亲子互动。

**2.潜在并发症:产后出血、新生儿窒息**

产妇阴道流血少,血压、脉搏正。

### (三)护理措施

**1.提供舒适环境,促进母子互动,促进母婴关系**

第三产程结束时,为产妇擦浴,更换衣服及床单、被单,垫好消毒会阴垫,保暖,提供易消化、营养丰富的饮料及食物,以帮助恢复体力。新生儿娩出后,应擦干其身上的羊水和血迹,检查体表有无畸形;擦净足底胎脂,打足印及拇指印于新生儿记录单上;给新生儿系上手圈,手圈上标明母亲姓名、床号、孩子性别等;如一般情况良好,护士应将其抱给产妇,让产妇看清孩子的性别,然后将新生儿抱至母亲胸前,进行早接触、早吸吮,促进母子互动,促进母婴关系。早吸吮完成后给新生儿穿好衣服,注意保暖。

**2.正确处理第三产程,预防并发症**

(1)正确处理产妇:遵医嘱及时给予缩宫素预防产后出血。产后留观 2 小时,注意观察产妇的血压、脉搏、子宫收缩、宫底高度、膀胱充盈度、阴道流血量、会阴阴道切口有无血肿。阴道流血多、宫缩乏力时可按摩子宫。膀胱充盈者应导尿。若发现产妇肛门坠胀,警惕发生会阴血肿,应及时报告医生处理。观察 2 小时无异常者,送休养室休息。

(2)正确处理新生儿:正确清理呼吸道,进行 Apgar 评分。处理好脐带。给新生儿予以抗生素眼药水滴眼,以防结膜炎。

3.心理护理

对于有性别要求的家庭,我们应着重做好家属的思想工作,取得家属支持,然后共同帮助产妇解除思想顾虑,以免新生儿的性别不理想使产妇受到打击而致产后出血,影响母婴关系。如有新生儿畸形或其他异常情况发生,暂时不告诉产妇,待胎盘娩出、子宫收缩良好时再告知,或选择其他适当时间告诉产妇,同时给予安慰。耐心回答产妇提出的问题,聆听产妇的倾诉,分享产妇的喜悦,回报以温暖的微笑,安抚产妇的情绪,给予产妇最大的精神支持,使其情绪稳定、安心休养。

# 第七节　无痛分娩的护理

分娩疼痛是自人类出现即伴随母亲的痛苦,减轻或消除分娩疼痛是近百年来医学领域不断探索的课题。宫缩使子宫肌组织缺血缺氧,胎儿通过产道时对产道的压迫、扩张作用亦可使组织缺血缺氧,从而使得机体释放组胺、5-羟色胺、缓激肽和前列腺素等致痛物质,诱发疼痛。

分娩时的剧烈疼痛可使产妇产生紧张、焦虑、抑郁、恐惧等心理,这些不良心理因素可促使机体肾上腺皮质激素、儿茶酚胺、内啡肽增高,将影响产程进展,导致胎儿窘迫、难产、酸中毒等一系列反应,加重分娩疼痛(可使子宫胎盘血流量减少,胎儿缺氧;产妇过度紧张,可导致换气过度,致呼吸性碱中毒,使母体血红蛋白释氧量下降,影响胎盘供氧;副交感神经反射可能导致产妇大量出汗、恶心、呕吐,使产妇脱水、酸中毒,胎儿酸中毒等)。因此,在分娩时采取正确的方法镇痛十分重要,有助于促进产妇的身心健康和提高围生期质量。

理想的分娩镇痛必须具备以下特征:①对母婴影响小;②易于给药,起效快,作用可靠,满足全产程镇痛的需求;③避免运动神经阻滞,不影响子宫收缩和产妇运动;④产妇清醒,可参与和配合分娩过程;⑤必要时可满足手术的需要。

## 一、非药物性镇痛法

### (一)拉玛泽精神预防法

拉玛泽精神预防法于1951年由法国产科医师拉玛泽首创。这种方法由分娩教育和七种认知或行为成分构成,如呼吸调节、放松、注意力集中、自我按摩、轻抚、助产指导、临产场景模拟和系统实践。2005年中国优生优育学会和雅培公司将拉玛泽减痛分娩法引入我国,并在医院产科推广应用。孕妇从怀孕7个月开始一直到分娩,通过学习神经肌肉控制、产前体操及呼吸技巧训练,达到在分娩时将注意力集中在对自己的呼吸控制上,转移疼痛,适度放松肌肉,从而在产痛和分娩过程中保持镇定,达到顺利自然分娩的目的。

### (二)针刺镇痛

针刺镇痛是我国的传统医学,近年来西方国家也开始尝试将它用于分娩镇痛。常用于分娩镇痛的穴位是合谷、三阴交、足三里、次醪。这种方法对胎儿无不良影响,缺点是产妇活动受限,镇痛有效率较低。

**（三）经皮电神经刺激仪镇痛**

其确切的镇痛机制尚不清楚。1977 年,瑞典的医师将其应用于分娩镇痛。方法是:将两个由碳橡皮构成的皮肤电极板放置在产妇背部第 10 胸椎至第 1 腰椎的位置,以 40～80Hz 频率、5～40mA 强度的电刺激进行镇痛。镇痛原理为提高痛阈,暗示及分散疼痛注意力而缓解产痛,缺点是对胎心监护有干扰,其镇痛有效率仅为 25%。

**（四）水中分娩**

近年来水中分娩逐渐兴起.方法是:产妇宫口开张 3cm 感觉疼痛时,进入充满恒温、清洁、流动的水池中,水温及水波不断轻轻撞击产妇的皮肤和身体,使精神和肌肉充分松弛,加上水的浮力作用,达到减轻产痛作用。

**（五）催眠术**

经催眠术作用,产妇产生倦意,闭上眼睛,全身放松,并有愉悦的感觉。此方法的优点是能使孕妇在临产后放松,减少恐惧感。但是镇痛效果不确切,在实施催眠时诱导时间较长,并且要求环境安静。

**（六）其他方法**

现今推行的家庭式分娩和导乐陪伴分娩也有助于减轻产妇对分娩的恐惧感,保持良好的心理状态,对减轻分娩疼痛有一定的好处。

总之,非药物性的分娩镇痛法的优点是对产程和胎儿无影响,但镇痛效果不确切,不能使疼痛完全消除,只适用于轻度、中度分娩疼痛的产妇。

## 二、药物性镇痛法

**（一）吸入性镇痛法**

目前常用的是氧化亚氮（即笑气）,是一种无色、有甜味的惰性无机气体,是毒性最小的吸入性麻醉剂。对呼吸道无刺激,对胎儿影响轻微,不影响宫缩、产程、血压稳定,镇痛可靠、迅速,失效也较快,镇痛作用强而麻醉作用弱。由于笑气吸入体内至产生镇痛作用需 30～40 秒的时间,故必须抢先在宫缩出现之前 30 秒开始吸入,这样才能使笑气镇痛作用与产痛同步。

**（二）口服、肌内注射、静脉注射药物镇痛**

1.哌替啶

适用于第一产程,50～100mg 肌内注射,10～20 分钟出现镇痛作用,1～1.5 小时达高峰,2 小时后消退。对新生儿的呼吸抑制作用取决于给药时间及药物转运给胎儿的量。如肌内注射哌替啶后 2～4 小时内胎儿娩出,易抑制新生儿的呼吸。

2.二氢埃托啡

临产后 2 小时,舌下含服 40μg,总有效率达 85%,可缩短产程,减少产后出血,用法简便,易被孕妇接受。

3.静脉自控镇痛

此方法操作简单,起效快,效果可靠,但其用药针对性差,对母婴有一定影响,如嗜睡、新生儿呼吸抑制。单纯应用镇痛药因效果不确切,不良反应大,现临床很少应用。

**（三）局部神经阻滞法**

本法主要包括宫颈旁阻滞法和会阴神经阻滞法。宫颈旁阻滞法用于第一产程镇痛,将药物注入阴道穹隆侧方或背侧的黏膜下,目的是阻滞宫颈旁的神经节。胎儿心动过缓是此法最常见的并发症。会阴神经阻滞法对第二产程镇痛效果明显,适用于低位产钳的助产操作。

### (四)椎管内神经阻滞法

本法包括腰部硬膜外阻滞分娩镇痛术、腰麻-硬膜外联合阻滞分娩镇痛术、连续腰麻分娩镇痛术、骶管阻滞、患者自控硬膜外腔镇痛等,不仅可使产妇保持清醒状态达到完全无痛,而且能进食进水,产妇几乎无运动障碍,可下地走动,尤其是在需要剖宫产时可直接给药,缩短了等待麻醉的时间。但技术含量高,需要麻醉师操作,并有一定的技术风险。另外,当药物的浓度及剂量选择不当时,对母婴可能产生不良影响,只适于在有条件的医院开展。

总之,随着医学模式的转变和爱母行动的倡导,分娩镇痛已越来越为孕妇和家属接受。分娩镇痛是一个多学科交融的课题,应以麻醉科医生、产科医生为主,产房护士协作,互相配合,应用新药、新技术,分娩镇痛将会有更好的发展前景。

# 第八节　家庭接生的护理

产妇住院分娩更为安全方便,但在一些偏远的农村或者山区,由于交通、医疗条件等的限制,仍有产妇在家中分娩,因此,家庭接生仍是妇幼卫生工作的内容之一。家庭接生只限于正常分娩,接生过程中如出现异常情况,应设法及时转送附近产院或医院处理。

家庭接生受人力、物力和设备的限制,医务人员应极为负责、一丝不苟地因陋就简做好接生工作,保证无菌操作,确保母婴安全。

## 一、临产前准备

### (一)产前检查

接生人员应按要求到孕妇家中或社区产室进行产前检查,并告诉产妇临产征象,认真筛选高危孕妇,发现异常及时告知孕妇须到医院待产,正常者才可在家中分娩。

### (二)家庭准备

1.环境准备

选好分娩房间,打扫干净,宽敞明亮,尽可能做到空气消毒,配备良好照明、保暖设施。

2.人员准备

以因地制宜、因陋就简、严格无菌为原则,且接生前应先教会一位家属作为助手。

3.物品准备

(1)产妇物品准备:应备好硬板床1张、塑料布1块、脸盆2个、消毒卫生纸或卫生巾数包、大人内衣1套、新生儿衣物及尿布数块,临产时应准备足够的冷热水备用。

(2)简易产包:应包括手术衣1件、大单1块、无菌巾6块、乳胶手套2副、裤腿2条、弯盆1个、剪刀1把、止血钳2把、脐带卷1份、纱布块数块、吸痰管或橡皮吸球1个、导尿管1根、持针器1把、无齿镊及有齿镊各1把、圆针和三角针各2枚、肠线1管、丝线一束。

产包应消毒后备用,若临时应急,一般物品可用蒸笼熏蒸,等水煮沸后再蒸,金属器械可煮沸 20 分钟消毒,或用 95%乙醇溶液直接点燃消毒。

(3)药品:应备有 95%及 75%乙醇溶液、2.5%碘酒、0.1%苯扎溴铵、20%高锰酸钾、消毒后的液状石蜡或肥皂水、1%普鲁卡因、缩宫素、50%葡萄糖、维生素 C、肾上腺素及眼药水数支。

(4)其他物品:听诊器、血压计、温度计各 1 只,50mL、10mL 及 2mL 无菌注射器各 1 副,执物钳 1 把,手刷 1 把,口罩,帽子,棉签,肛门指套等。

## 二、临产后处理

产妇一旦出现临产先兆,应立即通知接生人员。接生人员接到通知后应立即携带接生物品赶到产妇家。

(1)根据产妇的情况,进行必要的检查,如胎心音、胎方位、胎儿大小、产程进展情况等,以确定是否能正常分娩。如遇到异常情况或估计难以正常分娩时,应立即护送转院。如一切正常,决定在家接生,应注意无菌并按医院接生常规接生。

(2)特殊情况下的应急接生:如遇急产或事先毫无准备,在田间、路上、车上即将分娩时,接产者应随机应变、沉着处理。立即将产妇移至避风安静处平卧,臀下垫洁净衣物,尽量做到清洁;嘱产妇勿屏气用力;用干净毛巾保护会阴;协助胎儿娩出后立即清理呼吸道并用衣服包裹新生儿保暖;暂用丝线在脐中段结扎,不急于断脐,待胎盘娩出后,连同胎盘一起送到就近医院或卫生院做进一步消毒后断脐;会阴消毒后检查有无裂伤;注意子宫收缩情况及出血量;并给予抗生素及破伤风抗毒素防感染。

(3)接生完毕,观察 2 小时,如产妇无产后出血及其他异常情况,新生儿情况良好,脐带无渗血,接生人员应告知产妇注意产后休养及阴道流血情况如有异常立即联系,并指导产褥期卫生及新生儿护理方法后方可离开产家。

## 三、产后访视

产后第 1、3、5 日进行产家访视,必要时增加访视次数。访视时主要了解产妇产后恢复情况,观察产妇的体温、血压、脉搏、宫缩、宫底高度、有无压痛,恶露的量、色、性状,会阴情况,乳头及泌乳情况,新生儿的体温、体重、脐带有无出血感染、黄疸出现的时间及程度等,宣传产褥期卫生及计划生育知识,指导育儿方法,及时纠正不正确的产妇及新生儿护理方法。

附:导乐陪伴分娩

导乐陪伴分娩,也称为"精神助产法"。"导乐"即希腊语"doula",意思是女性看护者。早在 20 世纪 70 年代,美国医生克劳斯(M.Klaus)提出与倡导导乐陪伴分娩:由一位有生育经验的妇女"导乐",在产前、产时及产后陪伴孕产妇,尤其是在分娩过程中给予孕产妇持续的生理上的支持帮助及心理上、感情上的安慰鼓励,使其顺利完成分娩过程。

**(一)国内开展导乐陪伴分娩的现状**

我国从 2000 年开始部分医院实行导乐陪伴分娩,大致有以下 3 种形式。

1.由家属(其母亲、姐妹和丈夫)陪伴

多数医院仅在待产室安排这种陪伴,而当进入分娩室时则由医护人员处理分娩过程;也有少数条件好的医院设有家庭式产房,家属可以全程陪同。

2.专职陪伴

由接受过专门培训的退休护士或助产士担任,在陪产过程中主动与产妇交流,介绍医院环境,让产妇了解分娩整个过程,消除其紧张情绪,密切观察产程,鼓励并安慰产妇,给予适当的按摩及生活护理,但包括接生在内的医疗操作仍由在职的医护人员完成。

3.责任助产士陪伴

即实行"一对一"全程陪伴责任制助产,从临产开始至产程结束均陪伴产妇,取消常规 8 小时工作制而实行弹性工作制。当产妇宫口开大 2cm 进入待产室以后就一直陪伴在产妇身边,不仅要完成专职陪伴的任务,还要完成助产士的全部工作,认真仔细观察产程,当出现异常情况后应立即向医师汇报,并给予及时正确地处理;经过 2 小时严密观察无异常情况后再将产妇送回温馨病房或爱婴区;在产后还可指导产妇科学哺乳,建立合理饮食及产后体操锻炼等。

第三种方法实际上属于全程责任制陪伴分娩,效果最好,但其开展受到产妇多、责任助产士少的制约。

**(二)导乐陪伴分娩的要求及培训**

1.导乐人员的组成与素质

导乐人员必须是有过生育经历的、具有一定产科专业知识,有处理产程经验或接生经验的人员来承担,对以人为本的现代产时服务模式有正确的认识,坚持人性化服务;富有爱心、同情心和责任心,尊重服务对象,能高质量完成全产程陪伴工作;具备良好的人际交往能力,做到轻声细语,动作轻柔,态度和蔼,给人以亲切感、信赖感;具有良好的心理素质,热情、勤奋,具有支持和帮助产妇度过难以忍受的痛苦的能力及临危不惧的能力;具备丰富的观察产程的经验,善于发现问题,能及时提出解决问题的办法,能与产科医护人员密切配合,能够全身心地投入到助产工作。

2.培训

包括:母亲在孕期、产时、产后早期的基本生理、心理和感情方面的变化;分娩基本知识,医院常用的医疗程序;人际交流技巧、移情训练及支持技巧等。

**(三)导乐陪伴分娩的具体实施**

1.产前访视

导乐人员在产前应与即将临产的夫妇熟悉,建立感情,了解夫妇的需求和计划,回答孕妇对分娩的种种疑问,指导孕妇练习放松动作,向孕妇介绍产程中可采用的各种体位,陪同夫妇一起去分娩的医院熟悉环境。

2.产程导乐陪伴分娩

(1)做好心理护理:解除产妇恐惧、焦虑心理。孕产妇在孕产期都存在不同程度的恐惧与焦虑心理,导乐陪伴者应多与产妇沟通,聆听她们的倾诉,讲解妊娠分娩知识,结合自身妊娠、分娩的经验,让产妇了解妊娠和分娩是一个正常、自然、健康的过程,通过目光和语言显示信心,辅以肢体动作如握住产妇的手等给产妇以支持和鼓励,解除产妇恐惧、焦虑心理,帮助产妇积极发挥内在的力量完成分娩。在产程中做任何检查和处理,都应向产妇及家属解释其作用、目的和必要性,让产妇和家人了解产程进展中胎心、宫缩产程进展情况,从而积极配合分娩。

(2)严密观察产程,及时告知产妇,给产妇以安全感。认真负责地监测观察生命体征、胎心、宫缩、宫口扩张及先露下降、破膜情况,描绘产程图。严格按照产程时限处理产程,并及时告知产妇产程进展情况,不断激励产妇,让产妇充满信心地投入分娩过程。

（3）帮助减轻分娩疼痛

1）指导产妇放松：创造相对轻松的环境，播放轻松舒缓的音乐，室内张贴活泼可爱的婴儿图片。告知产妇阵痛是正常的，不要害怕，宫缩时指导产妇听音乐看电视，转移注意力，张口呼吸，进行腹式深呼吸。同时，可按摩产妇腰骶部，或用双手指由两肋向腹正中轻轻抚摸，帮助减轻产痛。

2）必要时选择分娩镇痛：根据个人自愿原则，可选择由麻醉医师实施椎管麻醉镇痛术。

（4）健康教育

1）饮食指导：指导产妇少量多餐，进食高热量、易消化相对清淡的饮食如粥、汤等。可适当进食恢复体力的食物，如巧克力等，提供足够能量，保证产妇分娩时有充沛体力。鼓励产妇多饮水补充出汗所丢失的水分。

2）清洁沐浴：第一产程潜伏期时，如胎膜未破，可以给予温水盆浴减轻疼痛感，如胎膜已破胎头已入盆，可采用温水淋浴，并可用热毛巾湿敷腹部和大腿内侧。

3）指导产妇正确运用腹压：宫口开全后鼓励、指导产妇双手拉住床边把手，双脚往下蹬，宫缩开始时，先深吸一口气，然后随宫缩加强如排便样向下屏气用力，宫缩间歇期双手放松，充分休息，如此反复。

4）帮助产妇采取舒适的体位：目前提倡自由体位，包括站、蹲、跪、坐等，尽量避免平卧位。

（5）生活护理及基础护理：始终陪伴着产妇，及时为产妇提供个性化的服务。产妇阵痛剧烈时常不愿进食，导乐陪伴者要鼓励产妇进食，并为产妇喂饭、喂水。鼓励产妇及时排空膀胱，如产妇需去厕所时，应搀扶陪同，以增加产妇安全感。临产后产妇出汗多，导乐陪伴者要及时为产妇擦汗、更换衣服，避免其受凉。

3.产　后

分娩结束，帮助进行早接触、早吸吮。指导母乳喂养及做好卫生宣教，尤其是产后个人卫生指导如产后 42 天内避免性生活及盆浴、哺乳前后洗手、勤换内衣等。

**（四）导乐陪伴分娩的好处及发展**

导乐陪伴分娩为产妇提供全方位的服务和个性化的服务，能满足产妇在分娩过程中独立与依赖的需求，能给予产妇有力的感情支持和身体帮助，有利于提高产时服务质量，减少剖宫产率及阴道助产率，降低新生儿窒息发生率，促进母婴安全。这种模式改变了以往以医生为中心的产时服务模式，转变为以产妇为中心的服务模式，更人性化。在导乐陪伴分娩的基础上，我国产科工作者又总结出全程责任制陪伴分娩，也称为"一对一"全程陪伴分娩，由助产士担任"导乐"，全程陪伴与处理产程。这种产科服务模式更强调产科质量与母婴安全，打破 8 小时工作制的限制，比单纯到了陪伴分娩更先进、更人性化。这种模式要求对助产士实行弹性工作制，目前多所医院已开始实践摸索相应的助产士管理制度。产科工作者的不断努力探索，是为了寻求更好地促进自然分娩的方法，使自然分娩更为安全、顺利、圆满。

# 第九节　剖宫产手术的护理

剖宫产是指妊娠 28 周后切开腹壁及子宫,取出胎儿及胎盘的手术。剖宫产术式有子宫下段剖宫产(横切口)、子宫体部剖宫产(纵切口)。由于某种原因,绝对不可能从阴道分娩时,如头盆不称、宫缩乏力、胎位异常、瘢痕子宫、胎儿窘迫等,应及时施行剖宫产手术以挽救母婴生命。如果施行选择性剖宫产,于宫缩尚未开始前就施行手术,可以免去母亲遭受阵痛之苦。剖宫产是一种手术,有相应的危险性,如出血、膀胱损伤、损伤胎儿、宫腔感染、腹壁切开感染等,故施术前必须慎重考虑。

## 一、主要手术步骤及护理配合

### (一)手术前准备

(1)手术患者接入手术室后,护士应在第一时间给予心理护理支持,缓解其紧张情绪以及可能因宫缩导致的疼痛。

(2)协助手术患者转移至手术床,并固定扎脚带予以解释,防止坠床意外的发生。

(3)核对缩宫素等子宫兴奋类药物以及剖宫产特殊用物,如产包、婴儿吸痰管等是否携带齐全。

(4)手术患者取侧卧位行腰麻,即蛛网膜下隙麻醉或持续硬膜外腔阻滞麻醉,手术室护士站于患者身前,防止其坠床的同时,指导其正确放置麻醉体位。麻醉完毕起效后,患者改体位为仰卧位,巡回护士置导尿管并固定。

(5)手术切口周围皮肤消毒范围为:上至剑突、下至大腿上 1/3,两侧至腋中线。按照腹部正中切口手术铺巾法建立无菌区域。

### (二)主要手术步骤

1.经下腹横切口开腹

传递 22♯大圆刀切开皮肤及皮下组织,传递中弯血管钳、组织剪剪开筋膜,钝性分离腹直肌,遇有血管应避开或用慕丝线做结扎。

2.暴露子宫下段

传递解剖剪剪开腹膜,同时传递长平镊,配合剪开一小口,然后术者将左手中指或示指伸入切口,在左手的引导下剪开腹膜至适当长度;传递双头腹腔拉钩牵开,暴露子宫。

3.切开子宫

传递新的一把 22♯大圆刀,于子宫下段切开一小口,递中弯血管钳刺破胎膜,吸引器吸净羊水,钝性撕开或传递子宫剪剪开切口 10～12cm。

4.娩出胎儿

移除切口周围的金属器械及电刀,防止意外损伤娩出的胎儿。手术医生一手压宫底,一人手伸入宫腔将胎儿娩出。如胎儿过大无法娩出时,传递产钳协助娩出胎儿。

5.胎儿脐带处理

传递中弯血管钳 2 把依次钳夹脐带,传递组织剪剪断,同时传递组织钳夹闭子宫壁静脉窦。

**6.胎盘娩出**

传递抽配有 20 U 缩宫素的 10 mL 注射针筒,注射于子宫壁肌层;娩出胎盘,传递弯盘接取;传递纱垫清理宫腔。将置有胎盘的弯盘放于无菌桌,防止污染,以备手术医生检查胎盘的完整性。

**7.缝合子宫**

子宫进行 2 层缝合,传递可吸收缝线,第一次全层连续缝合,第二次缝合浆膜肌层包埋缝合。

**8.缝合切口**

首先缝合腹膜,间断缝合筋膜及肌肉,间断缝合皮下组织,最后用皮内缝线缝皮肤。缝皮肤时要将创缘内翻,否则会影响创口愈合,使疗程延长。

**(三)术后处置**

术后注意保护患者的隐私,更换潮湿的床单位,同时做好保暖工作。待手术患者情况稳定后,送入病房,对未使用的子宫兴奋类药物进行交接。

## 二、围术期特殊情况及处理

(1)术前 B 超检查诊断为臀位,胎儿在娩出时洗手护士为防止子宫切口污染应注意什么?

胎儿如术前发生宫内窘迫,则会由于缺氧引起迷走神经兴奋,肠蠕动亢进,肛门括约肌松弛,导致娩出时会有胎粪排出。因此在切开子宫、吸净羊水、暴露胎儿后,洗手护士应准备一块无菌大布垫给手术医生备用,在胎儿娩出前将布垫覆盖胎儿臀部,防止胎粪排出污染。如术中怀疑有手术器械、纱布或无菌巾沾染到胎粪应立即更换,并更换手套,防止发生切口污染。

(2)切开子宫后,羊水溢出,如何保持手术区域的无菌和干燥?

巡回护士在术前物品准备时要检查负压吸引器的负压状况,保证吸引器正常工作。手术医生准备切开子宫时,巡回护士再次查看吸引器的连接是否良好,洗手护士查看负压吸引是否正常,如吸引器出现故障,应立即告知医生,暂缓切开子宫,并马上处理故障。切开子宫后,应尽量先将羊水吸净后再娩出胎儿,胎儿娩出时,洗手护士配合将残留的羊水吸净,如手术区域上无菌巾潮湿应加铺无菌巾,保证手术区域无菌和干燥。

(3)产妇发生剖宫产术中大出血,手术室护士应如何应对?

在剖宫产术中,产妇出现头晕、乏力、畏寒等症状时,极有可能是因为术中子宫大量出血所致。巡回护士应及时发现产妇体征,准确配合手术医生处理出血症状。具体步骤如下所述。

剖宫产术中大出血:临床表现为子宫出血急而量多,或持续小量出血,同时可伴有头晕、乏力、嗜睡、水肿、畏寒等,重者可发生休克。剖宫产术中出血多由于子宫壁静脉窦出血或子宫收缩不佳、凝血功能障碍、胎盘剥离不及剥离后胎盘滞留宫腔所致。止血方法:按摩子宫、子宫兴奋药物使用、缝合止血,有胎盘滞留或胎盘胎膜残留者尽快徒手剥离胎盘等方法控制出血;出血未能控制的,在输血、抗休克的同时,行子宫次全切除术或全子宫切除术。

观察手术患者情况:做好心理护理,注意保暖,室温应保持在 26~28℃,巡回护士做好各类手术用物如药品、器械、血制品的协调与供给。

按摩子宫,进行热敷:备热盐水纱布(水温 60~70℃),覆盖在宫体上,手术医生均匀、有节律地按摩子宫,随时更换热盐水纱布,保持有效热敷。

保持胎盘无菌:洗手护士将胎盘放于无菌手术台的弯盘内,以备医生检查胎盘的完整性。

遵医嘱正确用药:巡回护士备好子宫兴奋药物如缩宫素、卡孕栓等,缩宫素为子宫壁肌层注射或静脉点滴,卡孕栓为舌下含服,巡回护士应指导手术患者正确服用卡孕栓。术中执行口头医嘱时,巡回护士应复述一遍,包括药名、浓度、剂量和用法,确认后执行,执行完后应告知手术医生,以便查看疗效。

及时提供所需手术物品:手术医生迅速缝合子宫切口,恢复子宫的完整性,有利于子宫收缩止血;护士必须积极主动地提供所需物品,保证吸引器的正常使用,吸引瓶满及时更换。

积极配合抢救:对于难以控制并危及产妇生命的术中大出血,在积极输血、补充血容量的同时施行子宫切除术或子宫次全切除术,巡回护士需及时准备各类抢救器械及物品。

评估出血量:巡回护士必须准确评估出血量,及时告知医生。

做好护理记录:认真清点物品,术中添加纱布、器械等须及时清点记录;术中输血应按流程核对并签名,同时记录在手术护理记录单上;术中遇口头医嘱,巡回护士应于术后第一时间要求手术医生补全医嘱。

(4)剖宫产手术过程中,巡回护士应如何评估手术患者出血量?

通常,手术过程中出血量包括负压吸引瓶内的血量及纱布所含血量,吸引瓶内的血量＝吸引瓶内总量－冲洗液量－其他液体量。剖宫产胎儿娩出时,大量的羊水被吸引器吸至吸引瓶内,而术中子宫出血多在胎儿娩出后,因此巡回护士应在胎儿娩出后开始计算负压吸引瓶内液体量。术中计算出血量时,应尽量使用干纱布,纱布所含血量＝使用后纱布的重量－干纱布的重量,重量单位为克,1mL 血液约以 1g 计算。

# 第三章　异常分娩的护理

## 第一节　产力异常的护理

分娩过程充满风险,它是产力、产道、胎儿及产妇精神心理因素相互适应和相互影响的动态进展过程。任何一个或多个因素异常以及四个因素间不能相互适应,而使分娩进程受阻,称异常分娩(难产)。难产一旦发生,必然使母儿面临很大的危险,甚至危及母儿生命。顺产与难产在一定条件下可以相互转化,若观察和处理得当,难产可以转变为顺产。如何及时发现、正确处理难产,最大限度地保证母儿安全呢? 让我们通过下面的学习寻找答案。

产力包括子宫收缩力、腹肌、膈肌及肛提肌收缩力,其中以子宫收缩力为主。子宫收缩力贯穿于整个分娩过程。在分娩过程中,子宫收缩的节律性、对称性和极性异常或强度、频率发生改变称子宫收缩力异常,简称产力异常。子宫收缩力异常根据频率、强度不同分为子宫收缩乏力和子宫收缩过强两类;根据是否有宫缩的特点,每类又可分为协调性子宫收缩和不协调性子宫收缩。临床常见产力异常分类如下。

### 一、子宫收缩乏力

#### (一)疾病概要

1.病因

(1)头盆不称或胎位异常:临产后胎儿先露部下降受阻,不能紧贴子宫下段及宫颈内口,因而无法引起有效的反射性子宫收缩,是导致继发性宫缩乏力的常见原因。

(2)子宫局部因素:多胎妊娠、羊水过多、巨大胎儿等使子宫肌纤维过度伸展,导致子宫肌纤维失去正常收缩能力;子宫发育不良、子宫畸形、子宫肌瘤等均能引起宫缩乏力。

(3)精神因素:多见于初产妇,尤其是高龄初产妇,对分娩产生恐惧,精神过度紧张,使大脑皮层功能紊乱,临产后体力消耗大,进食及睡眠少,水及电解质紊乱,均可导致子宫收缩乏力。

(4)药物因素:在产程过程中使用大剂量镇静剂、镇痛剂及麻醉剂,如硫酸镁、哌替啶、吗啡,氯丙嗪等可使子宫收缩受到抑制导致子宫收缩乏力。

(5)内分泌失调:临产后产妇体内雌孕激素比例失调,缩宫素、前列腺素分泌不足,也可致子宫收缩乏力。

2.临床表现

(1)协调性子宫收缩乏力:又称低张性子宫收缩乏力。其特点是子宫收缩具有正常的节律性、对称性和极性,但收缩力弱,宫腔内压力低于 15mmHg,持续时间短,间歇时间长,宫缩<2次/10min。当宫缩达高峰时,宫体隆起不明显,用手指按压宫底部肌壁仍可出现凹陷,对子宫胎盘血循环影响不大。根据宫缩乏力发生时间分为原发性宫缩乏力和继发性宫缩乏力。

1)原发性宫缩乏力:指产程一开始就出现子宫收缩乏力,多表现为潜伏期延长。

2)继发性宫缩乏力:表现为产程开始时子宫收缩力正常,当产程进展到某一阶段时子宫收缩力转弱,常见于中骨盆与骨盆出口平面狭窄,持续性枕横位或枕后位等情况。多表现为活跃期延长或第二产程延长,甚至停滞。

(2)不协调性子宫收缩乏力:又称高张性子宫收缩乏力。其特点是子宫收缩失去正常的节律性、对称性、极性,两侧宫角部的起搏点不同步或起搏信号来自子宫下段一处或多处,收缩波小而不规律,频率高,节律不协调,不能产生向下的合力,甚至收缩波由下向上扩散,宫缩强度下段强而上段弱,致子宫收缩的极性倒置,宫内压随宫缩而升高,但宫缩时宫底部不强,而是子宫下段强,宫缩间歇期子宫不完全放松。产妇痛苦不堪,烦躁不安。此种宫缩不能使胎先露下降、宫颈口扩张,属无效宫缩。但可使子宫胎盘血循环障碍,出现胎儿宫内窘迫。

(3)产程曲线异常:协调性和不协调性宫缩乏力均可使宫口扩张和胎先露下降缓慢或停滞,在产程图上表现为以下 8 种产程曲线异常,可合并存在,也可单独出现。

1)潜伏期延长:从临产规律宫缩开始至宫口扩张 3cm 为潜伏期,初产妇正常潜伏期约需 8 小时,最大时限 16 小时,超过 16 小时者为潜伏期延长。

2)活跃期延长:从宫口扩张 3cm 开始至宫口开全为活跃期,初产妇正常活跃期约需 4 小时,最大时限 8 小时,超过 8 小时者为活跃期延长。

3)活跃期停滞:进入活跃期后,宫口停止扩张达 2 小时以上者为活跃期停滞。

4)第二产程延长:第二产程初产妇超过 2 小时、经产妇超过 1 小时尚未分娩者为第二产程延长。

5)第二产程停滞:第二产程达 1 小时胎头下降无进展者为第二产程停滞。

6)胎头下降延缓:活跃期晚期及第二产程,胎头下降速度初产妇每小时<1cm、经产妇每小时<2cm 者,称为胎头下降延缓。

7)胎头下降停滞:活跃期晚期胎头停留在原处不再下降达 1 小时以上者,称为胎头下降停滞。

8)滞产:总产程超过 24 小时,称为滞产。

3.对母儿影响

(1)对产妇的影响

1)体力损耗:因宫缩乏力致产程延长,产妇体力消耗大,加上产妇休息不好、进食少,可致精神疲惫、全身乏力、肠胀气,严重者引起产妇脱水、酸中毒、低钾血症的发生。

2)产伤:第二产程延长,膀胱被压迫于胎先露和耻骨联合之间时间过久,使阴道前壁组织缺血、水肿、坏死,产后引起排尿困难、尿潴留,严重者可形成生殖道瘘。

3)产后出血:由于宫缩乏力可影响胎盘剥离、娩出,使子宫壁血窦关闭受限导致产后出血。

4)感染:产程延长,产程中肛查和阴道检查次数增多,易增加感染机会。产程延长,手术产率增高,产褥期感染亦增多。

(2)对胎儿、新生儿的影响

1)胎儿窘迫:不协调性宫缩乏力,宫缩间歇期子宫不能完全放松,使子宫内压力持续增高,子宫胎盘血循环障碍,胎儿缺氧,出现胎儿窘迫,甚至胎死宫内。

2)新生儿产伤:产程延长使胎头及脐带等受压机会增加,手术助产机会增多,易致新生儿产伤;新生儿窒息、颅内出血等危险性亦增加。

4.预防

(1)加强产前宣教:孕妇应加强营养,保持良好的卫生习惯。当发现胎先露异常,头盆不称时,应尽早制定分娩计划。指导孕妇正确认识分娩,解除不必要的思想顾虑和恐惧心理,增强自然分娩的信心。增设康乐待产室,建立家庭化病房,有助于消除产妇的紧张情绪及恐惧心理。

根据调查,98%的产妇在分娩中有紧张、恐惧感,100%产妇期望分娩有人陪伴。为了能使产妇在产程中放松心情,产科开展了"一对一"的陪伴分娩,对产妇进行热情的支持,在家人陪伴的基础上,安排有经验的助产士全程陪伴在身边,给予指导和鼓励,使整个产程在充满热情、关怀和鼓励的氛围中进行,直至新生儿出生,充分体现了家庭式分娩的温馨。可有效缩短产程,降低剖宫产率。

(2)加强产时监护:临产后鼓励产妇少量多次进高热量易消化的食物,注意补充水分,必要时可从静脉补充营养。及时让产妇排空膀胱和直肠。指导产妇休息。避免过多使用镇静药物,认真记录产程图,观察产程进展,注意检查有无头盆不称、胎位异常,并及时处理。

5.处理

(1)协调性子宫收缩乏力:产程中,不论发生原发性还是继发性协调性宫缩乏力,首先应寻找原因,针对原因进行处理。结合产妇孕产史、产妇一般情况、产科检查情况进行综合分析。若发现有头盆不称,估计不能经阴道分娩者,应及时行剖宫产术。若无头盆不称和胎位异常,估计可以经阴道分娩者,采取加强宫缩的措施。

第一产程:

一般处理:给予精神安慰,消除产妇紧张情绪,增强分娩信心。鼓励多休息,多进食,注意营养与水分的补充.不能进食者静脉补充营养,给予10%葡萄糖液500~1000mL加维生素C 2.0g静脉滴注。伴有酸中毒时应补充5%碳酸氢钠。低钾血症者给予10%氯化钾静脉滴注。补充钙剂可增强子宫收缩。若产妇过度疲劳,可缓慢静脉推注地西泮10mg或肌内注射哌替啶100mg,经过充分休息一段时间,可使子宫收缩力转强。初产妇宫口开大不足4cm,胎膜未破,胎头已衔接者,可用温肥皂水灌肠,刺激子宫收缩。及时排空膀胱,促进宫缩。破膜超过12小时尚未分娩者,给予抗生素预防感染。

加强子宫收缩:协调性宫缩乏力,经上述一般处理,产程无明显进展,可选用下列方法加强宫缩:①针刺穴位,通常针刺合谷、三阴交、太冲等穴位。②人工破膜,宫颈扩张≥3cm,无头盆不称,胎头已衔接者,可在宫缩间歇期、下次宫缩将开始时进行人工破膜,破膜时应观察羊水的量及性状,听胎心音,了解胎儿安危情况。破膜后使胎头直接压迫子宫下段及宫颈内口,引起反射性子宫收缩,加速产程进展。有学者认为胎头未衔接、无明显头盆不称也可行人工破膜,破膜后术者应将手指停留在阴道内,经过1~2次宫缩让胎头入盆后,术者再将手指取出,胎头未衔接前破膜可促进胎头下降入盆。破膜前应检查有无脐带先露。③地西泮静脉推注,地西泮能软化宫颈,促进宫口扩张,适用于宫口扩张缓慢及宫颈水肿时。同时,地西泮有镇静、催眠作用,可缓解产妇的紧张心理及疲劳状态,从而使宫缩加强。常用剂量10mg,静脉缓慢推注2~3分钟注完,间隔4~6小时可重复应用。④缩宫素静脉滴注,将缩宫素2.5U加入5%葡萄糖液 500mL 内摇匀,从 8 滴/分开始,根据宫缩强弱进行调整,通常不超过 40 滴/分,直至宫缩间隔 2～3 分钟,持续 40～60s。缩宫素静脉滴注过程中,应有专人观察宫缩、听胎心音及测量血压。若发现宫缩持续时间超过 1 分钟,间歇期不足 2 分钟,胎心率异常,应停滴,血压升高,应减慢滴速或停滴。⑤前列腺素的应用,地诺前列酮有促进子宫收缩的作用。给药途径有静脉滴注和阴道后穹隆放置,胎膜已破者禁止阴道给药。不良反应为宫缩过强、胃肠道反应、浅静脉炎等,应慎用。经上述处理,宫缩无明显加强,产程无进展或出现胎儿窘迫征象,应及时行剖宫产术。

第二产程:第二产程出现宫缩乏力,若头盆相称可静脉滴注缩宫素,当胎头双顶径已通过坐骨棘平面,争取经阴道分娩,可行胎头吸引术或产钳术助产;若头盆不相称或伴有胎儿窘迫征象者,应行剖宫产术。

第三产程:预防产后出血,当胎儿前肩娩出后立即肌内注射缩宫素 10U 或缩宫素 10～20U 静脉滴注,也可静脉推注麦角新碱 0.2mg(有高血压、心脏病者禁用麦角新碱)。对产程长、破膜时间长及手术产者,应给予抗生素预防感染。

(2)不协调性子宫收缩乏力:处理原则是调整子宫收缩,恢复其正常节律性、对称性和极性。可静脉推注哌替啶 100mg 或地西泮 10mg,经充分休息多能恢复为协调性宫缩,如子宫收缩仍弱,可按协调性子宫收缩乏力的方法加强宫缩。在子宫收缩恢复为协调性宫缩之前,绝对禁用缩宫素。经上述处理无效者,或伴有头盆不称、胎儿窘迫,应尽早行剖宫产术。

(二)护理

1.护理评估

(1)询问健康史:仔细查看产前检查记录,了解产妇妊娠分娩史、本次妊娠过程、骨盆测量值、胎儿大小,有无妊娠并发症及合并症。评估临产时间、胎心、胎动情况。

(2)评估身体状况:评估有无产程曲线异常及胎先露下降异常,子宫收缩的节律性、对称性和极性,宫缩的持续时间、间歇时间和强度。了解有无头盆不称情况。

(3)评估心理状况:孕产妇及家属因产程延长担心母儿的安全而产生焦虑、恐惧。评估家人和产妇对新生儿的看法;产妇是否有良好的支持系统。

(4)参阅相关资料:①胎儿电子监护仪监测,了解宫缩及胎心情况;②实验室检查,产程延长的产妇,检查尿液有无酮体;血液生化检查有无二氧化碳结合力降低,钾、钠等电解质的改变。

2.护理诊断与预期目标

(1)焦虑:产妇焦虑感减轻。

(2)疲乏:产妇在产程中能保持良好的体力。

(3)有体液不足危险:体液不足得到及时发现和纠正。

(4)有感染的危险:产妇不发生感染。

(5)有产后出血的可能:产后出血能被预防或及时处理。

(6)有胎儿窘迫的可能:胎儿缺氧能及时纠正。

3.护理措施

(1)一般护理:①指导产妇休息,保持环境舒适、安静,空气流通,指导产妇左侧卧位,充分休息。对过度疲劳或烦躁不安者,按医嘱给予地西泮 10mg 或哌替啶 100mg 静脉推注。②补充营养,鼓励产妇多进食高热量、易消化的饮食。必要时遵医嘱从静脉补充水分和营养;纠正酸中毒及电解质紊乱。

(2)加强产时监护:①观察产妇的生命体征及一般情况。②观察宫缩、宫颈扩张、胎先露下降及胎心率情况,以及早发现异常并报告医生,及时处理。

(3)医护治疗配合:①加强宫缩,协调性宫缩乏力,或不协调性宫缩乏力已恢复为协调性,但宫缩仍乏力者,指导产妇排便及排尿,必要时肥皂水灌肠和导尿,可行针刺穴位、人工破膜、应用缩宫素等方法,加强宫缩。②预防产后出血,当胎儿前肩娩出后,遵医嘱立即静脉注射或肌内注射缩宫素 10U。产后留产房观察 2 小时,密切观察宫缩、阴道流血、血压、脉搏情况,督促产妇及时排空膀胱,协助新生儿早期吸吮乳头,刺激宫缩预防产后出血。③预防感染,产程中,避免不必要的肛查及阴道检查。分娩过程中,注意无菌操作。遵医嘱给予抗生素预防感染。④手术配合,对于需剖宫产或阴道助产的产妇,做好术前准备,备好新生儿用物及新生儿抢救的物品。

(4)心理护理:产妇过度紧张和焦虑的精神心理状态直接影响子宫收缩,助产士应关心、理解产妇,及时提供产程进展情况及治疗护理程序,随时解答产妇及家属的疑问,给予产妇心理支持,使产妇心中有数,树立分娩信心。

(5)健康指导:加强产前教育,学习分娩知识,让孕妇及家属了解分娩过程。临产后,指导产妇休息、饮食、排尿及排便,配合医护工作。产后嘱产妇注意宫缩、阴道流血情况,观察恶露的量、颜色及气味,保持外阴部清洁,加强营养,指导母乳喂养。

4.结果评价

(1)产妇能说出心理感受,焦虑减轻。

(2)体液不足能得到及时发现和纠正。

(3)产妇能在产程中保持良好的体力。

(4)产后出血和胎儿窘迫能被及时预防和处理。

(5)产妇体温正常,不发生感染。

## 二、子宫收缩过强

### (一)疾病概要

1.临床表现及诊断

(1)协调性子宫收缩过强:子宫收缩具有正常的节律性、对称性和极性,但收缩力过强、过频。宫缩时宫腔压力大于 50mmHg 称为子宫收缩力过强,10 分钟内有 5 次或以上的宫缩且持续达 60s 或更长称为子宫收缩过频。若产道无梗阻,宫口迅速开全,分娩在短时间内结束,总产程不足 3 小时者,称为急产。以经产妇多见。若产道有梗阻,可发生病理缩复环,甚至子宫破裂。

(2)不协调性子宫收缩过强

1)强直性子宫收缩:特点是子宫收缩失去节律性,呈强直性痉挛性收缩,宫缩间歇期短,甚至无间歇。常发生在缩宫素使用不当或对缩宫素敏感。产妇因持续性腹痛常有烦躁不安、腹部拒按表现,胎位及胎心不易查清。若产道有梗阻,可发生病理缩复环,甚至子宫破裂。

2)子宫痉挛性狭窄环:子宫壁局部肌肉呈痉挛性不协调性收缩形成的环状狭窄。常发生于子宫上下段交界处及胎体狭窄部,如胎儿颈部、腰部。多见于产妇精神紧张、过度疲劳,缩宫素使用不当及粗暴的产科操作。产妇出现持续性腹痛,宫颈扩张缓慢,胎先露下降停滞。

**2.对母儿的影响**

(1)对产妇的影响:急产和强直性宫缩易造成软产道裂伤。子宫局部形成痉挛性狭窄环可使产程延长、胎盘嵌顿,增加产后出血、感染及手术的机会。

(2)对胎儿、新生儿的影响:急产及强直宫缩使子宫胎盘血流量减少,易致胎儿窘迫、新生儿窒息或死亡、新生儿颅内出血或坠地发生骨折、外伤。

**3.预防**

消除产妇紧张情绪,避免过度疲劳,正确使用宫缩剂,阴道检查及宫腔内操作时动作轻柔,可预防子宫收缩过强的发生。

**4.处理**

(1)协调性子宫收缩过强:有急产史的孕妇,应提前住院待产。临产后不宜进行灌肠、人工破膜等可促进宫缩的操作。娩出胎儿时指导产妇避免使用腹压。急产来不及消毒,发生新生儿坠地者,应给新生儿肌内注射维生素 $K_1$ 10mg 预防颅内出血,尽早注射精制破伤风抗毒素1500U。产后仔细检查软产道,如有撕裂及时缝合,消毒不彻底者给予抗生素预防感染。

(2)不协调性子宫收缩过强:强直性宫缩及子宫痉挛性狭窄环,立即停止产科操作、停用缩宫素,给产妇吸氧并给予宫缩抑制剂,如哌替啶 100mg 肌内注射、25%硫酸镁 20mL 加入 25%葡萄糖 20mL 缓慢静脉注射或沙丁胺醇 4.8mg 口服,一般可使异常宫缩恢复正常,若产道无梗阻性,可等待自然分娩;若异常宫缩不缓解,伴有胎儿窘迫、病理缩复环或产道有梗阻,尽早行剖宫产术;若胎死宫内、宫口已开全、子宫痉挛性狭窄环未解除,可行乙醚麻醉经阴道助产。

**(二)护理**

**1.护理评估**

(1)询问健康史:评估有无急产史,有无不恰当使用缩宫素、反复宫腔操作等可引起子宫过强收缩的因素。

(2)评估身体状况:评估有无腹痛剧烈、烦躁不安、腹部拒按等情况,有无病理缩复环、血尿,了解胎心、宫缩及胎儿下降情况。

(3)评估心理状况:因担心母儿的安全,产妇出现精神紧张,恐惧及无助感。

(4)参阅相关资料:胎儿电子监护仪监测宫缩及胎儿情况。

**2.护理诊断与预期目标**

(1)焦虑:产妇焦虑减轻。

(2)疼痛:产妇疼痛感减轻。

(3)有感染的危险:产妇不发生感染。

(4)潜在并发症:有胎儿窘迫的可能:胎儿缺氧能及时纠正。

**3.护理措施**

(1)一般护理:卧床休息,左侧卧位。鼓励产妇呼吸,提供腹部、背部按摩,减轻疼痛。

(2)产程监护:密切观察宫缩及产程进展,及时发现先兆子宫破裂的征象,报告医生及时处理。提前做好接产和新生儿窒息的抢救准备。

(3)医护治疗配合:强直性子宫收缩遵医嘱使用宫缩抑制剂;子宫痉挛性狭窄环,协助医生查找原因,如无胎儿窘迫,遵医嘱使用镇静剂。如需剖宫产,做好术前准备。

(4)心理护理:提供产妇产程进展及胎儿情况,指导产妇缓解疼痛的方法,关心、体贴产妇,减轻产妇的精神紧张,增加分娩信心。

(5)健康教育:嘱有急产史的产妇提前 2 周入院待产,避免造成损伤和意外。

# 第二节　产道异常的护理

产道异常包括骨产道异常和软产道异常。产道异常可影响胎儿娩出,导致难产,临床上以骨产道异常多见。

## 一、疾病概要

### (一)骨产道异常

骨产道异常是指骨盆形态异常或径线过短,骨盆腔小于胎先露部可通过的限度,阻碍胎先露部下降,使产程不能顺利进展,又称狭窄骨盆。狭窄骨盆是导致异常分娩的主要原因之一。狭窄骨盆可以一个或多个径线过短,也可以一个或多个平面狭窄。

1.分类

(1)骨盆入口平面狭窄:主要表现扁平骨盆。根据狭窄程度分 3 级:Ⅰ级,临界性狭窄,骶耻外径 18.0cm,入口前后径 10.0cm,大多数可以阴道分娩;Ⅱ级,相对性狭窄,骶耻外径16.5～17.5cm,入口前后径 8.5～9.5cm,可以试产;Ⅲ级,绝对性狭窄,骶耻外径≤16.0cm,入口前后径≤8.0cm,不能经阴道分娩,需剖宫产结束分娩。在临床上以Ⅰ级和Ⅱ级常见,常见类型如下。

1)单纯扁平骨盆:骨盆入口呈横扁圆形,骶岬向前下突出,使骨盆入口前后径变短而横径正常。

2)佝偻病性扁平骨盆:骨盆入口呈横的肾形。由于童年患佝偻病使骨骼软化、骨盆变形,骶岬向前突,骨盆入口前后径明显缩短。骶骨变直向后翘,尾骨呈钩状突向骨盆出口平面。由于髂骨外展使髂嵴间径≤髂棘间径,坐骨结节外翻,耻骨弓角度增大,出口横径变宽。

(2)中骨盆及骨盆出口平面狭窄:分 3 级。Ⅰ级,临界性狭窄,坐骨棘间径 10.0cm,坐骨结节间径 7.5cm;Ⅱ级,相对性狭窄,坐骨棘间径 8.5～9.5cm,坐骨结节间径 6.0～7.0cm;Ⅲ级,绝对性狭窄,坐骨棘间径≤8.0cm,坐骨结节间径≤5.5cm。中骨盆及骨盆出口平面狭窄常见类型如下。

漏斗骨盆:骨盆入口平面各径线数值正常,两侧骨盆壁向内倾斜,状似漏斗得名,称为漏斗骨盆。其特点是,中骨盆及出口平面均狭窄,坐骨棘间径、坐骨结节间径缩短,耻骨弓角度＜

90°，坐骨结节间径与后矢状径之和<15cm，常见于男性骨盆。

(3)入口平面、中骨盆平面、出口平面均狭窄：常见类型如下。

1)均小骨盆：骨盆形态属女性骨盆，但各平面径线均较正常值小 2cm 或更多。多见于身材矮小、体形匀称的妇女。

2)横径狭窄骨盆：似类人猿型骨盆，特点是骨盆入口平面、中骨盆平面、骨盆出口平面横径均缩短，前后径稍长，坐骨切迹宽。表现为髂棘间径和髂嵴间径均缩短，骶耻外径正常。因中骨盆及出口平面横径狭窄，影响胎头转成枕前位，常形成持续性枕横位或枕后位。

(4)畸形骨盆：骨盆外形失去正常形态，如骨软化症骨盆、偏斜骨盆、骨盆骨折所致畸形骨盆。一般不能经阴道分娩。

2.临床表现

(1)骨盆入口平面狭窄：主要表现为胎头衔接受阻，胎头跨耻征多为阳性。臀先露、肩先露、面先露等胎位异常的发生率是正常骨盆的 3 倍，脐带脱垂的发生率是正常骨盆6 倍。临界性狭窄，胎儿不大，胎位及产力正常，临产后胎头大多取后不均倾势，潜伏期及活跃早期延长，活跃后期进展顺利。若胎头迟迟不入盆，常出现胎膜早破，继发性宫缩乏力，甚至脐带脱垂。骨盆绝对性狭窄，常导致梗阻性难产。

(2)中骨盆平面狭窄：胎头能正常衔接，但胎头俯屈和内旋转受阻，常导致持续性枕横位或枕后位。表现为潜伏期及活跃期早期进展顺利，活跃期后期及第二产程延长甚至第二产程停滞、继发性宫缩乏力。胎头在产道受压过长，易致颅脑损伤及胎儿宫内窘迫。若中骨盆平面严重狭窄造成梗阻性难产可致先兆子宫破裂，甚至子宫破裂。

(3)骨盆出口平面狭窄：常与中骨盆平面狭窄同时存在，若单纯出口平面狭窄，表现第一产程进展顺利，出现第二产程停滞，胎头双顶径不能通过坐骨结节横径，强行阴道助产，可致阴道、盆底肌肉及会阴严重损伤。

3.诊断

(1)病史：询问孕妇有无佝偻病、脊柱和髋关节结核、脊髓灰质炎及骨盆外伤史等引起骨盆变形的疾病。经产妇应详细询问既往有无难产史，新生儿有无产伤史等。

(2)全身检查：注意观察孕妇体形、步态，测量身高，身高<145cm 者应注意有无合并均小骨盆；米氏菱形窝不对称或步态跛行者可能是畸形骨盆；尖腹或悬垂腹可能存在骨盆倾斜度过大等异常；体形粗壮、颈部较短者易出现漏斗骨盆。

(3)产科检查

1)估计胎儿大小：观察腹型，软尺测腹围及宫高，B 超测量胎头双顶径，估计胎儿大小。

2)检查胎位：骨盆入口狭窄可因头盆不称使臀先露、肩先露发生率增加。中骨盆狭窄可因胎头内旋转困难致持续性枕横位、枕后位等。

3)估计头盆关系：临产后胎头尚未衔接者应充分估计头盆是否相称，临床可行胎头跨耻征检查。其具体方法是：产妇排空膀胱，取仰卧位、两腿伸直，检查者将一手放在耻骨联合上方，另一手将浮动的胎头向骨盆腔方向推压。如胎头低于耻骨联合平面，称胎头跨耻征阴性，表示胎头可以入盆,头盆相称;若胎头与耻骨联合在同一平面,称胎头跨耻征可疑阳性,表示可疑头盆不称;若胎头高于耻骨联合平面,称胎头跨耻征阳性,表示头盆不称。对跨耻征阳性的孕妇,应让其两腿屈曲半卧位,再次行胎头跨耻征检查,若转为阴性,提示骨盆倾斜度异常,无头盆不称。头盆不称提示骨盆相对或绝对狭窄。

4)骨盆测量:是诊断骨盆狭窄的主要方法。包括骨盆外测量和骨盆内测量,骨盆外测量有异常者,应做骨盆内测量。

扁平骨盆:如骶耻外径<18cm,应行阴道检查,了解骶岬突出程度,内测量对角径<11.5cm时,可诊断为扁平骨盆。

漏斗骨盆:若坐骨棘间径<10cm,坐骨切迹宽度<2横指,可诊断为中骨盆平面狭窄;坐骨结节间径<8cm、耻骨弓角度<90°,骶尾关节固定,坐骨结节间径与出口后矢状径之和<15cm,可诊断为骨盆出口平面狭窄。中骨盆平面狭窄与骨盆出口平面狭窄往往同时存在,形成漏斗骨盆。

均小骨盆:骨盆外测量各径线较正常值小2cm或以上,为均小骨盆。

横径狭窄骨盆:髂棘间径<23cm,髂嵴间径<25cm,坐骨棘间径<10cm,坐骨结节间径<8cm,骶耻外径正常,可诊断为横径狭窄骨盆。

偏斜骨盆:观察米氏菱形窝是否对称,测量骨盆两侧外斜径(一侧髂前上棘至对侧髂后上棘间的距离)及两侧直径(从髂前上棘至同侧髂后上棘间的距离)。若米氏菱形窝不对称,骨盆两侧外斜径相差>1cm或两侧直径相差>1cm,均可诊断为偏斜骨盆。

4.狭窄骨盆对母儿影响

(1)对产妇的影响

1)产程延长:骨盆入口平面狭窄,影响胎先露部衔接,常发生胎位异常并出现继发性宫缩乏力,使产程延长或滞产。

2)持续性枕横位或枕后位:中骨盆平面狭窄影响胎头内旋转,易发生持续性枕横位或枕后位。

3)生殖道瘘:软产道受胎头长时间挤压导致缺血、水肿、坏死、脱落,产后形成生殖道瘘。

4)感染:胎位异常、头盆不称易发生胎膜早破,手术助产增加,均可导致感染的危险性增加。

5)子宫破裂:严重骨盆狭窄致梗阻性难产,若处理不当可致先兆子宫破裂,甚至子宫破裂。

(2)对胎儿及新生儿的影响:①胎儿窘迫,骨盆狭窄使胎先露高浮易发生胎膜早破、脐带脱垂,导致胎儿窘迫,甚至胎死宫内;②新生儿产伤,产程延长,胎头受压过久加上手术助产,新生儿产伤及感染机会增加。

5.狭窄骨盆分娩时的处理

处理原则:明确诊断狭窄骨盆类型和程度,了解胎儿大小、胎方位、胎心率、宫缩强弱、宫口扩张程度、胎先露下降程度、是否破膜等因素,结合产妇年龄产次、既往分娩史进行综合判断,决定分娩方式。

（1）骨盆入口平面狭窄

1）绝对性骨盆狭窄：胎头跨耻征阳性者，足月活胎多不能经阴道分娩，应行剖宫产术结束分娩。

2）相对性骨盆狭窄：若胎儿体重小于 3000g，胎位、胎心率正常，胎头跨耻征可疑阳性者，可在严密监护下试产。试产时可指导产妇取半卧位，两腿尽量向腹壁屈曲，减小骨盆倾斜度，有利于胎头入盆。若胎膜未破，宫口扩张 3cm 时可行人工破膜。破膜后若产程进展顺利，多数能经阴道分娩。若出现宫缩乏力，可用缩宫素静脉滴注加强宫缩。在良好生产力下试产时间以 2～4 小时为宜。试产中应注意观察宫缩、胎心、宫口扩张及胎先露下降情况，若出现胎儿窘迫、先兆子宫破裂，应及时行剖宫产术结束分娩。胎膜已破者，应适当缩短试产时间以防止感染。

（2）中骨盆平面狭窄：若宫口开全，胎头双顶径达坐骨棘水平或更低，可经阴道助产；若胎头双顶径在坐骨棘水平以上或出现胎儿窘迫，则应剖宫产结束分娩。

（3）骨盆出口平面狭窄：临床上常用出口横径与出口后矢状径之和估计出口大小。若两者之和＞15cm 时，胎先露可利用后三角经阴道娩出，或行阴道助产；若两者之和＜15cm 时，足月活胎不能经阴道分娩，不应试产，多需行剖宫产术。

剖宫产的利与弊如下。

利：胎儿窘迫、头盆不称、严重胎位异常、产道异常等情况下剖宫产，母儿的安全性提高，越来越容易为产妇所接受。

弊：剖宫产术时，有可能发生麻醉意外，麻醉时血压降低，会引起胎儿缺氧或加重胎儿原有的缺氧，出血比阴道分娩多，手术后有发生尿潴留、肠胀气、伤口感染，泌尿系感染危险，术后有肠粘连的可能。需推迟至产后半年放置宫内节育器，若行人工流产，子宫切口瘢痕处发生穿孔的可能性增加，若再次妊娠分娩，子宫破裂的可能性增加。

（4）均小骨盆：估计胎儿体重约 2500g，胎位、胎心正常，头盆相称，可以试产，可通过胎头颅骨重叠变形和极度俯屈，胎头以最小径线通过骨盆腔，完成阴道分娩；若胎儿较大，有明显头盆不称，应尽早行剖宫产结束分娩。

（5）畸形骨盆：若畸形严重、明显头盆不称者，应及时行剖宫产术。

**（二）软产道异常**

软产道包括子宫下段、子宫颈、阴道及骨盆底软组织。软产道异常导致难产的情况，临床较少见，易被忽视。应于妊娠早期常规行阴道检查，以便早期发现，及时处理，以保证分娩顺利进行。

**1.外阴异常**

（1）会阴坚韧：常见于初产妇，尤其是高龄初产妇，由于外阴坚韧，缺乏弹性，会阴伸展性差，在第二产程阻碍胎先露下降，为预防会阴严重撕裂伤，在胎儿娩出时常需行会阴切开术。

（2）外阴水肿：常见于妊娠期高血压疾病、重度贫血、心脏病及慢性肾炎的孕妇。严重的外阴水肿影响组织弹性，分娩时阻碍胎先露下降，易致组织损伤、感染及伤口愈合不良等情况在临产前局部可用 50% 硫酸镁溶液湿热敷以消肿；临产后仍有严重水肿者，可在严格消毒下行多点穿刺放液；分娩时行会阴切开术。产后应加强局部护理，预防感染。

(3)外阴瘢痕:常因外伤或炎症所致。外阴瘢痕可使阴道变小,外阴伸展性差,影响胎先露下降。若瘢痕范围不大,分娩时可做会阴切开;若瘢痕过大,估计不能从阴道分娩者,则应行剖宫产术。

2.阴道异常

(1)阴道横隔:多位于阴道上段、中段,横隔中央或一侧有一小孔,分娩时,横隔使胎先露下降受阻,可在阴道横隔被胎先露撑薄时,将其自小孔处作"X"形切开,待分娩结束后再切除剩余的隔,残端,用肠线缝合。若横隔高且厚,应行剖宫产术。

(2)阴道纵隔:若阴道纵隔薄在胎先露下降时,可自行断裂或被挤向一侧,分娩无阻碍;若纵隔厚阻碍胎先露下降时,可在纵隔中间剪断,待胎儿娩出后,再剪除剩余的隔,残端,用肠线缝合。

(3)阴道瘢痕性狭窄:常因产伤、手术感染、药物腐蚀等引起。若阴道狭窄程度较轻、位置较低时,可行会阴侧切术后经阴道分娩;若阴道狭窄程度较重、位置较高、生殖道瘘修补术后,应行剖宫产术。

(4)阴道尖锐湿疣:若湿疣体积大、面积广可阻碍分娩,易发生产道裂伤、血肿及感染,新生儿易患喉乳头瘤,应行剖宫产术。

(5)阴道肿瘤:阴道壁囊性肿瘤较大阻碍胎先露下降时,可行囊肿穿刺抽出囊液,待产后再处理肿瘤。若为阴道癌应行剖宫产术,癌肿产后进行处理。

3.宫颈异常

(1)宫颈坚韧、水肿:宫颈坚韧多见于高龄初产妇,宫颈组织缺乏弹性;宫颈水肿多见于持续性枕后位或滞产,宫口未开全,产妇过早运用腹压,使宫颈前唇长时间受压于胎头与耻骨联合之间引起。宫颈坚韧、水肿均可在宫颈两侧各注入 0.5％利多卡因 5～100mL 或静脉推注地西泮 10mg,并在宫口近开全时用手将水肿的宫颈前唇上推,使胎头越过宫颈经阴道分娩。如上述处理无效则行剖宫产术。

(2)宫颈瘢痕:宫颈锥形切除术、宫颈裂伤、宫颈激光术等均可出现宫颈瘢痕,宫颈瘢痕可引起分娩时宫颈扩张困难。若宫缩强,宫颈口仍不能扩张,应行剖宫产术。

(3)宫颈肌瘤:子宫下段及宫颈部位的较大肌瘤,影响胎先露衔接,应行剖宫产术。若肌瘤在骨盆入口以上而胎头已入盆,不阻塞产道则可经阴道分娩,肌瘤产后再行处理。

(4)宫颈癌:宫颈癌时,宫颈硬而脆,缺乏伸展性,影响宫口扩张,经阴道分娩有发生宫颈裂伤、出血及癌肿扩散的危险,应行剖宫产术。

## 二、护理

### (一)护理评估

1.询问健康史

仔细查阅产妇产前检查的有关资料,查看骨盆测量情况,详细了解有无引起骨盆异常的病史。若为经产妇应了解有无异常分娩史。

2.评估身体状况

(1)一般检查:注意观察孕妇的体形、步态、有无跛足。检查有无脊柱和髋关节畸形、米氏菱形窝是否对称、有无尖腹或悬垂腹等。

(2)腹部检查:①观察腹部形态,测量子宫底高度及腹围,预测胎儿体重。②胎位异常,骨盆入口狭窄易导致胎先露异常,如臀先露、肩先露。中骨盆狭窄影响胎头内旋转,可导致持续性枕横位,枕后位等。③估计头盆关系,如已临产,胎头仍未衔接,应行胎头跨耻征检查估计头盆关系。④骨盆外测量,各径线小于正常值 2cm 或以上为均小骨盆;骶耻外径小于 18cm 可能为扁平骨盆;坐骨棘间径小于 10cm,坐骨结节间径小于 8cm,耻骨弓角度小于 90°,可能为漏斗骨盆。

(3)妇科检查:了解外阴、阴道、宫颈有无异常。

3.评估心理状况

产道异常,不能经阴道分娩者,产妇常表现出恐惧和紧张。经阴道分娩者,因产道异常,产程延长,分娩困难,担心自身及胎儿安全,产妇表现出精神紧张、焦虑、无助感。

4.参阅相关资料

B 超测量胎头双顶径、胸径、股骨长度,检查胎先露与骨盆的关系。

**(二)护理诊断与预期目标**

1.焦虑

产妇焦虑减轻。

2.有感染的危险

感染得到预防和控制。

3.有子宫破裂的危险

未发生子宫破裂。

4.有胎儿窘迫的危险

胎儿窘迫被及时发现并纠正。

5.有新生儿窒息的危险

不发生新生儿窒息。

**(三)护理措施**

1.骨产道异常的护理

(1)轻度头盆不称者:可在严密监护下试产,试产中的护理要点如下。

1)一般护理:专人护理,鼓励产妇进高热量、易消化饮食,左侧卧位,不用镇静剂、镇痛药。必要时遵医嘱补充水分、电解质、维生素 C,保证良好的产力。督促产妇及时排尿及排便。

2)产程监护:密切观察胎心、子宫收缩及产程进展情况,注意有无胎儿宫内窘迫及子宫先兆破裂征象。如有异常及时报告医生,及时处理。

3)医护治疗配合:采取坐或者蹲踞式纠正骨盆倾斜度,有助于胎先露衔接及下降。试产过程中及时做好人工破膜及新生儿窒息抢救准备,及时按医嘱使用宫缩剂、抗生素,预防产后出血及感染。

(2)明显头盆不称者:不能试产,按医嘱做好剖宫产术的术前准备及护理。备好新生儿用物及新生儿窒息抢救药品。

**2.软产道异常的护理**

做好宫颈水肿注药及外阴湿热敷,配合医生完成阴道横隔、阴道纵隔、会阴切开。

**3.心理护理**

主动与产妇沟通,提供良好的服务,随时提供产程进展情况,耐心解答产妇及家属的疑问,减轻产妇的焦虑。

**4.健康教育**

指导产妇喂养及护理新生儿的知识,对产妇进行产褥期保健指导。

# 第三节　胎儿异常的护理

胎儿异常包括胎位异常及胎儿发育异常。

## 一、胎位异常

胎位异常是造成难产的常见原因之一。常见胎位异常包括胎头位置异常、臀先露、肩先露及复合先露等。其中以胎头位置异常居多,如持续性枕横(后)位,面先露、高直位、前不均倾位等。

### (一)臀先露

臀先露是最常见的异常胎位,占分娩总数的 $3\%\sim4\%$。臀先露时,胎臀先娩出,胎头后娩出,因胎头大于胎臀,缺乏变形机会导致后出胎头困难,易发生新生儿窒息、产伤,围生儿病死率是枕先露的 $3\sim8$ 倍。臀先露以骶骨为指示点,形成骶左前、骶左横、骶左后、骶右前、骶右横、骶右后 6 种胎方位。

**1.病因**

(1)胎儿在宫腔内活动范围过大:多见于经产妇腹壁松弛或羊水过多等。

(2)胎儿在宫腔内活动范围受限:可见于羊水过少、子宫畸形、双胎妊娠、脐带过短、胎儿畸形等。

(3)胎头衔接受阻:可见于狭窄骨盆、前置胎盘、盆腔肿瘤等。

**2.临床分类**

根据胎儿双下肢所取的姿势分为以下 3 类。

(1)单臀先露或腿直臀先露:表现为胎儿双髋关节屈曲,双膝关节伸直,先露为胎儿臀部。临床最多见。

(2)完全臀先露或混合臀先露:表现为胎儿双髋关节及双膝关节均屈曲,先露为臀部和双足。临床较多见。

(3)不完全臀先露:表现为以一足或双足,一膝或双膝、一足一膝为先露。膝先露是暂时的,产程开始后转为足先露。临床较少见。

3.临床表现与诊断

(1)临床表现:孕妇常感肋下有圆而硬的胎头。临产后,作为先露部的胎臀不能紧贴子宫下段与宫颈,致富缩乏力,宫口扩张缓慢,产程延长。

(2)腹部检查:子宫呈纵椭圆形,在宫底部可触及圆而硬、有浮球感的胎头,在耻骨联合上方则触及软而宽,不规则的胎臀,胎心在母腹脐左或右上方胎背处听得最清楚。

(3)肛门检查及阴道检查:肛门检查时,触及软而不规则的胎臀或胎足、胎膝。胎臀位置较高,肛查不能确定时,需行阴道检查。当宫口扩张 2cm 以上胎膜已破时,阴道检查可直接触及胎臀、外生殖器及肛门,此时应与面先露相鉴别:臀先露时,肛门与两坐骨结节连在一条直线上,手指放入肛门有环状括约肌收缩感,取出手指可见胎粪;面先露时,口与两颧骨呈三角形,手指放入口中可触及齿龈。当触及胎足时尚需与胎手相鉴别:胎足趾短,趾端可连成一直线,足跟突出;胎手指长,指端连成一弧形线。

(4)B超检查:能探清臀先露的类型、胎儿有无畸形、胎儿大小、胎盘等情况,有助于决定分娩方式。

4.分娩机制

在胎儿三部分中,胎头最大,胎肩次之,胎臀最小。臀位分娩时胎臀、胎肩、胎头需要按一定机制适应产道才能相继娩出,故需要掌握胎臀、胎肩、胎头的分娩机制,以低右前位为例说明臀先露的分娩机制。

(1)胎臀娩出:临产后,胎臀以粗隆间径衔接于骨盆入口右斜径上,骶骨位于母体骨盆的右前方,随着产程进展,胎臀逐渐下降。当降至骨盆底遇有阻力时即向母体右侧方逆时针内旋转45°,使前髋达耻骨联合后方,粗隆间径与骨盆前后径相一致。胎臀继续下降,胎体适应产道侧屈,后髋先从会阴前缘娩出,随即胎体稍伸直,前髋从耻骨弓下娩出,胎儿双下肢、足相继娩出。

(2)胎肩娩出:在胎臀及双下肢娩出后胎体行顺时针外旋转,同时胎儿双肩径衔接于骨盆右斜径上,当降至盆底时,前肩向右(逆时针)旋转45°,转至耻骨弓下,使双肩径与骨盆前后径相一致,胎体侧屈使后肩及后上肢先从会阴前缘娩出,继之前肩及前上肢从耻骨弓下娩出。

(3)胎头娩出:双肩娩出时胎头矢状缝衔接于骨盆左斜径或横径上,继续下降,当降至骨盆底时,胎头枕部向左(顺时针)旋转45°或90°,使矢状缝与骨盆前后径相一致,枕骨位于耻骨联合下方,且以此为支点俯屈,使颏、面及额部相继从会阴前缘娩出,随后枕部自耻骨弓下最后娩出。

5.对母儿影响

(1)对母体的影响:臀先露时因胎臀不规则,导致前羊膜囊压力不均匀,容易发生胎膜早破;胎臀不规则不能紧贴子宫下段及宫颈,易发生继发性宫缩乏力、产程延长,使产后出血与产褥感染概率增加;若后出胎头困难,可造成子宫下段、子宫颈、阴道、会阴撕裂。

(2)对胎儿及新生儿的影响:胎臀不规则易引起胎膜早破,发生脐带脱垂是头先露的10倍,脐带脱垂导致脐带受压,可发生胎儿窘迫,甚至胎儿死亡,胎膜早破也可导致早产;后出胎头易发生脊椎损伤.新生儿窒息、颅内出血、臂丛神经损伤及骨折,甚至死产。

6.处理

(1)妊娠期:妊娠 30 周以前,胎位常不固定,发现臀先露不需纠正。妊娠 30～32 周后仍为臀先露,可用以下方法纠正。①胸膝卧位:孕妇排空膀胱、松解裤带,取胸膝卧位,每次 15 分钟,2 次/日,连续做 1 周后复查。②激光照射或艾灸至阴穴:用激光照射两侧至阴穴(足小趾外侧,趾甲旁 0.1 寸)或艾条灸至阴穴,每次 15～20 分钟,1 次/日,5～7 次为一疗程。③外转胎位术:在妊娠 32～34 周,上述方法无效时,对腹壁松弛的孕妇可利用手法经腹部外操作纠正胎方位。此法有发生胎盘早剥、脐带缠绕等危险,应慎用。出现异常情况,如胎动频繁、胎心率异常,停止转动并退回原胎位观察。

外转胎位术操作方法:术前半小时口服沙丁胺醇 4.8mg,术时最好在 B 超及胎儿电子监测下进行。孕妇排空膀胱,取平卧位,两下肢屈曲稍外展,露出腹壁。查清胎位,听胎心率。操作者两手插入胎先露下方向上提拉,松动胎先露部,随后操作者一手将胎头沿胎儿腹侧,保持胎头俯屈,轻轻向骨盆入口推移,同时另一手将胎臀上推,与推胎头动作配合,直至转为头先露。间断进行,动作应轻柔。

(2)分娩期:应根据产妇年龄、胎产次、胎儿大小、骨盆大小、胎儿是否存活、臀先露的种类以及有无并发症等,决定分娩方式。

1)剖宫产的指征:狭窄骨盆、软产道异常、胎儿体重大于 3500g 且为活胎、胎儿窘迫、脐带脱垂,高龄初产、不完全臀先露、有难产史等,均应行剖宫产术结束分娩。

2)阴道分娩的处理

第一产程:左侧卧位,严禁灌肠,少肛查,避免胎膜早破。一旦破膜立即听胎心音,若胎心率有改变,行阴道检查,了解有无脐带脱垂。如有脐带脱垂,胎心尚好,宫口未开全,立即行剖宫产术;如无脐带脱垂,严密观察胎心及产程进展,出现协调性宫缩乏力,无头盆不称,可加强宫缩。若宫口未开全,阴道外口可见胎足或胎臀,接产者应消毒外阴后,使用"堵"外阴的方法,促使宫颈口和阴道充分扩张,便于胎头娩出。在"堵"的过程中,每隔 10～15 分钟听胎心一次,注意宫口是否开全,并观察腹部外形。宫口已开全仍"堵"外阴,可能造成子宫破裂或胎儿窘迫。宫口近开全时,应做好接产和抢救新生儿窒息的准备。

第二产程:接产前导尿排空膀胱,初产妇作会阴切开术。有 3 种分娩方式。①自然分娩:胎儿自然娩出,接产者不做任何牵拉。极少见,仅见于胎儿小、经产妇、宫缩强者。②臀位助产:当胎臀自然娩出至脐部后,胎肩及胎头由接产者协助娩出。要求接产者在脐部娩出后,2～3 分钟娩出胎头,最长不超过 8 分钟。③臀牵引术:胎儿全部由接产者牵拉娩出,此种手术对胎儿损伤大,除紧急情况外,一般不宜使用。

第三产程:积极抢救新生儿,应用宫缩剂,预防产后出血。检查软产道,及时缝合损伤及会阴切口,给予抗生素预防感染。

**(二)持续性枕后位及枕横位**

若胎头以枕后位或枕横位衔接,下降过程中,在强有力的宫缩作用下,胎头枕部大多能向前转 135°或 90°,转成枕前位自然分娩。只有 5%～10%胎头枕骨持续不能转向前方,至分娩后期仍然位于母体骨盆后方或侧方,使分娩发生困难,称为持续性枕后位或持续性枕横位。

1.病因

(1)骨盆异常:男型骨盆和类人猿型骨盆的入口平面呈前窄后宽,胎头容易以枕后位或枕横位衔接于宽敞的入口平面后半部。此类骨盆常伴有中骨盆平面及出口平面狭窄,影响胎头在中骨盆平面的内旋转,造成持续性枕后位或枕横位;扁平骨盆前后径线较短,骨盆入口横径较长,均小骨盆各径线均小,胎头易以枕横位衔接,且因骨盆小,内旋转困难,形成持续性枕横位。

(2)胎头俯屈不良:以枕后位衔接时,胎背与母体脊柱接近,不利于胎头俯屈。俯屈不良的胎头前囟成为下降的最低部位,位于最低点的前囟常被转向骨盆前方或侧方,枕部则转至后方或侧方,形成持续性枕后位或枕横位。

(3)其他:头盆不称、子宫收缩乏力、前置胎盘、膀胱充盈、子宫下段及宫颈肌瘤等,影响胎头俯屈及内旋转,均易造成持续性枕后位或枕横位。

2.临床表现与诊断

(1)产程延长:临产后,胎头衔接较晚且俯屈不良,先露不能紧贴子宫颈,致宫缩乏力、宫口扩张缓慢,使产程延长,甚至产程停滞。常发生活跃晚期或第二产程延长。

(2)过早使用腹压和宫颈水肿:由于胎头枕骨持续位于母体骨盆的侧后方,直接压迫直肠,产妇自觉肛门坠胀感及排便感,使产妇宫口未开全而过早使用腹压,引起产妇疲劳和宫颈前唇水肿,影响产程进展。若在阴道口见到胎发,但经多次宫缩时屏气却不见胎头继续下降,应考虑持续性枕后位或枕横位的可能。

(3)腹部检查:宫底可触及胎臀,胎背位于母体腹部的后方或侧方,前腹壁可触及胎儿的肢体,有时在母体耻骨联合上方可触及胎儿颏部。胎心音在母体脐下偏外侧或在胎儿肢体侧最响亮。

(4)肛门检查或阴道检查:肛查时,若感盆腔后部空虚,胎头矢状缝位于骨盆斜径或前后径上,大囟门在骨盆前方,小囟门在骨盆后方,为枕后位;若矢状缝与骨盆横径一致,大、小囟门分别位于骨盆的左、右侧方为枕横位。持续性枕后位或枕横位时,因胎头俯屈不良,大囟门常低于小囟门。肛查不清时,应在严格消毒下行阴道检查,借助胎儿耳郭及耳屏方向判定胎方位。耳郭朝向骨盆后方,为枕后位;耳郭朝向骨盆侧方,为枕横位。

(5)B超检查:根据胎儿枕部及颜面部位置,确定胎方位。

3.对母儿影响

(1)对母体的影响:持续性枕后位或枕横位时,因胎先露不能紧贴子宫颈,致继发性宫缩乏力及产程延长;胎头长时间压迫软产道可致生殖道瘘;常需手术助产,易发生软产道损伤,使产后出血及感染发生率增加。

(2)对胎儿及新生儿的影响:产程延长及手术助产增多,易引起胎儿窘迫、新生儿窒息和产伤。使围生儿病死率增高。

4.处理

应先确定有否头盆不称。若骨盆无异常、胎儿不大,可以试产。试产时应严密观察产程,若试产失败或有明显头盆不称,应及时行剖宫产术。同时做好新生儿抢救准备。

(1)第一产程

1)潜伏期:需保证产妇充分休息及营养,让产妇向胎背的对侧侧卧,有利于胎头枕部转向前方。若产妇精神紧张.睡眠不佳可给予地西泮或哌替啶。若宫缩不良,给予缩宫素静脉滴注。

2)活跃期:可行人工破膜,使胎头下降,压迫宫颈,增强子宫收缩,有利于胎头内旋转。若宫缩欠佳,静脉滴注缩宫素。若宫口扩张>1cm/h,胎先露下降,多数能经阴道分娩。若经过上述处理,宫口扩张<1cm/h,或出现胎儿窘迫,应行剖宫产结束分娩。宫口开全以前,嘱产妇不要屏气用力,以免体力过度消耗及引起宫颈前唇水肿,影响产程进展。

(2)第二产程:初产妇宫口开全已近2小时,经产妇宫口开全已近1小时,胎儿未娩出时,应行阴道检查。当胎头双顶径已达坐骨棘平面或平面以下,可行徒手将胎头枕部转向前方,转成枕前位自然分娩或行胎头吸引术、产钳术结束分娩。若胎头双顶径在坐骨棘平面以上,疑有头盆不称,应行剖宫产术。

(3)第三产程:因产程延长,产后易发生宫缩乏力,为防止产后出血,胎儿前肩娩出后应及时注射宫缩剂。及时缝合软产道裂伤部位,产后给予抗生素预防感染。

**(三)肩先露**

胎儿纵轴与母体纵轴相垂直,胎体横卧于母体骨盆入口平面之上,先露部为肩,称为肩先露,亦称横位。占分娩总数的0.25%。肩先露以肩胛骨为指示点,形成肩左前、肩左后,肩右前、肩右后4种胎方位。横位是对母儿最不利的胎方位。足月活胎不能经阴道分娩。

1.病因

可能与骨盆狭窄、巨大儿、胎儿畸形、羊水过多或过少、前置胎盘、子宫畸形、经产妇腹壁松弛等有关。

2.临床表现与诊断

(1)临床表现:肩先露时,胎肩不能紧贴子宫下段及子宫颈内口,容易发生子宫收缩乏力;胎肩对前羊膜囊压力不均易发生胎膜早破、脐带脱垂,造成胎儿窘迫,甚至胎儿死亡。随着宫缩不断增强,胎肩和部分胎胸被挤入骨盆腔内,上肢脱出于阴道口外,胎头、胎臀和另一上肢被阻于骨盆入口之上,胎体折叠弯曲,胎颈被拉长,形成忽略性肩先露,又称嵌顿性肩先露。若子宫收缩继续增强,由于子宫收缩的缩复作用,子宫上段越来越厚,子宫下段被动扩张越来越薄,子宫上下段之间形成环状凹陷,此环状凹陷可随宫缩不断上升,甚至可升高达脐以上,形成病理缩复环,是子宫破裂的先兆,若处理不及时,将发生子宫破裂。

(2)腹部检查:子宫呈横椭圆形,宫底高度低于孕周,子宫底部及耻骨联合上方空虚,母体腹部一侧可触及圆而硬的胎头,另一侧可触及软而宽的胎臀。肩前位时,母体腹壁可触及宽大平坦的胎背;肩后位时,母体腹壁则触及不规则的小肢体,胎心音在脐周听诊最清楚。

(3)肛门检查:胎膜未破,先露部位于骨盆入口平面以上,肛门检查不能触及胎先露。

(4)阴道检查:胎膜已破、宫口已扩张,阴道检查可触及肩胛骨、锁骨、肋骨和腋窝。根据肩胛骨及腋窝指向可判断胎头、胎背方向。胎手若已脱出至阴道外,可用握手方法鉴别胎儿左、右手,助产者的手只能与胎儿同侧的手相握。如肩左前位时胎儿右手脱出,检查者用右手与胎儿右手相握。

(5)B超检查:能准确探清肩胛骨的位置并确定胎方位。

3.对母儿影响

(1)对母体的影响:肩先露足月活胎不能经阴道分娩,使剖宫产率增加。若分娩过程未及时发现肩先露,可发生忽略性肩先露,导致子宫破裂。

(2)对胎儿及新生儿的影响:胎儿窘迫、新生儿窒息和产伤发生率增加。使围生儿病死率增高。

4.处理原则

(1)妊娠期:定期产前检查,妊娠30周后发现肩先露,可采用胸膝卧位、激光照射(或艾灸)至阴穴、外转胎位术等转正胎方位,若矫正无效应提前住院待产。

(2)分娩期:应根据胎产次、胎儿是否存活、胎儿大小、宫口扩张程度、有无并发症,决定分娩方式。

1)初产妇,足月活胎应行剖宫产结束分娩。

2)经产妇,足月活胎首选剖宫产。若宫口扩张5cm以上,胎心正常,无先兆子宫破裂,羊水较多也可行内转胎位术。

3)双胎妊娠足月活胎,第二胎儿为肩先露,可行内转胎位术。

4)有先兆子宫破裂或子宫破裂征象,无论胎儿是否存活,均应行剖宫产术,并修补或切除子宫。

5)胎儿已死、无子宫破裂征象,可行毁胎术。术后常规检查软产道,若有裂伤,及时缝合,注意预防产后出血及产褥感染。如有血尿,应留置导尿管1周以上,防止发生尿瘘。

### (四)胎头高直位

胎头呈不屈不仰姿势,以枕额径衔接于骨盆入口,其矢状缝与骨盆入口前后径相一致者,称为胎头高直位。胎头枕骨向前靠近耻骨联合者称为胎头高直前位,又称枕耻位;胎头枕骨向后靠近骶岬者称为胎头高直后位,又称枕骶位。胎头高直位对母儿均有较大的危害,应妥善处理。

1.病因

尚不清楚,临床上发生胎头高直位最常见原因是头盆不称,此外还可能与胎膜早破、孕妇腹壁松弛及腹直肌分离等有关。

2.临床表现与诊断

(1)临床表现:胎头高直位主要影响胎头衔接,产妇感耻骨联合部位疼痛。当胎头高直前位时,胎头衔接困难,表现为活跃早期宫口扩张延缓或停滞;一旦胎头入盆,产程进展顺利。高直后位时,胎头不能通过骨盆入口,先露高浮,表现为活跃期宫口扩张延缓或停滞,即使宫口能开全,由于胎头不能入盆,将发生滞产、先兆子宫破裂或子宫破裂。

(2)腹部检查:胎头高直前位时,胎背靠近孕妇腹前壁,不易触及胎儿肢体,胎心位置稍高在近腹中线听得最清楚。胎头高直后位时,胎儿肢体靠近孕妇腹前壁,有时在耻骨联合上方可触及胎儿下颏。

(3)阴道检查:胎头矢状缝与骨盆入口前后径一致,后囟在耻骨联合后方,前囟在骶骨前方,称为胎头高直前位;前囟在耻骨联合后方,后囟在骶骨前方,称为胎头高直后位。

(4)B超检查:可探及胎头矢状缝与骨盆入口前后径一致,胎头双顶径与骨盆入口横径一致。

**3.处理原则**

胎头高直前位时,若骨盆正常、胎儿不大、子宫收缩力好,应给予试产。试产时,协助胎头俯屈并转为枕前位,若能促使胎头入盆、下降,则可经阴道分娩。若试产失败应行剖宫产术结束分娩。胎头高直后位时,胎头难以入盆,一经确诊应行剖宫产术。

**(五)前不均倾位**

枕横位的胎头,以前顶骨先入盆,矢状缝靠近骶骨者,称为前不均倾位。

**1.病因**

常发生在骨盆倾斜度过大、扁平骨盆、腹壁松弛及悬垂腹时。

**2.临床表现与诊断**

(1)临床表现:临产后,胎头迟迟不衔接,使产程延长或停滞。因前顶骨紧嵌于耻骨联合后方压迫尿道及宫颈前唇,导致尿潴留、宫颈前唇水肿,由于胎头下降受阻,可出现胎膜早破、胎头水肿、胎儿窘迫,甚至先兆子宫破裂。

(2)腹部检查:胎头不易入盆。临产初期,在耻骨联合上方可触及胎头前顶部。随着产程进展,胎头继续侧屈使胎头与胎肩折叠于骨盆入口处,在耻骨联合上方可触及胎儿前肩而不能触及胎头。

(3)阴道检查:前顶骨紧嵌于耻骨联合后方,盆腔后半部空虚,胎头矢状缝在骨盆入口横径上,并向后移靠近骶岬。后顶骨在骶岬之上不能触及。

**3.处理原则**

前不均倾位不能经阴道分娩,一旦确诊,应尽快以剖宫产结束分娩。

**(六)面先露**

胎头极度仰伸,枕骨与背部接近,以面部为先露,称为面先露,又称颜面位。面先露以颏骨为指示点,形成颏左前、颏左横、颏左后、颏右前、颏右横、颏右后 6 种胎位。以颏左前和颏右后较多见。经产妇较初产妇多见。

**1.病因**

影响胎头俯屈及使胎体伸直的因素,可造成面先露。如胎儿畸形、骨盆狭窄、头盆不称、腹壁松弛、脐带过短或脐带绕颈、前置胎盘等。

**2.临床表现与诊断**

(1)临床表现:因胎头极度仰伸,衔接受阻,可致潜伏期延长、活跃期延长或停滞。

(2)腹部检查:腹部外形呈纵椭圆形,宫底位置较高。颏前位时,在孕妇腹前壁可触及胎儿肢体,胎心在下腹部听诊清楚。颏后位时,于耻骨联合上方可触及胎儿枕骨隆突与胎背之间有明显凹陷,胎心听诊遥远而弱。

(3)肛门检查及阴道检查:可触到高低不平、软硬不均的胎儿颜面部。若宫口已开大,可触及胎儿口、鼻、颧骨及眼眶,此时应与臀先露鉴别。根据颏骨位置可确定其胎方位。

(4)B超检查:可以探及颏部位置,帮助诊断胎方位。

3.处理原则

(1)颏前位:无头盆不称,产力好,可经阴道试产,若试产失败或有头盆不称、胎儿窘迫,应行剖宫产术。

(2)颏后位:不能经阴道分娩,应行剖宫产术。若胎儿畸形或已死亡,应在宫口开全后行毁胎术。

### (七)复合先露

胎先露部(胎头或胎臀)伴有肢体(上肢或下肢)同时进入骨盆入口,称为复合先露。临床上以一手或一前臂沿胎头脱出最常见,常见于早产者。

1.病因

胎先露部不能完全充填骨盆入口,其周围有空隙时易发生。如经产妇腹壁松弛、骨盆狭窄、临产后胎头高浮、早产、胎膜早破、双胎妊娠及羊水过多等均可能发生复合先露。

2.临床经过及对母儿的影响

阴道检查时可发现是否为复合先露。胎手露于胎头旁,多能顺利经阴道分娩,若在破膜后,上臂完全脱出则可阻碍分娩。胎足露于胎臀旁者,也可阴道分娩。若下肢和胎头同时入盆,伸直的下肢会阻碍胎头下降,可引起梗阻性难产,威胁母儿生命。胎儿可因脐带脱垂导致死亡。

3.处理

首先应查清有无头盆不称。若无头盆不称,指导产妇向脱出肢体的对侧侧卧,肢体常可自然缩回。若脱出肢体与胎头已入盆,待宫口近开全或开全后上推肢体,将其回纳,然后经腹部下压胎头,促使胎头下降,经阴道助娩胎儿。若有头盆不称或伴有胎儿窘迫,应尽早行剖宫产术。

### (八)胎位异常的护理

1.护理评估

(1)询问健康史:查阅产前检查的资料,如胎位、胎儿大小、骨盆测量值,有无前置胎盘、羊水过多等。结合住院检查情况,重点评估头盆是否相称,预测分娩方案。

(2)评估身体状况:臀先露,腹部检查宫底触及硬而圆的胎头;耻骨联合上方可触及软而不规则的臀部,胎心在脐上左或右侧听得最清楚,阴道检查可触及胎臀或胎足。持续性枕后位、枕横位,腹部检查,先露为头,胎背偏向母体后方或侧方,产妇宫口未开全而过早屏气用力。肩先露,子宫呈横椭圆形,宫底高度低于孕周,腹部一侧可触及圆而硬的胎头,另一侧可触及软而宽胎臀。

(3)评估心理状况:产程延长,极度疲乏使产妇烦躁不安,因担心自身及胎儿的安全而忧心忡忡。

(4)参阅相关资料:B超检查可了解胎儿大小,胎位及胎盘情况等。

2.护理诊断与预期目标

(1)焦虑:产妇焦虑减轻或解除。

(2)有感染的危险:产妇不发生感染。

(3)有子宫破裂的危险:先兆子宫破裂被及时发现及处理。

(4)有软产道裂伤的危险:不发生软产道裂伤或及时处理。

(5)有胎儿受伤的危险:新生儿无损伤发生。

3.护理措施

(1)选择阴道分娩产妇的护理

1)一般护理:鼓励产妇进高热量.易消化饮食,必要时按医嘱静脉补液,让产妇充分休息,精神紧张者按医嘱给予地西泮或哌替啶,使产妇保持良好的体力。持续性枕后位、枕横位者,指导产妇朝向胎背的对侧方向侧卧,利于胎头枕部转向前方,指导其勿过早向下屏气用力,防止宫颈水肿及体力消耗。

2)病情监护:为防止胎膜早破及脐带脱垂,胎位异常产妇待产过程减少活动,尽可能减少肛查和阴道检查,禁止灌肠。一旦破膜,抬高臀部,立即听胎心。有脐带脱垂及时报告医生并作相应处理。

3)医护治疗配合:妊娠30周后发现臀先露、肩先露及时纠正。协助医生做好阴道助产与新生儿抢救物品的准备。臀先露,应注意自脐部娩出后,一般应于2~3分钟内娩出胎头,最长不超过8分钟。

4)防止产后出血和感染:胎儿前肩娩出后应按医嘱立即注射缩宫素;胎盘娩出后,仔细检查软产道,发现裂伤应及时修补,遵医嘱给予抗生素预防感染。

(2)选择剖宫产产妇的护理:遵医嘱做好术前准备,准备新生儿复苏抢救的用物及药品。

(3)心理护理:热情、主动与产妇沟通,及时解答产妇及家属疑问,及时提供产妇及胎儿的情况,消除产妇及家属的紧张情绪,增加产妇的舒适感,使产妇顺利度过分娩期。

(4)健康指导:嘱孕妇定期产前检查,产程中指导产妇心情愉快,产后注意休息,加强营养,促使身体恢复。指导喂养新生儿。

## 二、胎儿发育异常

可影响分娩的胎儿发育异常主要包括:胎儿生长受限、巨大儿、胎儿先天畸形。

### (一)胎儿生长受限

胎儿生长受限(FGR)是指胎儿未能达到其潜在所应有的生长速率。表现为足月胎儿出生体重<2500g;或指胎儿出生体重低于同孕龄平均体重的两个标准差;或低于同孕龄正常体重的第10百分位数。我国发生率为6.39%。胎儿生长受限围生儿患病率和病死率均高于正常发育胎儿,也可影响远期体格和智力发育。

1.病因

(1)孕妇因素:最常见,孕妇偏食,妊娠剧吐,孕妇患有严重的疾病,如妊娠期高血压疾病、慢性高血压、慢性肾炎、心脏病、贫血等,导致胎盘功能障碍或母体缺氧,从而影响了母体对胎儿的供血、供氧,造成胎儿的营养障碍。多胎妊娠时,由于母体营养供应不足,或营养不能充分分配到各个胎儿,使多胎胎儿或其中某个胎儿发生生长受限。如不存在上述情况,其原因可能为先天遗传因素,即胎儿宫内的发育受父母身高、体重的影响。孕期母体接触放射线或有毒物质,宫内感染等,也可发生胎儿生长受限。

(2)胎儿因素:胎儿基因或染色体异常,生长激素、胰岛素样生长因子降低,先天发育异常。

(3)胎盘因素:胎盘病变导致子宫胎盘血流量减少,胎儿供血不足。

(4)脐带因素:脐带过细、脐带扭转、脐带打结。

2.分类及临床表现

胎儿生长受限根据发生的时间、胎儿体重、病因分以下3类。

(1)内因性匀称型FGR:属于原发性胎儿生长受限。在胎儿发育的早期阶段,抑制生长因素即发生作用。胎儿在体重、头围、身长三方面发育均受限。特点是:体重、身长、头径相称,但均小于同胎龄正常值。器官成熟度与孕龄相符,但各器官的细胞数量均减少,脑重量轻,神经元功能不全。胎儿出生缺陷发生率高,围生儿病死率高,新生儿多有脑神经发育障碍及智力障碍。

(2)外因性不匀称型FGR:属于继发性胎儿生长受限,胚胎早期发育正常,孕晚期受到有害因素影响。特点是:新生儿外表呈营养不良或过熟儿表现,发育不匀称,身长、头径与孕龄相符而体重偏低。胎儿常有慢性宫内缺氧,各器官细胞数量正常,但细胞体积缩小,胎儿在分娩期对缺氧的耐受力下降,使新生儿脑神经易受损,出生后躯体发育正常。

(3)外因性匀称型FGR:为上述两型的混合型。多因缺乏重要生长因素,如叶酸、氨基酸、微量元素或有害药物影响。特点是:新生儿身长、体重、头径均小于同孕龄正常值,各器官细胞数目减少,器官体积缩小,脑细胞数量减少,新生儿的生长与智力发育常受到影响。

3.诊断

(1)临床指标:测量宫高、腹围、体重,预测胎儿大小。

1)宫高、腹围值连续测量3周均在第10百分位数以下,为筛选FGR指标,预测准确率在85%以上。

2)计算胎儿发育指数:胎儿发育指数=宫高(cm)-3×(月份+1)。指数在-3～+3为正常,小于-3提示可能为FGR。

3)孕晚期,孕妇体重增长停滞或增长缓慢时,可能为FGR。

(2)辅助检查:①B超,定期测量胎儿的双顶径,若不能如期增长可考虑有FGR的可能。还可通过B超测头围与腹围比值(HCIAC),比值小于正常同孕周平均值的第10百分位数考虑有FGR的可能。②彩色多普勒超声检查,妊娠晚期脐动脉S/D比值升高,也有助于诊断FGR。

B超测量胎儿双顶径与FGR的关系:正常胎儿双顶径,孕早期每周平均增长3.6～4.4mm,孕中期2.4～2.8mm,孕晚期2.0mm。若B超测量胎儿的双顶径,发现每周增长<2.0mm,或每3周增长<4.0mm,或每4周<6.0mm,于孕晚期双顶径每周增长<1.7mm,均考虑有可能FGR。

4.处理

(1)寻找病因:尽可能找出病因,如妊娠期高血压疾病、TORCH 感染检查、B 超检查胎儿有无畸形,必要时脐血穿刺行染色体核型分析。

(2)孕期治疗:越早治疗越好,孕 32 周前开始疗效好,孕 36 周后疗效差。

1)一般治疗:孕妇卧床休息,均衡饮食,吸氧,左侧卧位。

2)补充营养物质:孕妇应入院,遵医嘱给予氨基酸、脂肪乳剂、葡萄糖液加维生素 C 或能量合剂,连用 10 天为一疗程。并补充叶酸、维生素 E、维生素 B 族、钙剂、铁剂、锌剂等。

3)药物治:β—肾上腺素激动剂、硫酸镁、丹参等能改善子宫胎盘的血流,促进胎儿的发育。

(3)终止妊娠

1)终止妊娠指征:胎儿停止生长达 3 周以上,治疗后无好转;胎盘功能低下;NST.胎儿生物物理评分及脐动脉 S/D 比值测定等,提示胎儿缺氧;妊娠合并症、并发症病情加重,危害母儿健康。一般在孕 34 周左右考虑终止妊娠。

2)分娩方式选择:①阴道分娩,适用于胎儿情况良好,胎盘功能正常,无头盆不称。②剖宫产,FGR 胎儿对缺氧耐受力差,可适当放宽剖宫产指征。凡胎儿情况不良,产道条件不佳,均可选择剖宫产术结束分娩。

### (二)巨大儿

胎儿体重达到或超过 4000g 者,称巨大儿。因营养过剩使巨大儿孕妇有逐渐增加的趋势。若产力、产道、胎位和产妇精神心理因素均正常,可因胎儿过大,引起头盆不称使分娩发生困难。经阴道分娩主要危险是肩难产。

1.病因

与遗传、孕妇糖尿病、过期妊娠、孕期营养过剩等因素相关。

2.临床表现与诊断

孕妇多有巨大胎儿分娩史、过期妊娠或糖尿病史。孕晚期体重增加迅速,宫底高度、腹围均大于孕月。触及胎体大、胎先露高浮。胎心音听诊位置较正常为高。B 超波检查提示胎头双顶径常大于 10cm。

3.处理

(1)妊娠期:患有糖尿病的孕妇在孕期应积极治疗,妊娠 36 周后,根据胎儿成熟度、胎盘功能及糖尿病控制情况,择期进行引产或剖宫产术结束分娩。

(2)分娩期:非糖尿病孕妇预测胎儿体重≥4500g,糖尿病孕妇预测胎儿体重≥4000g,为防止产时损伤,应行剖宫产结束分娩。若宫口开全,胎头双顶径已达坐骨棘下 3cm,可行阴道助产。产后检查软产道,如有损伤及时缝合。注射宫缩剂预防产后出血。

(3)新生儿:糖尿病产妇娩出的新生儿,应早开奶,出生后 1~2 小时开始喂糖水,以防低血糖,并应适当补充钙剂。

### (三)胎儿先天畸形

1.无脑儿

无脑儿在胎儿先天畸形中最常见,女胎比男胎多 4 倍。由于无头盖骨,双眼突出,颈短,脑部发育原始,脑髓暴露,是不可能存活的胎儿。

(1)临床表现与诊断:腹部检查,胎头较小。肛门或阴道检查,可触及凹凸不平的颅底部。应与面先露、臀先露、小头畸形鉴别。实验室检查,孕妇尿雌三醇呈低值,羊水甲胎蛋白呈高值。孕14周后,B超检查探查不到圆形颅骨光环。

(2)处理:无脑儿无存活的可能,一经确诊,立即引产终止妊娠。分娩一般无困难,少数的情况下因头小不能充分扩张软产道而致胎肩娩出困难,需耐心按产道方向助其娩出,若伴有脑脊膜膨出造成分娩困难,可行毁胎术。

2.脑积水

胎儿颅腔内潴留500～3000mL脑脊液,使颅缝变宽,颅腔体积增大,囟门显著增大者,称为脑积水。常合并脊柱裂、足内翻等畸形。因胎头过大、入盆困难,可发生梗阻性难产、子宫破裂等。

(1)临床表现与诊断:若为头先露,在耻骨联合上方触及圆而大、骨质薄软、有弹性的胎头。胎儿头、体比例不符,跨耻征阳性,胎心音听诊位置较高。阴道检查发现盆腔空虚,胎先露位置高,颅缝和囟门均大,颅骨软而薄,胎头有如乒乓球弹性感。B超检查,双顶径大于11cm,颅内大部分为液性暗区,胎头周径大于腹周径,骨质薄,面部相对较小即可确诊。

(2)处理:脑积水胎儿不能正常生长,一旦明确诊断,在避免伤害产妇的前提下立即引产终止妊娠。临产后,如为头先露当宫口扩张到3～4cm时,在颅缝和囟门处作颅内穿刺放液,臀先露,在胎体娩出后,可通过枕骨大孔穿刺放液,待胎头缩小后,娩出胎儿。

3.脊柱裂

胎儿脊柱椎管部分未完全闭合的状态,称为脊柱裂。

(1)分类:分3种类型。①隐性脊柱裂:脊柱管缺损,多位于腰骶部,外面有皮肤覆盖,称为隐性脊柱裂,脊髓和神经多正常,无神经症状。②脊髓脊膜膨出:两个脊柱骨缺损,脊膜可从椎间孔突出,表面可见皮肤包着的囊,囊内可含有脊膜、脊髓和神经,称为脊髓脊膜膨出,多有神经症状。③脊髓裂:形成脊髓部分的神经管缺失,停留在神经褶和神经沟阶段,称为脊髓裂,同时合并脊柱裂。

(2)诊断:孕18～20周是发现的最佳时机,B超探及某段脊柱两行强回声的间距变宽,或形成角度呈V或W形,脊柱短小,不完整,不规则弯曲,或伴有不规则的囊性膨出物,可诊断为脊柱裂。

(3)处理原则:一旦确诊,原则上应终止妊娠。

4.联体儿

极少见,见于单卵双胎在孕早期发育过程中未能分离,或分离不完全所致,性别相同。根据相连情况,分为两类:①相等联体儿:头部、胸部、腹部等联体。②不等联体儿:常为寄生胎。腹部检查不易与双胎妊娠相鉴别,B超检查有助于诊断。一旦确诊联体儿,应及早终止妊娠。如为足月妊娠则应行剖宫产术。

**(四)胎儿发育异常的护理**

1.护理评估

(1)询问健康史:了解是否有分娩巨大儿、畸形儿等家族史。

（2）评估身体状况：巨大儿，腹部检查，子宫大于妊娠月份，胎体大。脑积水，可触及圆而大、有如乒乓球弹性感的胎头。胎儿生长受限，宫底高度低于孕周。

（3）评估心理状况：胎儿畸形的孕妇，常有自责、沮丧的心理。

（4）参阅相关资料：B超检查可了解胎儿大小，胎位及胎儿有无畸形等；参阅血糖、尿糖、甲胎蛋白的测定值，有助于胎儿发育异常原因的护理评估。

2.护理诊断与预期目标

（1）焦虑、自责：产妇焦虑、自责心理减轻。

（2）有胎儿畸形的危险：胎儿畸形能被及时发现和处理。

3.护理措施

（1）一般护理：指导孕妇多样化饮食，饮食中应富含有优质蛋白质、维生素，保证胎儿生长发育的营养需求，避免胎儿生长受限。妊娠期尽可能取左侧卧位休息。

（2）病情监护：定期产前检查，及时发现胎儿是否生长受限，是否巨大儿，胎儿有无畸形。

（3）医护治疗配合：协助孕妇做好相关检查胎儿生长受限，巨大儿，选择剖宫产的产妇，遵医嘱做好术前准备，准备新生儿复苏抢救的用物及药品。胎儿畸形，需终止妊娠者，准备好用物并配合医生完成相应的手术。

（4）心理护理：主动与产妇及家属沟通，缓解产妇及家属的紧张、自责心理，热情解答产妇及家属问题，主动提供产妇及胎儿的情况，使产妇及家属配合治疗及护理。

（5）健康指导：指导孕妇合理饮食，定期产前检查，对于胎儿畸形者，指导下次再孕时间及注意事项。

# 第四章　正常产褥的护理

## 第一节　正常产褥期妇女的身心变化

### 一、生殖系统

#### (一)子宫复旧

胎盘娩出后,子宫逐渐恢复到妊娠前的大小和功能的过程称为子宫复旧。分娩结束时,子宫约重1000g,产后6周后恢复到50~60g;子宫高度在脐平以下,以后每天下降1~2cm,约10d后在腹部触及不到子宫。

#### (二)子宫内膜修复

胎盘剥离后,表层组织因为坏死而剥落,剥落部位的边缘及内膜底层便开始细胞的增生,胎盘剥离部位的修复需要42d形成新的子宫内膜。

#### (三)子宫颈

产后子宫颈松软,外口如袖管状,紫红色,水肿,厚约1cm。之后宫口张力逐渐恢复,产后1周子宫内口关闭,宫颈管形成。产后4周宫颈形成恢复正常。初产后宫颈两侧不可避免的有轻度裂伤,故子宫颈外口呈横裂状,无法恢复到原来的椭圆形。

#### (四)排卵和月经的重现

排卵和月经的复潮多发生于产后6~8周,纯母乳喂养婴儿的妇女,排卵和月经的重现时间可延后。

#### (五)阴道

由于受激素的影响及分娩过程中强力的伸展,阴道皱褶便消失不见。产后阴道逐渐地恢复其形状和弹性,皱褶再度出现完全恢复致孕前的紧张度需要6周时间。分娩过程中处女膜破碎撕裂,产后妇女的处女膜呈现不规则的形状,此称为处女膜痕。

#### (六)会阴

产后会阴有轻度水肿,2~3d消失。因产时会阴切开、裂伤、伤口水肿或痔疮而引起疼痛,约1周后会阴不适才会渐渐消失。

#### (七)乳房

乳房的主要变化为分泌乳汁。婴儿出生后与母亲进行皮肤接触,吸吮乳房时,感觉冲动从乳头传到大脑。垂体反应性地分泌泌乳素。下丘脑经神经垂体分泌催产素。泌乳素、催产素经血液循环到达乳房,泌乳素使泌乳细胞分泌乳汁。哺乳约30分钟后,催乳素在血液中达到高峰,它使乳房为下次哺乳而产奶。催产素使腺泡周围的肌细胞收缩,使存在腺泡内的乳汁流到乳头处。

## 二、循环系统

子宫胎盘循环结束后,大量血液从子宫进入产妇的体循环,加之妊娠期潴留在组织中的液体亦进入母体循环中。产后 72h 内,产妇血容量增加 15%～25%,此时心脏负担明显加重,患有心脏病的产妇应注意预防心力衰竭的发生。一般产后 2～6 周血容量恢复到孕前水平。产褥早期血液仍处于高凝状态,可减少产后出血,容易形成血栓。

## 三、泌尿系统

孕期潴留在体内的大量液体,在产褥早期主要通过肾脏排出。产后第 1 周,一般为多尿期。由于分娩过程中膀胱受压,黏膜充血、水肿对膀胱充盈感下降,不习惯卧床排尿以及外阴疼痛使产妇出现一过性尿潴留。

## 四、消化系统

产后 1～2 周消化功能逐渐恢复正常。产褥早期胃肠肌张力仍较低,产妇食欲欠佳,喜进汤食。加之产妇活动少,肠蠕动减弱,容易发生便秘。

## 五、产褥期的心理调适

妊娠和分娩对妇女是一种压力,产妇的生理、心理的改变及新生儿的出生对产妇是一种新的变化,需要调整及适应。

美国心理学家鲁宾于 1977 年针对产后妇女的行为和态度将产妇的心理调适分为 3 期,即依赖期、依赖独立期和独立期。

### (一)依赖期

产后 1～3d 是产妇的依赖期。产妇疲劳,对睡眠需求很强烈,兴奋、喜欢谈论妊娠及分娩的感受,需要医务人员、家人帮助,照顾新生儿及自身的生活护理。在依赖期,丈夫及家人的关心,医务人员的帮助指导极为重要。耐心倾听她们的感受,满足其心理需求。

### (二)依赖－独立期

产后 3～14d 是产妇的依赖－独立期。表现出较为独立的行为,热衷于学习和护理新生儿,主动参与婴儿护理,能独立进行母乳喂养,对自身的产后康复十分关注。

### (三)独立期

产后 2 周至 1 个月是产妇的独立期。这时新家庭形式已经建立,产妇开始适应哺育孩子、照顾家务及维持夫妻关系的各种角色。

# 第二节 正常产褥期妇女的护理

## 一、临床表现

### (一)生命体征

体温大多在正常范围。由于分娩过程体力消耗较大及脱水,产后 24 小时内体温可略有升高,但不超过 38℃;如乳房极度充盈可有低热,一般在 12 小时内自行恢复。产后由于循环血量相对增加,心排出量不能迅速下降,故反射性引起心率减慢,为 60～70 次/分,于产后一周恢复正常。产后膈肌下降,呼吸深而慢,为每分钟 14～16 次。血压一般无变化,如为妊娠高血压综合征产妇,其血压在产后变化较大。

### (二)产后宫缩痛

产后宫缩痛是指在产后的头几天,子宫收缩引发的不舒适感觉。下腹部阵发性疼痛,持续 2～3 日后自然消失,经产妇比初产妇多见。哺乳时反射性缩宫素分泌增多可使疼痛加重。

### (三)恶露

产后随子宫内膜的脱落,血液、坏死蜕膜组织及宫颈黏液等自阴道排出,称为恶露。

1.血性恶露

量多,色鲜红,含有大量血液(有时有小血块)、少量胎膜及坏死的蜕膜组织,又称红色恶露。

2.浆性恶露

色淡红,含有少量血液、较多的坏死蜕膜、宫颈黏液、阴道排液及细菌。

3.白色恶露

含有大量白细胞、退化蜕膜、表皮细胞及细菌,黏稠而颜色较白。

### (四)会阴切开创口

多见于初产妇。3 日内切口活动时有疼痛和水肿,切口拆线后自行好转。

### (五)胃纳

产后由于肠蠕动减弱,胃液分泌减少,胃肠肌张力降低,加之产时疲劳,造成产妇食欲缺乏,喜流食、半流食等清淡饮食,约 10 天可恢复。

### (六)排泄

1.褥汗

产褥早期,皮肤排泄功能旺盛。排出大量汗液,尤其是睡眠初醒时较明显,产后 1 周好转。

2.泌尿增多和排尿困难

妊娠期潴留在体内的水分,在产后数天内排出,故尿量增多,但因分娩过程中膀胱受压导致黏膜水肿、充血和肌张力降低以及产后疲劳、外阴伤口疼痛和不习惯床上排尿等原因,易发生尿潴留及尿路感染。

3.便秘

产后肠蠕动减弱。又因卧床及会阴伤口疼痛,常有便秘。

### (七)乳房胀痛

多因乳腺管不通而致使乳房形成硬结;产后延迟或没有及时排空乳房也可导致产妇乳房胀痛。

### (八)乳头皲裂

初产妇或哺乳方法不当,容易发生乳头皲裂。表现为乳头裂开,有时有出血,哺乳时疼痛。

### (九)体重减轻

产时由于胎儿及胎盘的娩出、失血及羊水排泄;产后由于恶露、汗液及尿液大量排出,均可造成体重下降。

### (十)产后压抑

产后压抑的发生与产妇体内的雌激素和孕激素水平急剧下降、产后心理压力及疲劳有关。

## 二、护理评估

### (一)健康史

了解产妇既往有无肝炎等传染病史;阅读产前检查记录和分娩记录;了解用药史,有无产后出血、会阴撕裂或新生儿窒息等异常变化及其处理经过。

### (二)身体状况

了解产后有何不适感;是否有排尿困难、便秘和恶露,观察恶露的量、性状、颜色及有无臭味;测量生命体征;了解哺乳情况,检查乳汁的质和量;是否有乳房胀痛及乳头皲裂和凹陷;检查子宫收缩情况,宫底高度;外阴伤口有无红肿、硬结或脓性分泌物等。

### (三)心理社会状况

(1)产妇对分娩后的不适感及疼痛的差异反应。

(2)产妇对自身角色变化的反应、对自己和孩子的感受以及对体形变化的看法等。

(3)母亲对育儿相关知识的掌握及对婴儿的关心程度和责任感。

(4)了解产妇的心情、有何思想顾虑、社会支持系统照顾产妇的能力、经济状况、年龄、健康状况、性格特征及文化背景等。

## 三、常见的护理诊断

### (一)知识缺乏

知识缺乏与缺乏产褥期保健、母乳喂养及新生儿护理的知识有关。

### (二)便秘或尿潴留

便秘或尿潴留与产时损伤及活动减少有关。

### (三)有感染的危险

感染与产后生殖创面、生殖道防御功能下降有关。

### (四)疼痛

疼痛与会阴伤口、乳房胀痛及子宫复旧有关。

## 四、护理目标

(1)产妇能说出产褥期的自我保健知识,学会正确哺乳及护理新生儿的方法。

(2)产妇能正常排便与排尿。

(3)产妇生命体征平稳,恶露正常,会阴伤口无红、肿、热、痛。

(4)产妇舒适感增加。

## 五、护理措施

### (一)产褥期保健知识宣教

1.生命体征

产后应密切观察患者生命体征的变化,每日测 2 次体温、脉搏及呼吸。如体温超过 38℃应注意观察,如出血多者应密切观察血压变化。

2.饮食

指导产妇进食高蛋白、高热量、高维生素且易消化的食物,多进食流质饮食,应少量多餐。

3.休息与活动

产后 24 小时应鼓励产妇下床活动,早期下床活动有利于子宫复旧、恶露排出及大小便通畅,可促进切口愈合,增强食欲,预防形成下肢静脉血栓,促进康复。但要避免重体力劳动或长时间站立及蹲位,以防子宫脱垂。保证产妇有足够的睡眠。

4.大小便

产后 2~4 小时应鼓励产妇排尿,以免膀胱膨胀影响子宫收缩。如不能自行排尿,可用热敷、暗示及针灸等方法,必要时导尿。

5.清洁卫生及休养环境

因出汗多,应指导产妇经常擦浴,勤换内衣及床单;卧室应清洁温暖,舒适安静,空气流通,适宜于母子生活与休息。

**(二)哺乳知识指导**

(1)向产妇及家属宣传母乳喂养的优点和必要性。指导喂养方法,早开奶,一般产后半小时内开始哺乳。每次哺乳前应清洁乳房并洗净双手,最初哺乳时间为 3~5 分钟,以后逐渐增加至 15~20 分钟。哺乳期限以 10 个月为宜。

哺乳时,母亲及新生儿均应选择舒适的体位,姿势要正确,母婴应紧密相贴。需将乳头和大部分乳晕含在新生儿口中,用手扶托乳房以协助乳汁外溢。注意乳房不要堵住新生儿的鼻孔。吸空一侧再吸另一侧。每次哺乳后,应将新生儿抱起轻拍背部 1~2 分钟,排出胃内空气,以防吐奶。

(2)教会产妇乳房按摩护理技术,从乳房边缘向乳头中心按摩,使乳腺通畅。若发生乳胀,可指导产妇用温热毛巾湿热敷,用吸奶器将剩余的乳汁吸尽,并进行乳房按摩等。

**(三)缓解疼痛**

1.乳房胀痛

多因乳腺管不通致使乳房形成硬结,可口服维生素 $B_6$ 或散结通乳中药。教会产妇乳房按摩护理技术,吸净剩余乳汁等。

2.会阴伤口肿痛

应以 95%乙醇纱布湿敷,或 50%硫酸镁纱布温热敷,或进行理疗和红外线照射等。

**(四)预防感染**

1.观察恶露

每日测量子宫底的高度,了解子宫逐日复旧过程;每日观察恶露量、颜色及气味,记录宫底高度以及恶露的质和量;若子宫复旧不全,恶露增多,应给予缩宫剂;若合并感染,应给予抗生素控制感染。

2.保持外阴清洁

干燥:仔细评估会阴切口有无渗血、血肿和水肿等,如有异常应及时通知医生。每日用 1:5000 高锰酸钾液或 1:1000 苯扎溴铵液擦洗外阴 2~3 次。

## 六、健康指导

### (一)产后锻炼

适当活动及产后锻炼有助于子宫复旧、腹肌及盆底肌张力恢复和体形健美,经阴道自然分娩的产妇,应于产后 6 小时后下床活动,2 日后可随意走动。剖宫产的产妇 3 日后可下床活动,再按时做产后健身操。一般自产后 2 天开始,每 1～2 天增 1 节,每节做 8～16 次,直至产后。

### (二)产褥期保健操

产褥期保健操。

#### 1.第一节和第二节

收腹、缩肛运动。仰卧,深吸气,收腹,呼气,缩肛与放松,两臂直放。

#### 2.第三节

双腿上举运动。仰卧,双腿轮流向上并举,与身体呈直角,两臂直放。

#### 3.第四节

提臀运动。仰卧,腹背运动。

#### 4.第五节

仰卧起坐运动。仰卧,双腿伸直,双手叉腰,将上身抬起放平交替进行。

#### 5.第六节

腰部运动。跪姿,双膝分开,肩肘垂直,双手平放于床上,腰部进行左右旋转动作。

#### 6.第七节

全身运动。跪姿,双臂支撑于床上,左、右腿交替向背后高举。

### (三)心理适应指导

建立良好关系,保持心情愉快,帮助产妇尽快进入母亲角色。了解产妇对孩子及新家庭的想法,尊重风俗习惯,提倡科学的产褥期生活方式,让产妇在充分休息的基础上,培养母子亲情,进行产褥期自我护理及新生儿护理知识教育,培养技能,鼓励和指导丈夫及家人参与新生儿的护理活动,培养新家庭观念,使产妇心情愉快地适应环境和身体的变化,顺利地度过产褥期。

### (四)计划生育指导

产后 42 天内禁止性生活,指导产妇选择适当的避孕方法。

### (五)产后检查

产后检查包括产后访视和产后健康检查两部分。产后访视需要 4 次以上,分别在产后的第 3 天、第 7 天、第 14 天和第 28 天。了解产妇及新生儿的健康状况,若发现异常应及时给予指导。产妇应于产后 42 日去医院做产后健康检查。

## 七、护理评价

(1)产妇理解母乳喂养的好处,熟知产褥期的自我保健知识,学会正确地哺乳及新生儿护理方法。

(2)产妇产后应及时排尿排便。

（3）产妇主诉疼痛减轻或消失，睡眠好，心情愉快，舒适，生命体征平稳。

（4）产妇在护士指导下，积极参与自我护理及婴儿护理，表现出自信和满足。

# 第三节　正常新生儿的护理

新生儿：胎龄≥37 周至<42 周，出生体重在 2500～3999g，从出生至满 28d 的婴儿。

## 一、正常新生儿的生理特点

### （一）呼吸系统

新生儿出生后，脐循环停止，血中二氧化碳升高刺激呼吸中枢，同时新生儿受到冷、声、光的刺激，产生呼吸运动。新生儿代谢快，需要氧气量多，因此呼吸较快，在每分钟 40 次左右。新生儿呼吸中枢发育不健全，容易发生呼吸暂停，要注意观察。

### （二）循环系统

新生儿出生后，动脉导管关闭，肺循环开始。心率每分钟 120～160 次。

### （三）消化系统

新生儿胃容量小，肠道容量相对较大，蠕动较快能适应较大量流质食物。出生时吞咽功能虽近完善，但因食管无蠕动，胃贲门括约肌不发达，故哺乳后容易发生溢乳。新生儿消化蛋白质的能力较好，母乳喂养是哺育新生儿的最佳选择。

新生儿出生后第 1 日排出的墨绿色黏稠大便称为胎粪。胎粪含黏液、胆汁、肠道分泌物、上皮细胞、胎儿吞咽的胎毛及胎脂等，但不含细菌。哺乳后，粪便渐变为黄色，呈糊状。

### （四）泌尿系统

新生儿出生时的肾发育尚不成熟，滤过能力差，排钠的能力也较低。记录第 1 次排尿的时间（正常在出生后 12～24h），描述尿量、颜色。新生儿排尿的次数是判断纯母乳喂养的婴儿是否吃饱的标准，每天有 6 次小便证实新生儿得到了充足的乳汁。

### （五）免疫系统

新生儿对多种传染病有特异性免疫，从而在出生后 6 个月内对麻疹、风疹、白喉等有免疫力，但本身的主动免疫力尚未发育完善。所以在日常护理工作中应做好消毒隔离，以预防感染。出生后，母乳喂养、初乳能增强婴儿的免疫力。

## 二、新生儿生理现象

新生儿在出生后会出现几种特殊的生理现象，这些是暂时的，生理的现象。随着年龄的增长，这些现象都会逐渐地消失，不需要治疗。

### （一）生理性黄疸

大部分新生儿在生后 2～3d 皮肤及黏膜出现黄染，全身情况良好，无其他不适，黄疸在 1～2周消退。

#### 1.新生儿胆红素代谢的特点

新生儿生理性黄疸的发生与新生儿胆红素代谢的特点有关。胆红素产生相对过多，胆红素与清蛋白联结运送的能力不足,肝细胞摄取间接胆红素的能力差,肝脏系统发育不成熟,肠肝循环增加。

**2.生理性黄疸的临床表现**

生理性黄疸大多在生后 2～3d 出现,第 4～5 日最明显,多在生后 10～14d 消退,早产儿黄疸程度较重,消退也较迟,可延迟至第 3～4 周消退。黄疸先见于面、颈,然后可遍及躯干及四肢,一般稍呈黄色,巩膜可有轻度黄染,但手心、足底不黄。除黄疸外,小儿全身健康状况良好,不伴有其他临床症状,无贫血,肝功能正常,不发生核黄疸,大小便颜色正常,血中间接胆红素升高。

**3.实验室检查**

正常新生儿脐血胆红素最高约 51.3μmol/L(3mg/dl),在生后 4d 左右达高峰,一般不超过 171～205μmol/L(10～12mg/dl),早产儿不超过 256.5μmol/L(15mg/dl),以后逐渐恢复。

**4.生理性黄疸的护理**

每天哺乳次数较少的新生儿黄疸较重并消退慢。我们应该鼓励母亲加强早期喂养,增加哺乳次数。及早建立肠道正常菌群,促进胎粪尽早排出,增加大小便次数,帮助胆红素的排出,减少肠壁再吸收胆红素,减少肠肝循环。加强婴儿皮肤的护理,着重是脐部和臀部的护理,防止感染。保持室内适应的温度与湿度,每日开窗进行有效通风,保持空气新鲜。

**(二)生理性体重下降**

新生儿在出生 1 周内往往有体重减轻的现象,这是正常的生理现象,是因为新生儿出生后吸吮能力比较弱,进食量少,再加上胎粪、尿液的排出、汗液的分泌,以及由呼吸和皮肤排出一些水分,造成新生儿暂时性的体重下降。一般生后 3～4d 体重的减轻可累积达出生时体重的 6%～9%,不能超过 10%,出生后 4～5d 体重开始回升,7～10d 恢复到出生时体重。如果下降太多、回升过慢应寻找原因并给予处理。体重下降程度及恢复速度,与新生儿开始喂奶时间及进入量有关。做到早开奶,按需哺乳。母婴同室的温度应在 22～24℃,过热可造成新生儿液体丢失过多。如果生后 10d 新生儿仍未恢复到出生时体重,则要寻找原因,是否因为哺乳量不够充足、牛奶冲调浓度不符合标准或有无疾病等。

正常情况下,前半年每月平均增长 600～900g,后半年每月平均增长 300～500g。4～5 个月时体重增至出生时的 2 倍,1 周岁时增至 3 倍。

**(三)新生儿假月经**

有些女性新生儿生后 1 周内,可出现大阴唇轻度肿胀,阴道流出少量黏液及血性分泌物,称之为假月经,又称为"新生儿月经"。假月经是由于母亲体内雌性激素在孕期经胎盘进入胎儿体内,而生后突然中断而导致,是新生儿早期的生理现象之一,一般 2～3d 即消失,不必做任何处理。

## 三、新生儿生后护理

### (一)新生儿保暖

**1.分娩时新生儿的保暖**

分娩室的室温应该在 26～28℃。新生儿出生后放在辐射台上保暖。出生后将新生儿放在温暖、干净、干燥的布单上,用干毛巾擦干新生儿的全身和头发。拿掉身下湿布单。鼓励产妇和新生儿尽可能皮肤密切接触,将裸体新生儿放在妈妈胸腹部进行皮肤接触,给新生儿盖上柔软干净的被子。如果产妇有并发症,不能进行皮肤接触,给新生儿穿好衣服,用干净、温暖的被子包裹新生儿,放在婴儿床上,盖上毯子,如果室温低或新生儿小,将新生儿放在辐射台上。

2.母婴同室新生儿的保暖

保持室温,母婴同室温度在 22～24℃为宜。母婴注意保暖,如果室温偏低,加盖被子或进行母婴皮肤密切接触。给产妇讲解新生儿保暖的重要性。医院为新生儿准备好清洁舒适的衣服、被子、毯子。皮肤接触后立即给新生儿穿上衣服,包裹被子,戴上帽子给新生儿保暖。实行 24h 母婴同室,没有并发症的情况母婴不能分离。每 4 小时检查 1 次新生儿,并评价保暖情况,如果新生儿冷,体温不能保持在正常范围内(36.5～37.5℃)加盖毯子,或让新生儿和产妇睡在一起,拥抱新生儿。半小时后再评价。应在出生 6h 后给新生儿洗澡。沐浴室温度在 26℃以上。沐浴的水温 39～41℃为宜。洗澡后立即擦干新生儿,继续保暖。不要给新生儿包裹太紧,使其手脚能自由活动。

### (二)新生儿喂养

1.母乳喂养

(1)母乳喂养的重要性:①母乳喂养对婴儿的重要性,母乳能够提供 6 个月孩子的同时期生长发育的营养,易于消化、吸收,促进孩子的生长发育。②初乳是孩子的第 1 次免疫,能减少孩子感染性疾病,特别是危及生命的呼吸系统及肠道系统疾病。母乳里有抗体,母亲体内已有的 IgG 及乳汁中特异的 SIgA、铁蛋白溶菌酶、白细胞及吞噬细胞、淋巴细胞等。③母乳促进孩子胃肠道的发育,提高对母乳营养素的消化、吸收、利用,如生长因子、胃动素、胃泌素、乳糖、双歧因子(促进乳酸杆菌、双歧杆菌等益生菌在肠道的生存)。又如消化酶、乳糖酶、脂肪酶。④母乳促进孩子神经系统发育。母乳含有必需营养素:热能营养素、无机盐、维生素、胆固醇、必需脂肪酸。如牛磺酸、DHA。喂养过程中的良性神经系统刺激,如温度、气味、接触、语言、眼神;能促进婴儿嗅觉、味觉、温度觉、听觉、视觉、触觉的发育。末梢感觉神经传递良性刺激,促进中枢神经系统发育,形成反射弧。促进孩子对外环境的认识及适应。⑤母乳可减少成年后代谢性疾病:母乳喂养儿生后 1～2 年生长正常,减少成年后肥胖、高血压、高血脂、糖尿病、冠心病的概率。

(2)母乳喂养的方法:母亲要学会如何抱孩子,掌握哺乳体位的 4 个要点,是母乳喂养成功的重要技巧。①孩子的头及身体应呈一直线;②孩子的脸对着乳房,其鼻子对着乳头;③母亲抱着孩子贴近她自己;④若是新生儿,母亲不只是托其头及肩部还应托着其臀部。帮助新生儿掌握正确的含接姿势,是新生儿吸吮到乳汁,防止乳房肿胀、乳头皲裂的关键。母亲用 C 字形的方法托起乳房,用乳头刺激孩子的口周围,使孩子建立觅食反射,当孩子的口张到足够大时,将乳头及大部分乳晕含在新生儿嘴中。

(3)正确含接姿势的要点:①嘴张得很大;②下唇向外翻;③舌头呈勺状环绕乳晕;④面颊鼓起呈圆形;⑤婴儿口腔上方有更多的乳晕;⑥慢而深地吸吮,有时突然暂停;⑦能看或听到吞咽。

为了保证母亲有乳汁充足,护理人员要帮助母婴进行皮肤接触,早吸吮,早开奶,实行母婴同室,鼓励母亲按需哺乳,不给新生儿其他的辅食及饮料,保证纯母乳喂养。

**2.人工喂养**

母亲或新生儿因各种原因不能母乳喂养时,则需要选择母乳代用品喂养婴儿,称为人工喂养。

奶量的确定:世界卫生组织推荐正常新生儿出生当日给予 80mL/kg,以后每日增加 10～20mL/kg,每日分为 8 次哺喂,3h 哺喂 1 次。

不同体重新生儿人工喂养的奶量存在着个体差异,因此要监测小儿每日入量;根据小儿具体情况逐渐增加至上述推荐的喂乳量。每次喂乳后需要认真做好奶具的清洁、消毒工作。

**(三)新生儿皮肤护理**

**1.新生儿沐浴**

沐浴的目的是:清洁皮肤,避免感染,促进舒适。新生儿皮肤比较娇嫩,稍有轻微外力即易引起损伤与感染。而真皮内血管丰富,毛细血管网稠密,皮肤感染后又容易扩散,因此应重视新生儿的皮肤护理。沐浴可以保持皮肤清洁,促进血液循环,活动新生儿肢体,使其感到舒适;同时可观察全身皮肤,及时发现异常情况。

(1)沐浴的准备:工作人员准备着装整洁、洗手、做好解释工作。①物品准备:准备大和小毛巾各 1 条、新生儿褓褓、婴儿专用皂(或婴儿沐浴液)、清洁衣裤、尿布、脐带布、无菌敷料、婴儿爽身粉、液状石蜡、5％鞣酸软膏、消毒植物油、抗生素眼液、棉球、棉签、海绵垫、软塑料布、婴儿磅秤、沐浴装置(盆浴者备消毒澡盆)。②环境准备:温暖、舒适。调节室温到 24～28℃,低温天气时关闭门窗。

(2)浴法操作步骤及要点:①备齐用物,核对新生儿,向母亲解释沐浴的目的,调节水温至38～40℃,可以用手腕试水温。水温不可过高或过低,防止烫伤或着凉。②开包被,护士系上围裙,洗手、戴口罩,将新生儿置于沐浴台上,解开包被,检查婴儿手圈,核对床号、姓名、去掉尿布,测量体重,同时注意观察婴儿哭声、活力、皮肤颜色、脐带情况等。③第 1 次沐浴的新生儿,用消毒棉签蘸消毒植物油擦去皮肤上的胎脂,注意擦颈、四肢皱褶、腋下、腹股沟、女婴阴唇间隙等处。胎脂结痂者,不要强行擦洗掉,可涂消毒植物油后次日再洗。④清洗脸部,面部不宜涂婴儿香皂。⑤洗头洗身,用浴水湿润头发及全身,用手将婴儿专用皂(或婴儿沐浴液)搓出泡沫,再抹在新生儿身上,依次洗头、颈、上肢、腋下、躯干、腹股沟、臀部及下肢,用浴水冲净。冲洗头部时,须用手掩住新生儿耳孔,防止浴水进入耳内,注意洗净皮肤皱褶处,尤其是男婴的阴囊。⑥用大毛巾擦干新生儿全身,在颈部、腋下和腹股沟等处扑婴儿爽身粉,臀部涂上 5％鞣酸软膏,在护理中注意观察耳、眼、鼻有无异常,如有分泌物,可用棉签轻轻拭去,同时预防红臀的发生。⑦穿衣,兜好尿布,检查手圈字迹是否清晰,核对并别上胸卡,将新生儿抱送到母亲面前,告诉其婴儿情况。如寒冷时,可放在远红外线辐射台上穿衣整理。整理用物。

**2.新生儿臀部护理**

(1)正常新生儿臀部护理:①选用柔软吸水性良好、大小适中的尿布,每次喂奶前排便后及时更换,保持臀部皮肤清洁干燥。②大便后用温水洗净臀部,或用婴儿护肤湿巾从前向后擦拭干净,并涂护臀膏。③保持臀部干燥,尿布必须兜住整个臀部和外阴,经常查看尿布有无污湿,做到及时发现及时更换。④尿布包兜不可过紧、过松,不宜垫橡胶单或塑料布。

(2)新生儿轻度红臀的护理:重要的是采取预防措施,保持臀部清洁、干燥。不可用肥皂清洁臀部,并轻兜尿布。在温暖的季节或室温条件允许时,可仅垫尿布于臀下,使臀部暴露于空气中。患儿臀部暴露在阳光下,每日 2～3 次,每次 10～20 分钟,注意保暖。发生红臀后可以用红外线灯照射,有加速渗出物吸收和抗炎抑菌的作用。

**3.新生儿脐带护理**

(1)出生时的脐带护理:①用 2％～3％碘附消毒脐带根部及周围皮肤,消毒范围为以脐轮为中心呈放射状向外周消毒,直径 5cm。以脐轮为中心向上消毒脐带,长度约为 5cm。②再用75％乙醇脱碘 2 遍,脱碘的范围不超过碘附消毒的范围,注意要将碘脱干净,以免损伤新生儿皮肤。③在距脐根部 1cm 处用止血钳夹住,并在止血钳上方剪断脐带,将脐带夹套在或夹在距脐带根部 0.5cm 处。④用 2％～3％碘附消毒脐带断端,注意药液不可触及新生儿皮肤以免灼伤。⑤以无菌纱布包好,用弹性绷带或脐带纱布包扎固定。

(2)沐浴后的脐部护理:①新生儿沐浴前,拿掉脐纱,脐部可以用清水洗。每天沐浴后,用消毒干棉签蘸干脐窝里的水及分泌物,再以棉签蘸乙醇溶液消毒脐带残端、脐轮和脐窝。②保持脐带干燥,不要用脐纱包扎脐带。尿布的上端勿遮挡脐部,避免尿、粪污染脐部。③可用干净的衣物,轻轻盖住脐部。

(3)脐带脱落后的护理:脐带脱落后应继续用乙醇消毒脐部直到不再有分泌物。

(4)注意事项:①观察脐部有无异常分泌物,有无出血、渗血、红肿等异常情况。保持脐敷料干燥,如有潮湿应及时更换敷料。②勤换尿布,尿布的折叠勿盖住脐部,防止尿液污染脐部,尿布潮湿或污染时,应随时给予护理。每日进行脐部护理 1 次。③脐带脱落前,勿试图将其剥脱。④操作中动作轻柔,注意保暖。

**(四)新生儿免疫接种**

**1.乙型肝炎疫苗接种**

(1)接种目的:通过人工自动免疫,使新生儿体内产生抗体,预防乙型肝炎(简称乙肝)病毒感染。

(2)物品准备:治疗盘 1 个,内有 75％乙醇,1.5％碘附,棉签,1mL 注射器,药物,乙肝疫苗接种卡片。

(3)操作步骤:①将新生儿推至治疗室,严格三查七对。②用 1mL 注射器抽取 $10\mu g$ 乙肝疫苗。③暴露新生儿右上臂外侧三角肌,常规消毒皮肤后进行肌内注射。④整理用物,填写乙肝接种卡片。

(4)注意事项:①生后 24h 内注射乙肝疫苗。②无论产妇是否感染乙肝病毒均注射 $10\mu g$。

**2.卡介苗接种**

(1)接种目的:通过人工自动免疫产生抗体,预防结核杆菌感染。

(2)物品准备:治疗盘 1 个,内有 75％乙醇,棉签,1mL 注射器,卡介苗药及溶液,小铝盒,卡介苗接种卡片。

（3）操作步骤：①将新生儿推至治疗室，严格三查七对。②将卡介苗溶液充分混合，用1mL注射器抽取0.1mL药液。③暴露新生儿左臂三角肌下缘，用75%乙醇消毒皮肤，待干后皮内注射0.1mL药液。④将接种后的用物如注射器、安瓿、棉签放入小铝盒中，写上时间，送供应室高压消毒后再弃之。⑤填写卡介苗接种卡。

（4）注意事项：①卡介苗是活菌苗，应保存在冰箱内（2～8℃），使用前核对卡介苗品名、剂量、批号和有效期，接种前须先振荡菌苗使之均匀，吸入注射器内也应随时摇匀，如发现有不可摇散的颗粒、药瓶有破漏、瓶签不清楚以及菌苗过期等情况都应废弃。接种时注意记录批号。②安瓿打开后应在1h内用完，不可在阳光下接种，否则影响效果。③严格掌握操作规程，接种用具均须经高压消毒，注射时要用消毒的干针筒及针头，做到一人一针一筒，用毕后先消毒后清洁处理。④卡介苗为低毒性活结核杆菌，多余菌苗应先用75%的乙醇灭活再送高压灭菌，不可乱丢。⑤不可与其他预防接种同时进行，应尽可能间隔1个月，不可在同一胳膊接种。

### （五）婴儿抚触

婴儿抚触是经过科学指导的、有技巧的对婴儿的抚摸和按触，通过抚触者的双手对被抚触者的皮肤各部位进行有次序的、有手法技巧的抚摩。

**1.婴儿抚触的作用**

（1）婴儿抚触是肌肤的接触，促进母婴情感交流，纯母乳喂养率提高。

（2）婴儿抚触不仅能促进宝宝的健康成长，更能增加家人与宝宝的亲情交流。

（3）促进新生儿神经系统的发育，增加小儿应激能力和情商，促进睡眠。

（4）能加快婴儿免疫系统的完善，提高免疫力。促进婴儿生长发育。

（5）抚触可以促进食物吸收、激素分泌（胃泌素、胰岛素），使奶量摄入增加，从而促进体重增长。

（6）接受抚触的婴儿体重增长是没有接受抚触婴儿的1.47倍，并且抚触后的婴儿觉醒睡眠节律更好，反应也更灵敏。

（7）抚触应用于产科使剖宫产率下降；硬膜外麻醉的应用降低；缩宫素应用减少；产钳应用减少。

**2.抚触要点**

（1）出生24h后的新生儿可开始皮肤抚触。一般建议在沐浴后，2次哺乳间进行。每次抚触时间一般为10～15分钟，每天2次为佳。室温：婴儿抚触时应注意室内温度最好在28℃以上。全裸时，应在可调温的操作台上进行，台面温度36～37℃。

（2）可播放一些柔和的轻音乐，使婴儿保持愉快的心情。

**3.注意事项**

（1）根据小儿状态决定抚触时间，一般时间为10～15分钟，饥饿时或进食后1h内不宜进行婴儿抚触。每天1～2次为佳，建议最好在沐浴后进行。

（2）抚触者应洗净双手再把润肤露倒在手中，揉搓双手温暖后，再进行抚触。

（3）婴儿抚触进行到任何阶段，如出现以下反应：哭闹、肌张力提高、神经质活动、兴奋性增加、肤色出现变化等，应暂缓抚触，如持续1分钟以上应完全停止抚触。

（4）抚触全身使小儿皮肤微红，抚触者和小儿需进行语言和情感交流。

（5）住院期间，护士教会母亲抚触，便于母亲回家后继续进行。

（6）注意婴儿个体差异，如健康情况、行为反应、发育阶段等。

4.操作步骤

顺序由头部→胸部→腹部→上肢→下肢→背部→臀部，要求动作要到位，抚触要适当用力，太轻柔的安抚会使婴儿发痒，引起其反感和不适。整套动作要连贯熟练。动作要求每个部位的动作重复4～6次。

（1）头面部

①两拇指指腹从眉间向两侧推。

②两拇指从下颌部中央向两侧以上滑行，让上下唇形成微笑状。

③一手托头，用另一手的指腹从前额发际抚向脑后，停在耳后乳突部；换手，同法抚触另半部。

（2）胸部：两手分别从胸部的外下方（两侧肋下缘）向对侧上方交叉推进，至两侧肩部，在胸部划一个大的交叉，避开婴儿的乳腺。

（3）腹部：示、中指依次从婴儿的右下腹至上腹向左下腹移动，呈顺时针方向画半圆，避开婴儿的脐部和膀胱。

（4）四肢

①两手交替抓住婴儿的一侧上肢从上臂至手腕轻轻滑行。

②然后在滑行的过程中从近段向远端分段挤捏。

③对侧及双下肢做法相同。

（5）背部：用脊椎为中分线，双手与脊椎成直角，往相反方向重复移动双手，从背部上端开始移向臀部，最后由头顶沿脊椎抚摸至骶部。

# 第五章　异常产褥的护理

## 第一节　产褥感染的护理

### 一、疾病概要

产褥感染是分娩与产褥期因生殖道创面受病原体的感染所引起的局部或全身炎症性变化。发病率为 1％～7.2％。产褥病率是指分娩 24 小时以后的 10 日内,用口表每日测体温 4 次,每日不连续的 2 次体温≥38℃。产褥病率常由产褥感染引起,但也可因生殖道以外部位(乳腺、泌尿道、呼吸道等)的感染所致。

#### (一)病因

**1.感染的诱因**

任何降低产妇生殖道和全身防御能力的因素均可成为产褥感染的诱因,如产妇体质虚弱、营养不良、孕期贫血、胎膜早破、产程延长、产道损伤、产后出血、胎盘残留、手术助产或剖宫产等。

**2.感染来源**

感染的来源主要有两种:①内源性感染,正常孕产妇生殖道或其他部位寄生的病原体,当出现感染诱因时便可致病;②外源性感染,由外界的病原体侵入生殖道而引起感染,常由被污染的衣物、用具、各种手术诊疗器械及物品等接触患者后造成感染。研究表明,内源性感染更重要,因孕妇生殖道病原体不仅可导致产褥感染,而且还能通过胎盘、胎膜、羊水间接感染胎儿,导致流产、早产、胎儿生长受限、胎膜早破、死胎等。

**3.病原体种类**

产褥感染常见的病原体有大量需氧菌、厌氧菌、真菌以及衣原体、支原体等,但以厌氧菌占优势,主要有厌氧性链球菌、厌氧类杆菌属、大肠埃希菌、葡萄球菌和需氧性链球菌。另外,许多非病原体在特定的环境下也可致病。常发生几种病原体的混合感染。

#### (二)病理及临床表现

**1.急性外阴、阴道、宫颈炎**

多由分娩时损伤或手术所致,可见伤口红肿、发硬,缝线孔流出脓液,有时自行裂开。阴道与宫颈感染表现为黏膜充血、溃疡、脓性分泌物增多,若感染部位较深时,可引起阴道旁结缔组织炎。宫颈裂伤感染向深部蔓延,可达子宫旁组织,引起盆腔结缔组织炎。

**2.急性子宫内膜炎、子宫肌炎**

为产褥感染最常见的病理类型,病原体经胎盘剥离面侵入扩散到蜕膜后,蜕膜充血、坏死,称子宫内膜炎;扩散到子宫肌层,称子宫肌炎。子宫内膜炎多伴有子宫肌炎。一般在产后 3～

5日发病,表现为下腹疼痛,子宫复旧缓慢,恶露增多,可有呈脓性有臭味,伴有高热、寒战、头痛、白细胞增多等全身感染表现。

3.急性盆腔结缔组织炎、急性输卵管炎

多自子宫内膜炎扩散而来,病原体沿子宫旁淋巴或血行达宫旁组织,同时波及输卵管系膜、管壁,形成急性输卵管炎。在产后3～5日发病,出现寒战、高热、脉速、腹胀及下腹剧痛,子宫复旧不佳,腹部检查有压痛反跳痛、肌紧张,附件组织增厚或形成肿块,可触及炎性包块,严重者整个盆腔形成"冷冻骨盆"。

4.急性盆腔腹膜炎及弥散性腹膜炎

炎症继续发展,累及盆腔腹膜,形成盆腔腹膜炎。继而发展为弥散性腹膜炎。患者出现全身中毒症状 0,如高热、恶心呕吐、腹胀,检查时下腹部有压痛或反跳痛等腹膜刺激症状,由于产妇腹壁松弛,腹肌紧张多不明显。大量渗出液在直肠子宫陷凹形成脓肿,波及肠管与膀胱可出现腹泻、里急后重与排尿困难。

5.血栓性静脉炎

类杆菌及厌氧性链球菌是常见的病原体。病变常为单侧,多见于产后1～2周,继子宫内膜炎之后出现寒战、高热、心率加快、呼吸急促及下腹剧痛,持续数周或反复发作。局部检查不易与盆腔结缔组织炎鉴别。下肢血栓性静脉炎时,出现弛张热,病变多在股静脉、腘静脉及大隐静脉,局部静脉压痛及硬索状,下肢肿胀,皮肤发白,习惯称为"股白肿"。小腿深静脉栓塞时,出现腓肠肌及足底部疼痛和压痛。

6.脓毒血症及败血症

感染血栓脱落进入血液循环,可引起脓毒血症,常并发感染性休克和迁徙性脓肿。若细菌大量进入血循环并繁殖可形成败血症。出现持续高热、寒战,体温达40℃以上,并可有神志不清、谵妄及昏迷等,抢救不及时将危及产妇生命。

(三)诊断

1.询问病史

对产后发热者排除引起产褥病率的其他疾病。

2.体格检查

进行腹部、盆腔检查,确定感染部位。

3.辅助检查

B超、彩色超声多普勒、CT、磁共振等检测手段,能够对感染形成的炎性包块、脓肿以及静脉血栓做出定位及定性诊断。血、尿常规化验,检测血清C反应蛋白>8mg/L,有助于早期诊断感染。

4.确定病原体

取宫腔分泌物、脓肿穿刺物等作细菌培养和药敏试验,必要时可做血培养。

(四)治疗原则

1.支持疗法

加强营养并补充足够维生素,增强全身抵抗力,纠正水、电解质失衡,调节酸碱平衡。

2.抗生素的应用

根据药敏试验,遵循早期、足量、联合用药的原则给予抗生素治疗。

3.手术治疗

会阴或腹部伤口有脓肿应及时切开引流;疑盆腔脓肿应经腹或经阴道切开引流。如子宫严重感染,经积极治疗无效,考虑行子宫切除术,挽救患者生命。

4.应用肝素

对血栓性静脉炎,在应用抗生素的同时,可加用肝素治疗。

## 二、护理

### (一)护理评估

1.询问健康史

了解患者是否患有全身性疾病、全身的营养状况、个人卫生习惯、有无泌尿道及生殖道感染史。了解患者孕产史,包括本次妊娠、分娩情况。特别是本次妊娠是否合并糖尿病、心脏病或并发高血压等;本次分娩是否有胎膜早破、产程过长、软产道损伤、器械助产、手术产及过多的宫腔内操作等。

2.评估身体状况

评估产妇全身情况,测量体温、脉搏、呼吸、血压,评估有无贫血及休克体征。妇科检查:阴道内是否有组织物排出或堵于宫颈口,有无血液从子宫颈流出,腹部有无压痛等。少数情况下出现盆腔血栓性静脉炎,可能引起肺栓塞。

3.评估心理状况

产妇因担心自己身体情况对胎儿哺育的影响而产生焦虑和不安的情绪。

4.参阅相关资料

参阅血、尿常规检查;药敏试验;B超检查、彩色超声多普勒CT等检查。

### (二)护理诊断与预期目标

1.体温升高

体温恢复至正常水平。

2.疼痛

产妇疼痛逐渐减轻或消失。

3.焦虑

能说出心理感受,焦虑减轻,主动配合治疗。

4.知识缺乏

产妇能叙述产褥感染的相关知识和自我护理的知识。

### (三)护理措施

1.预防措施

①妊娠期:增加营养,增强体质,做好产前检查,纠正贫血,积极治疗感染病灶,预防传染病。临产前2个月避免性生活及盆浴。②分娩期:严格遵守无菌操作规程。提高接生技术,减少出血和损伤;对胎膜早破、产程长、手术产者,应给抗生素预防感染。③产褥期:注意产褥期

卫生,保持外阴清洁,使用消毒的会阴垫,勤更换会阴垫,便后清洗会阴等。早下床活动,经常按摩子宫及新生儿吸吮乳头,可促进子宫收缩,利于恶露排出,减少发生感染的机会。

2.治疗配合

①遵医嘱使用抗生素,定期观察了解治疗效果;腹痛严重者可给予止痛药,以减轻患者的不适。②高热产妇予以物理降温,如温水或酒精擦浴,必要时遵医嘱使用降温药物。③对要进行手术治疗的产妇,做好术前准备。

3.病情观察

①定时测量体温、脉搏、呼吸和血压,发现异常及时报告医生。②密切观察产妇腹痛及恶露情况,并做好记录。

4.生活护理

①提供舒适的环境,促进产妇休息和睡眠。取半卧位,会阴侧切者取健侧卧位,促进恶露排出和炎症的局限;下肢血栓性静脉炎者,应抬高患肢,局部保暖并给予热敷,以促进血液循环,减轻症状。②进食高蛋白、高热量、易消化食物,少量多餐,增强机体抵抗力。注意水分的补充,每天不应低于 2000mL。③做好外阴护理,每天用 0.5％碘附液擦洗外阴两次;会阴水肿者,局部用 50％硫酸镁湿热敷。

5.心理护理

倾听产妇倾诉不安与焦虑,并给予精神安慰,讲解有关的知识和自我护理的方法,为婴儿提供良好的照顾,提供母婴接触的机会,减轻产妇的焦虑。鼓励产妇家属为患者提供良好的社会支持。

# 第二节　晚期产后出血的护理

## 一、疾病概要

分娩 24 小时后,在产褥期内发生的子宫大量出血称晚期产后出血,以产后 1～2 周发病最常见。

### (一)病因及临床表现

1.部分胎盘、胎膜残留

为最常见原因,多发生在产后 10 日左右,表现为血性恶露持续时间延长,以后反复出血或突然大量流血。检查发现子宫复旧不全,宫口松弛,有时可触及残留组织。

2.蜕膜残留

蜕膜因剥离不全而长时间残留,影响子宫复旧,继发子宫内膜炎症而引起晚期产后出血。临床表现与胎盘残留不易鉴别,检查宫腔刮出物可见坏死蜕膜,但不见绒毛。

3.子宫胎盘附着面感染或复旧不全

表现为突然大量阴道流血,检查发现子宫大而软,宫口松弛,阴道及宫口有血块堵塞。

**4.剖宫产术后子宫伤口裂开**

多见于子宫下段横切口两侧端,发生在术后 2～3 周,出现大量阴道流血,甚至引起休克。

**5.感染**

常见于子宫内膜炎,感染引起胎盘剥离面复旧不良和子宫收缩欠佳,血窦关闭不全导致子宫出血。

**(二)诊断**

**1.病史与体征**

了解产程进展及产后恶露情况,有无反复或突然阴道出血病史;如为剖宫产分娩,询问剖宫产指征和术式及术后恢复情况。检查:子宫复旧不佳可扪及子宫增大、变软,宫口松弛,有时可触及残留组织和血块,伴有感染者子宫有明显压痛。

**2.辅助检查**

查血、尿常规,了解感染与贫血情况;B 超检查子宫大小、宫腔内有无残留物、子宫切口愈合状况等;病原体培养及药敏试验;若有宫腔刮出物或切除子宫标本应做病理检查。

**(三)治疗原则**

**1.药物治疗**

少量或中等量阴道流血,应给予足量广谱抗生素、子宫收缩剂、支持疗法及中药治疗。

**2.手术治疗**

疑有胎盘、胎膜、蜕膜残留或胎盘附着部位复旧不全者,应行刮宫术,刮出物送病理检查以明确诊断。剖宫产术后大量出血者,必要时应剖腹探查,若组织坏死范围小,炎性反应轻,可选择清创缝合以及髂内动脉、子宫动脉结扎法止血;若严重者酌情做子宫次全切除术或全宫切除术。

## 二、护理

**(一)护理评估**

**1.询问健康史**

询问产妇孕产史情况,包括本次妊娠、分娩及产褥期情况。特别是本次分娩产程进展情况,是否有产程过长、软产道损伤、手术助产、剖宫产,产后子宫复旧及恶露情况。

**2.评估身体状况**

评估产妇全身情况,测量体温、脉搏、呼吸、血压,评估有无贫血及休克征象。评估阴道流血量、颜色及持续时间、腹痛的性质及程度。

**3.评估心理状况**

产妇因身体不适而产生焦虑,对不能亲自喂养婴儿而感到无助、不安和内疚。

**4.参阅相关资料**

参阅血、尿常规,B 超检查,宫腔刮出物或切除子宫标本的病理检查,进一步明确诊断。

**(二)护理诊断与预期目标**

**1.焦虑**

产妇焦虑有所缓解,积极配合治疗。

2.有感染的危险

产妇体温正常,无感染发生。

3.潜在并发症

出血得到控制,产妇生命体征正常。

**(三)护理措施**

1.预防措施

正确处理产程,及时处理难产;提高剖宫产技术;应用使用抗生素预防感染。

2.加强营养和休息

注意卧床休息,保持外阴清洁,每天擦洗会阴两次。饮食应易消化,富含营养。

3.严密观察产后情况

密切观察阴道出血情况,有阴道排除物应保留并送病理检查。密切观察血压、脉搏、呼吸、体温,发现异常及时通知医生,做好抢救准备。

4.预防产后出血

协助医生采取止血措施,如按摩子宫、使用宫缩剂、缝合产道损伤处等。

5.预防和控制感染

遵医嘱使用抗生素,注意定期检查血常规,了解治疗效果。

6.加强心理护理

观察了解产妇及其家人的精神状态并给予精神安慰,讲解有关知识及自我监护和自我护理的方法,加强婴儿护理,促进母婴情感交流,主动为产妇提供生活护理,避免患者劳累和精神紧张,取得产妇配合和家属支持,解除恐惧心理。

# 第三节 产后抑郁症的护理

**一、疾病概要**

产后抑郁症是产妇在产褥期出现忧郁、烦闷等情绪障碍,是产褥期非精神病性精神综合征中最常见的类型。多在产后2周发病,产后4~6周症状明显。目前认为,产后抑郁症的发病率在3.5%~33%之间。

**(一)病因**

病因不明,可能与遗传、心理、妊娠、分娩和社会等因素有关。

**(二)临床表现**

临床表现与一般抑郁症状相同,产妇多表现为情绪改变,如心情压抑、沮丧,情感淡漠、孤独、自我评价降低、不愿与人交往,导致与人关系紧张;注意力难集中、主动性降低,工作效率低;对生活缺乏信心,欲望下降,出现厌食、睡眠障碍、易疲倦。严重者甚至绝望,出现自杀或杀婴倾向,有时陷入错乱或昏睡状态。

**(三)诊断**

产褥期抑郁症至今尚无统一的诊断标准。1994年美国精神学会在《精神疾病的诊断与统计手册》一书中制定了产褥期抑郁症的诊断标准如下。

(1)在产后2周内出现下列症状5条或5条以上的,同时必须具备第一和第二条:①情绪抑郁;②几乎对所有事物失去兴趣;③体重显著下降或增加;④失眠或睡眠过度;⑤精神焦虑不安或呆滞;⑥疲劳或虚弱;⑦不恰当的自责或自卑感,缺乏自信心;⑧思维力减退或注意力不集中;⑨反复自杀企图。

(2)在产后4周内发病。

**(四)治疗原则**

**1.心理治疗**

针对产妇内心的焦虑和不安,耐心解释和疏导,消除不良刺激,对产褥期妇女多加关心和照顾,调整好家庭和人际关系,养成良好的睡眠习惯。

**2.药物治疗**

应尽量选用不进入乳汁的抗抑郁药,并在医师指导下使用。

## 二、护理

**(一)护理评估**

**1.询问健康史**

询问患者孕产史情况,询问有无家族史及家庭社会情况。

**2.评估身体状况**

评估产妇是否表现出孤独,不愿与人交流,不愿抱婴儿或不能正常地给婴儿喂食,不注意婴儿的反应;评估产妇是否厌恶孩子或害怕接触孩子,甚至出现一些加害婴儿的行为等。

**3.评估心理状况**

产后抑郁症多见于以自我为中心、成熟度不够、敏感、情绪不稳定、好强求全、固执、认真、保守、严守纪律、社交能力不良、与人相处不融洽和内倾性格等个性特点的人群。还有产妇对婴儿期待过高,对承担母亲角色的不适应,对产后生活准备不充分,均可对产妇造成心理压力,同时应评估产妇的家庭及社会资源的心理支持程度。

**4.参阅相关资料**

参阅美国精神学会在《精神疾病的诊断与统计手册》(1994)中制定的产褥期抑郁症的诊断标准。

**(二)护理诊断与预期目标**

**1.恐惧**

产妇了解足够的产褥期知识,恐惧感消除。

**2.睡眠型态紊乱**

产妇睡眠恢复正常,醒后精神。

**3.应对无效**

产妇能正确评价自己,能够积极主动地照顾婴儿。

4.有对自己或他人施行暴力行为的危险

产妇未发生伤害自己与他人的行为。

**(三)护理措施**

(1)鼓励家庭支持和社会支持,如对产妇、婴儿周全的照顾、避免对产妇的不良精神刺激,为产妇创造一个安全、舒适的家庭环境。

(2)提供有效的心理护理,聆听产妇的倾诉,理解产妇的感受,帮助提高生活兴趣。

(3)高度警惕产妇早期的伤害性行为。注意保持环境安全,避免危险因素。产妇出现严重行为障碍时,应避免单独接触婴儿。

(4)重症患者遵医嘱给予抗抑郁药物治疗,注意观察药物的不良反应,同时接受心理治疗。

(5)轻症患者或恢复期,促进和帮助产妇适应母亲角色,指导产妇与婴儿进行交流,促进亲子互动,以培养产妇的自信心。

(6)出院后做好家庭随访工作,为产妇提供有效的心理咨询。

# 第四节　产褥中暑的护理

**一、疾病概要**

产褥中暑是指产妇因高温环境使体内余热不能及时散发而引起中枢性体温调节功能障碍的急性热病,主要表现为高热、水电解质紊乱、循环衰竭和神经系统功能损害等。如处理不当,病情发展迅速,可产生严重后遗症,甚至死亡,切不可轻视。

**(一)病因**

(1)外界气温>35℃、相对湿度>70%时,机体靠汗液蒸发散热受到影响。

(2)居住条件差,居家通风不良且无降温设备时。

(3)产妇分娩体力消耗大而出血多,体质虚弱,产后出汗多又摄入不足时。

(4)产褥感染患者发热时,更容易中暑。

**(二)临床表现**

1.中暑先兆

发病急骤,多表现为多汗、口渴、头晕、头痛、胸闷、心悸、全身乏力。此时产妇体温正常或有低热。

2.轻度中暑

表现为上述症状加重,可有头晕加剧、胸闷加重、颜面潮红、恶心、呕吐,体温上升达38.5℃,脉搏细数、呼吸急促,痱子布满全身。

3.重度中暑

产妇高热,体温达41~42℃,呈稽留热,表现为面色潮红、皮肤干燥、无汗、尿少、意识不清、昏睡、谵妄、抽搐等危急症候。如不及时抢救,数小时即可因呼吸循环衰竭死亡。即使幸存,也常因中枢神经损伤而遗留严重后遗症。

**(三)诊断**

结合病史,从发病季节、产妇居住环境、产妇分娩是否导致体质虚弱、是否有产褥感染等病史以及临床表现来诊断产褥中暑。

**(四)治疗原则**

处理原则是立即降低环境温度,改善环境通风状况,迅速给予产妇降温,及时纠正水、电解质紊乱及酸中毒,积极防治休克。迅速降低体温是抢救成功的关键。

(1)预防产褥中暑的发生,应打破旧的传统风俗习惯,经常对孕妇进行科学教育和产褥期卫生教育。

(2)中暑先兆时,立即将产妇移至凉爽通风处,解开衣服,多喝凉开水或盐开水,使其安静休息。

(3)轻度中暑者,除上述处理外,适度应用仁丹、十滴水内服,涂擦清凉油,体温上升者可采用物理降温如置冰袋、电扇或给予解热药物退热。

(4)重度中暑时,迅速将患者移至通风处,采用物理方法降温:用冰水或冰水加酒精全身擦浴,在头、颈、腋下、腹股沟浅表大血管分布区放置冰袋,并同时电扇吹风,必要时加用药物降温:用盐酸氯丙嗪加盐酸异丙嗪静脉滴注,体温降至38℃时停止降温。同时注意监测生命体征,特别注意心脏及肾脏情况。积极纠正水、电解质紊乱及酸碱中毒。

## 二、护理

**(一)护理评估**

1.询问健康史

询问产妇分娩及产后情况,产妇身体状况,询问家庭休养环境。

2.评估身体状况

评估产妇的口渴、尿频、多汗、恶心、头晕、全身无力、胸闷、心慌等症状的情况。

3.评估心理状况

产妇由于没有心理准备,对疾病认识不够,加之起病急、重,不能亲自照顾自己的孩子,常表现焦虑、烦躁、失落和内疚。

4.参阅相关资料

参阅相关实验室检查资料。

**(二)护理诊断与预期目标**

1.焦虑

产妇焦虑有所缓解,积极配合治疗。

2.体温升高

产妇体温恢复至正常水平。

3.体液不足

产妇体液容量平衡。

4.知识缺乏

产妇能叙述产褥中暑的相关知识和自我护理的知识。

### (三)护理措施

1.预防措施

①进行卫生宣教,破除旧的陈规陋习,提倡科学坐月子。②保持室内空气流通,衣着要适宜;多饮水、多吃易消化、营养丰富的食物;保证充足的睡眠。③教会产妇识别产褥中暑先兆症状:口渴、多汗、恶心、头晕、心慌、胸闷等。④产后其皮肤排泄功能较旺盛,出汗较多,可以经常用温水擦浴,勤换衣服,可避免产后中暑。

2.急救护理

①迅速改变高温、高湿和不通风环境,采用物理降温,如酒精擦浴或冰水擦浴。②卧床休息,做好居室通风,减少衣着棉被,使体温维持正常状态。③鼓励患者多喝冷开水、冷绿豆汤,多饮些淡盐水或服十滴水、仁丹、藿香正气水等。④出现高烧、昏迷、抽搐者,应让产妇头偏向一侧,保证呼吸道畅通。在转送医院进一步治疗前,可用湿毛巾或用 30%～50%乙醇溶液擦浴前胸、后背等处。

# 第六章　妊娠期并发症护理

## 第一节　流产的护理

妊娠于 28 周前终止,胎儿体重少于 1000g,称为流产。流产发生于孕 12 周前者,称为早期流产。发生于 12 周后者,称为晚期流产。流产分为自然流产和人工流产。在全部妊娠中,自然流产的发病率占 15%～20%,绝大多数为早期流产。本节所称流产是指自然流产。

### 一、病因和发病机制

导致自然流产的原因较多,主要有:

**(一)胚胎因素**

胚胎染色体异常是流产的主要原因。早期流产胚胎排出物检查发现 50%～60%有染色体异常,夫妇任何一方有染色体异常亦可传至子代,导致流产。染色体异常包括:①数目异常:多见三体(trisomy)、单体 X(monosomy X,45X)、三倍体及四倍体;②结构异常:染色体分带技术可见易位、断裂、缺失。除遗传因素外,感染、药物等不良作用亦可引起胚胎染色体异常,常在 12 孕周前发生流产,即使少数妊娠至足月,出生后可能为畸形儿或有代谢及功能缺陷。如发生流产,排出物往往为空胚囊或退化的胚胎,故应常规仔细检查流产产物。

**(二)母体因素**

**1.全身性疾病**

全身性感染时高热可促进子宫收缩引起流产,梅毒螺旋体、流感病毒、巨细胞病毒、支原体、衣原体、弓形虫、单纯疱疹病毒等感染可引起胎儿染色体畸变而导致流产;孕妇患心力衰竭、严重贫血、高血压、慢性肾炎及严重营养不良等缺血缺氧性疾病亦可导致流产。

**2.生殖器官疾病**

孕妇有子宫畸形(如双角子宫、纵隔子宫等)或子宫肌瘤,由于影响胎盘血供,可影响胚胎或胎儿生长发育而导致流产。孕妇有宫颈内口松弛或宫颈重度裂伤,易致胎膜破裂而发生流产。

**3.其他**

精神心理因素如惊恐、抑郁;过度劳累、持重物、性交、行腹部手术、跌倒或其他外伤;妊娠营养缺乏、过量吸烟等,均可发生流产。

**(三)免疫因素**

**1.组织相容抗原(HLA)**

HLA 复合体定位于人的第 6 对染色体短臂的一个区段上,至少包括 4 个与移植有关的基因位点。正常妊娠时夫妇 HLA 不相容,可维持遗传的多样性,防止致死纯合子的产生。而习惯性流产夫妇间 HLA 抗原相容的频率较大,过多的共有抗原,阻止母体对妊娠作为异体抗原的辨认,不能刺激母体产生维持妊娠所需的抗体,从而缺乏抗体的调节作用,母体免疫系统易对胎儿产生免疫学攻击,而导致流产。

**2.抗磷脂抗体**

抗磷脂抗体是一组自身免疫性抗体,其中包括狼疮抗凝抗体(la)及抗心磷脂抗体(aca)。近年来研究发现,在自身免疫性疾病、某些感染及一些不明原因的疾患中,如抗磷脂抗体阳性,习惯性流产发生率极高。抗磷脂抗体不是作用于妊娠早期导致流产,而是作用于妊娠中、晚期使胎儿死亡,因此,抗磷脂抗体可能是中晚期流产的因素。

**3.抗精子抗体**

研究发现,在反复自然流产(RSA)夫妇中,双方或男方血清中存在抗精子抗体。动物实验证明抗精子抗体有杀死胚胎的作用,提示该抗体的存在与 RSA 有关。抗精子抗体引起的流产,多发生在 3 个月以内的早期流产。

**(四)其他**

如血型不合,由于以往的妊娠或输血,致 Rh 因子不合的 ABO 血型因子在母体中产生抗体,此次妊娠由胎盘进入胎儿体内与红细胞凝集而产生溶血,以致流产;精神或神经因素:如惊吓、严重精神刺激等也都可致成流产。近年来通过研究认为,噪音与振动对人的生殖也有一定影响。

## 二、病理改变

早期流产多数因胚胎先死亡,继之底蜕膜坏死,造成胚胎及绒毛与蜕膜层剥离,血窦开放引起出血,剥离的胚胎组织如同异物,引起子宫收缩而被排出。所以早期流产,往往先有流血而后有腹痛。在妊娠 8 周以前绒毛发育尚不成熟与子宫蜕膜联系还不牢固,此时发生流产,妊娠产物多数可以完全从子宫壁剥离而排出,故流血不多。妊娠 8～12 周,胎盘绒毛发育繁盛,与蜕膜联系较牢固,此时发生流产,妊娠产物往往不易完整剥离排出,常因剥离不完全影响子宫收缩而出血较多。妊娠 12 周以后,胎盘完全形成,流产过程常与足月分娩相似,先有阵发性子宫收缩,然后排出胎儿及胎盘。但也有可能胎盘滞留于子宫腔中,引起大量出血。有时由于底蜕膜反复出血,凝固的血块包绕胎块,形成血样胎块稽留于宫腔内不易排出,时间久后,血红蛋白被吸收形成肉样胎块,有时胎儿被挤压,形成纸样胎儿,或钙化后称为石胎。

## 三、临床类型

### (一)先兆流产

有少量的阴道流血和(或)下腹痛,妊娠物未排出。检查发现宫颈口闭合,胎膜未破裂,子宫大小符合停经月份。经过休息和治疗以后,如果流血停止、腹痛消失,妊娠可以继续;如果流血量增加或腹痛加剧,则可能演变为难免流产。

### (二)难免流产

一般由先兆流产发展而来,阴道出血量增加,阵发性腹痛加剧或出现阴道排液(胎膜破裂)。检查时发现宫颈口已扩张,有时可见妊娠物堵塞于宫颈口内,并有持续阴道流血或排液,子宫大小与停经月份相符或略小,这时流产已不可避免。

### (三)不全流产

由难免流产发展而来,部分妊娠物已经排出子宫,尚有部分残留于子宫内。因残留妊娠物影响子宫收缩,有持续性阴道流血,严重者可发生休克。检查时可发现宫颈口扩张,有血液自宫颈口流出,有时可见妊娠物堵塞宫颈口或部分妊娠物已排出至阴道内,部分仍残留在宫腔内,子宫大小一般小于停经月份。

### (四)完全流产

妊娠物已经完全排出子宫,阴道流血逐渐停止,腹痛逐渐消失。检查时发现宫颈口关闭,子宫大小基本接近正常。

### (五)稽留流产

稽留流产旧称过期流产。系指胚胎或胎儿死亡而仍稽留于宫腔内者尚未自然排出者。至于滞留时间,有人主张规定胚胎停止发育后2个月尚未自然排出者为稽留流产。孕妇多有早期妊娠先兆流产经过,此后子宫不再长大,反渐缩小,且亦不像一般妊娠那样柔软。妊娠试验从阳性变为阴性,胎盘机化与子宫壁紧密粘连,不易分离。另一方面因性激素不足,子宫收缩力降低,不易排出而稽留宫腔。胚胎死亡后,胎盘溶解,产生溶血活酶进入母体血液循环,引起微血管内凝血,消耗大量凝血因子,稽留宫腔时间愈长,引起凝血功能障碍的可能性愈大。

### (六)习惯性流产

连续3次以上自然流产称为习惯性流产,且流产往往发生于同一月份,而流产的过程可经历前述的临床分型。近来国际上常用复发性流产取代习惯性流产,改为连续2次的自然流产。习惯性流产发生在早期者,多见于胚胎染色体异常,黄体功能不足,免疫因素异常或甲状腺功能低下;发生于晚期者,常见原因为子宫发育异常、子宫肌瘤或宫颈内口松弛等。

### (七)流产感染

上述各型流产皆可合并感染,发生在不全流产者较多。感染常发生于手术时使用未经严密消毒的器械;器械损伤宫颈;或宫腔原有感染病灶,流产后引起感染扩散;流产后不注意卫生、过早性交等均可引起感染。感染的病原菌常为多种细菌,厌氧及需氧菌混合感染,近年来各家报道以厌氧菌占大多数,可达60%~80%。感染可局限于子宫腔内,亦可蔓延至子宫周围,形成输卵管炎、输卵管卵巢炎、盆腔结缔组织炎甚至超越生殖器官而形成腹膜炎败血症及感染性休克等,称为流产感染。

## 四、临床表现

主要为停经后出现阴道流血和腹痛。孕12周前发生的流产,由于胚胎坏死,绒毛与蜕膜剥离,血窦开放,出现阴道流血;剥离的胚胎及血液刺激子宫收缩,排出胚胎,产生阵发性下腹疼痛。当胚胎完整排出后,子宫收缩,血窦关闭,出血停止。故早期流产的全过程有阴道流血,而腹痛常常出现在阴道流血之后;晚期流产的临床过程与早产及足月产相似,经过阵发性子宫收缩,排出胎儿及胎盘,同时出现阴道流血。晚期流产时胎盘与子宫壁附着牢固,如胎盘粘连仅部分剥离,残留组织影响子宫收缩,血窦开放,可导致大量出血、休克、甚至死亡。胎盘残留过久,可形成胎盘息肉,引起反复出血、贫血及继发感染。

## 五、实验室及其他检查

### (一)妊娠试验

测定尿 HCG 定性,多采用酶联免疫法测定;为了进一步了解流产的预后,可以进行 HCG

的定量测定,多选用放射免疫法。

### (二)B超显像

目前应用较广,对鉴别诊断中确定流产类型有实际价值。疑为先兆流产者,可根据有无妊娠囊,有无胎心反射及胎动,确定胎儿或胚胎是否存活,可协助选择适当治疗方法。不全流产,稽留流产等均可借助B超检查加以确定。

### (三)其他激素测定

主要有人胎盘催乳素(HPL)、雌二醇($E_2$)及孕二醇等的测定,可辅助判断妊娠是否尚能继续或需终止。

### (四)病理检查

排出物的病理组织切片检查有助于鉴别是否妊娠产物,确定诊断。

### (五)病原体检查

近年来发现流产与早期宫内感染关系较为密切,宫腔拭子的细菌培养结果有助于确定感染病菌,有利于治疗。对反复流产且原因不明者,应常规行TORCH检查。

### (六)免疫学检查

对原因不明反复流产的夫妇双方须进行ABO血型及Rh血型测定,必要时可做HLA位点抗原检查。

## 六、诊断标准

### (一)先兆流产

生育年龄妇女妊娠后(28周以前)阴道少量出血,下腹轻微疼痛;子宫大小与孕周相符;尿妊娠试验阳性;B超显示胎动、胎心。

### (二)难免流产

妊娠后,阴道出血超过月经量,下腹痛加剧;子宫与孕周相符或稍小,子宫颈口已开大;尿妊娠试验阳性或阴性。

### (三)不全流产

阴道少量持续或大量出血,下腹痛减轻,有部分组织排出;子宫较孕周为小,子宫颈口扩张或有组织堵塞;妊娠试验阳性和阴性。

### (四)完全流产

阴道出血少或无,腹痛消失,组织全排出;子宫稍大或正常,子宫颈口闭;妊娠试验阴性。

### (五)稽留流产

有类似先兆流产史,胚胎已死2月以上未排出;子宫小于孕周,宫颈口未扩张;妊娠试验阴性;B超无胎心胎动。

### (六)习惯性流产

有连续3次或3次以上自然流产史。

### (七)流产感染

流产与感染同时存在,即流产伴急性盆腔炎表现。

## 七、鉴别诊断

### (一)异位妊娠

腹痛多剧烈,而阴道流血量少,如有内失血则贫血或休克与阴道流血量不成正比。阴道出血常是点滴状,呈深褐色,偶然流血量增多或伴有子宫蜕膜管型,被误为流产。若将蜕膜管型置于水中漂浮时,见不到绒毛组织,不典型的复杂病例,还应借助 B 超、诊断性刮宫等排除宫内流产。

**(二)葡萄胎**

停经后阴道反复流血呈暗红色,有时在流出的血中查见水泡样物,早孕反应较重,贫血、浮肿及妊娠高血压综合征出现较早,子宫常大于停经月份,血或尿 HCG 水平较高,借助 B 超可排除流产。

**(三)子宫肌瘤**

子宫增大而硬是子宫肌瘤的特点,有时子宫凸凹不平,或月经量增多,经期延长,尿妊娠试验阴性,诊断性刮宫未见绒毛,B 超即可诊断。

**(四)功能性子宫出血**

功能性子宫出血发生于生育年龄的功能性子宫出血,多为黄体功能不全,无明显停经史,经期延长,阴道流血时多时少,可淋漓不断,多无腹痛,无早孕反应,妊娠试验阴性。妇科检查一般无异常发现,子宫内膜病理检查无蜕膜样改变。易与流产相鉴别。

# 八、治疗

一旦发生流产,应根据流产的不同类型,给予积极恰当的处理。流产的治疗,采用安胎或下胎两种截然不同的治则和处理。先兆流产以安胎为治;难免流产、不全流产、过期流产,宜尽快下胎,免生他疾;感染性流产和习惯性流产,则需做特殊处理。

**(一)先兆流产**

1.早期先兆流产

治疗前做 B 超检查,血 β－HCG 水平测定,判断胚胎是否存活。

(1)卧床休息,禁止性生活,尽量减少不必要的阴道检查。

(2)适当给予对胎儿无害的镇静药物,如苯巴比妥 0.06g,3 次/天口服。

(3)孕激素水平低者,可用孕激素治疗。

1)黄体酮 10～20mg,每日或隔日肌内注射 1 次;

2)维生素 E 有类似黄体酮的作用,10～100mg 口服,3 次/天;

3)绒促性素(HCG)1000U 肌内注射,1 次/天,流血停止后可改为每 2～3 天 1 次,逐渐减量,或使用至停经 3 个月。

(4)甲状腺功能减退者可口服甲状腺片 30～60mg,1～2 次/天。控制糖尿病。

(5)给予心理治疗,使患者保持情绪稳定,增强信心。

(6)进食营养丰富,易消化食物。

(7)定期做 B 超检查及检测血 β－HCG 水平、做尿妊娠试验,监测胚胎是否继续发育,如发现胎儿死亡,及时刮宫以清除宫腔内妊娠物。

2.晚期先兆流产

(1)卧床休息。

(2)抑制宫缩

1)25％硫酸镁 10mL＋10％葡萄糖液 20mL 静脉推注,继之以 25％硫酸镁 40～60mL＋

5%葡萄糖液1000mL,以约每小时1g硫酸镁的速度静脉滴注,维持血镁浓度。使用时注意监测膝反射、呼吸、尿量。

2)使用β受体兴奋药:常用硫酸沙丁胺醇2.4~4.8mg,4次/天,口服。

(3)治疗过程中应严密观察胎动、胎心、阴道流血或流液情况,定期做B超复查。

### (二)难免流产

一旦确诊,早期流产应及时吸宫或刮宫。发生于12周之前出血不多者,可给催产素10IU肌内注射,随即行吸宫术;出血多者,可将催产素10IU加到5%葡萄糖液500mL中静脉滴注,同时行吸宫术。若发生在12周之后,可每半小时肌内注射催产素5IU,共4次,引起规律宫缩后,胎儿及胎盘常可自行排出。如排出不全,须再行宫腔清理,否则仍会发生阴道出血。术后用抗生素预防感染。

### (三)不全流产

肌内注射催产素并立即清理宫腔内容物以使子宫收缩,从而减少出血。该类患者常有反复的或大量的阴道出血,若进入休克状态,应视具体情况补液、输血并给宫缩剂及抗生素,与抗休克同时清除宫内残存组织。

### (四)完全流产

胚胎组织排出后,流血停止,腹痛消失,除嘱患者休息,注意排除感染,无须特殊处理。但胚胎组织是否完全排出,必须正确判断。如经检查排出组织已见到完整胎囊、蜕膜或胎儿胎盘,结合症状及检查,必要时B超检查证实,可诊断为完全流产;如不能确定,应按不全流产处理,以再做一次刮宫为妥。

### (五)稽留流产

处理意见不一,甚至有完全相反的意见。有人认为不必干扰,待其自然排出。但有人则认为确诊后即应行手术清除。目前常用的处理原则是:妊娠3个月内如已确诊为死胎,可立即清除宫腔。如孕期超过3个月,先用大量雌激素,然后再用缩宫素引产,如不成功,可考虑手术。在稽留流产中胚胎死亡时间愈久,由于组织机化,刮宫愈困难;且近年来临床上及文献报道孕16周以上之稽留性流产,可能引起凝血功能障碍,造成严重出血,故以确诊后积极处理为宜。术前给予雌激素,如炔雌醇1mg,每日2次,共3~5天,以增加子宫对缩宫素的敏感性。术前检查血常规,出凝血时间,如有条件应查纤维蛋白原,并做好输血准备。3个月以内者,可行刮宫术,术中肌内注射缩宫素,如果胎盘机化且与子宫壁致密粘连,术中应谨防子宫穿孔,如一次不能刮净,可待5~7日后二次刮宫。月份较大者,先行B超检查了解胎儿死亡时大小,是否有羊水。如有羊水,可行羊膜腔穿刺,依沙吖啶80~100mg羊膜腔内注射引产或应用催产素引产,促使胎儿及胎盘排出。

### (六)习惯性流产

1.病因治疗

应针对不同病因采取恰当的治疗方法。

(1)遗传因素:若流产多由于胚胎染色体异常所致,表明流产与配子的质量有关。男方精子畸形率过高者建议到男科治疗,久治不愈者可行供者人工授精。高龄女性胚胎的染色体异常多为三体,且多次治疗失败可考虑做赠卵体外授精-胚胎移植术。夫妇双方基因或染色体异常者可视具体情况选择种植前诊断供者人工授精或赠卵体外授精-胚胎移植术。

（2）母体生殖道解剖结构异常：对子宫纵隔者可行纵隔切除术。子宫黏膜下肌瘤可在宫腔镜下做肌瘤切除术，壁间肌瘤可做经腹肌瘤挖出术。宫腔粘连可在宫腔镜下做粘连分离术，术后放置宫内节育器 3 个月。

（3）宫颈功能不全：施行宫颈环扎术。

2.药物治疗

（1）黄体酮：黄体功能不全者可给本品治疗。方法：20mg，肌内注射，每日 1 次。用至胎盘形成。

（2）维生素 E：有类似黄体酮作用，有利于胚胎发育。方法：100mg，口服。每日 3 次。

（3）叶酸：5～10mg，口服，每日 3 次。有利于胚胎发育。

（4）镇静剂：对情绪不稳定多次流产恐惧者，适当应用镇静药物，苯巴比妥 0.03g，每日 3 次，口服；或地西泮 2.5mg，每日 3 次，口服。以利保胎。

（5）沙丁胺醇：对于孕晚期习惯性流产，不伴有心脏病、甲亢、糖尿病者，可用本品 2.4～72.0mg，每日 3～4 次口服。

（6）硫酸镁：可松弛子宫平滑肌，降低子宫张力，改善子宫胎盘循环，以利保胎。方法：25％硫酸镁 40～60mL 加 5％葡萄糖 500mL 稀释后缓慢静脉滴注（8～10 小时）。

**（七）感染性流产**

治疗原则为在控制感染的基础上，尽早清除宫腔内容物。

（1）在致病菌未确定前，应选用广谱抗生素，尤其要加针对厌氧菌的药物。目前应用较多的是甲硝唑。可选用：①青霉素 G 480 万～800 万 U＋甲硝唑 2g，分别加入 5％葡萄糖溶液静脉点滴，1 次/天；②氨苄西林 4～6g＋甲硝唑 2g 分别稀释后静脉滴注，1 次/天；③头孢类药物，如头孢拉定、头孢唑啉、头孢曲松（菌必治），4～6g＋甲硝唑 2g，分别稀释后静脉滴注，1 次/天；④如青霉素过敏，可选用对类杆菌等厌氧菌亦有较好疗效的克林霉素，1.2～2.4g/日，稀释后静脉滴注。

（2）如出血量少或出血已止，应先控制感染，3～5 日后以卵圆钳轻轻夹取组织或以钝刮匙轻刮宫壁。

（3）如感染体征明显，出血量多，应在抗感染的同时清理宫腔。可在静脉滴注抗生素及使用缩宫剂的同时行钳刮术。

（4）术后仔细检查刮出组织，并将刮出物行细菌培养及药敏试验。

（5）术后应继续应用抗生素治疗至体温正常后 3 日。

（6）如子宫严重感染，药物不易控制，或出现中毒性休克者，应考虑切除子宫。

## 九、护理措施

**（一）先兆流产患者的护理**

（1）除要了解患者的主诉外，还要注意她的生活环境.工作性质和家庭关系等，作为制订护理计划的参考资料。

（2）为患者提供精神上的支持和心理治疗是非常重要的措施，让患者和家属保持镇静，恰如其分地宣传优生的重要性，说明当确实不能保胎时，应顺其自然，解除不必要的紧张气氛，给孕妇一个令心情舒畅且安静的休息环境。

(3)对曾有流产史者,更应给予较多的精神支持和关怀,使其对未来抱有希望、充满信心。卧床休息、提供足够的营养,按医嘱给予适量对胎儿无害的镇静剂、孕激素等,对治疗先兆流产均有良好的效果。

**(二)习惯性流产的护理**

(1)患者应卧床休息,禁止性生活和不必要的妇科检查。禁止灌肠。勿食辛辣刺激性食物。

(2)加强心理护理,解除患者思想顾虑,避免过度紧张。

(3)对于习惯性流产者,应做好宫颈缝合术的护理。

**(三)难免流产和不全流产的护理**

(1)做好心理护理,安慰患者,准备外阴皮肤,及时送手术室清理宫腔。对于流血多者,要防止休克的发生。

(2)刮宫后注意外阴清洁,禁坐浴两周。

(3)出院时嘱患者1个月内禁止性生活,采取避孕措施最好1~2年,寻找原因,以防止再次流产。

**(四)稽留性流产(过期流产)的护理**

(1)确诊后不能自动排出胚胎,应行手术清除,并做好术前各项实验室检查,做好输液、输血准备。尽早施行刮宫或引产术。

(2)术后注意子宫收缩、阴道流血和体温变化,发现异常及时报告医生处理。

**(五)感染性流产的护理**

(1)注意做好床边隔离,防止交叉感染。

(2)注意外阴清洁,半卧位以利于恶露流出。

(3)每日用1:1000苯扎溴铵棉球擦洗2次,控制感染后,按医嘱进行刮宫准备,如各项化验检查及术前各项准备工作。

**(六)完全流产的护理**

嘱患者适当休息,注意观察病情,排出物送病理检查。

## 十、健康教育

搞好出院卫生宣教。

**(一)持续怀孕者**

(1)返家后仍需卧床休息。

(2)避免从事粗重工作或剧烈活动。

(3)教导孕妇自我观察流产征兆:①阴道出血现象;②腹痛;③基础体温下降。

(4)按时接受产前检查。

**(二)接受流产手术者**

(1)手术后一周内,不可从事粗重工作。

(2)出血期间或手术后,二周内不宜行房事、阴道灌注及阴道塞剂。

(3)教导流产手术后,并发症的自我观察:①发热体温37.5℃以上及寒战现象;②阴道分泌物有恶臭现象;③严重腹痛、恶心、呕吐现象;④大量阴道出血或出血现象持续一周以上。

### (三)其他指导

(1)注意饮食的均衡。

(2)按时返院追踪检查。

(3)提供避孕知识,宜于流产 6 个月后再怀孕。

## 十一、预后

在所有妊娠中约 30% 会出现阴道流血,流血患者中有一半会发生流产。多数流产的预后良好,一般不会危及生命。如果处理不当,可能会导致宫腔感染和输卵管阻塞,影响以后的生育。流产后 6 个月内怀孕再次流产概率较高。习惯性流产者建议避孕 6～12 个月。自然流产 1～2 次者,再次妊娠成功的概率是 80%;流产 3 次,再次妊娠成功的概率是 55%～75%。

## 十二、预防

绝大多数流产是可以预防的,主要是预防和消除引起流产的病因,以利于胚胎的正常发育。婚前检查可避免流产的潜在因素。孕前应强健夫妇体质,孕后宜慎房事,并适当休息,避免劳累,增加营养。反复流产者,宜尽早安胎。

# 第二节　异位妊娠的护理

正常妊娠时,受精卵着床于子宫体腔内膜,当受精卵于子宫体腔以外着床,称为异位妊娠,是妇产科常见的急腹症之一,若诊治不及时,可危及生命。异位妊娠包括输卵管妊娠、卵巢妊娠、腹腔妊娠、宫颈妊娠等,其中以输卵管妊娠为最常见。故本节主要介绍输卵管妊娠。

输卵管妊娠是妇产科的常见急腹症。根据孕卵在输卵管内着床部位的不同,分为间质部峡部、壶腹部、伞部妊娠等,其中以壶腹部及峡部妊娠最常见。

## 一、病因和发病机制

### (一)输卵管炎症

为输卵管妊娠的常见病因。炎症后,输卵管黏膜破坏,纤毛受损,病变部位管壁粘连、纤维化和瘢痕形成,使管腔狭窄,肌肉蠕动能力降低,影响孕卵在输卵管中的正常运送。输卵管周围的炎性粘连,造成管腔扭曲,使孕卵的运行受到影响,伞端粘连还会影响捕捉孕卵的功能。流产后、产后因一般细菌感染所致的输卵管炎,其病变主要限于输卵管周围组织,结核性输卵管炎的输卵管病变常较严重,治疗后极少能够获得妊娠,即使偶尔受孕,约 1/3 为输卵管妊娠。阑尾炎、腹膜炎、盆腔子宫内膜异位症后均可增加异位妊娠的危险率。

### (二)既往输卵管手术史

各种输卵管绝育术,术后如再通或形成瘘管,均有导致输卵管妊娠的可能,输卵管妊娠的发生率为 10%～20%。绝育术后复通术、输卵管成形术或输卵管妊娠保守性手术,亦可因瘢痕使管腔狭窄、通畅不良而致病。

### (三)输卵管发育不良或功能异常

输卵管发育不良表现为输卵管过长、肌层发育差、黏膜纤毛缺乏,导致受精卵滞留。输卵管的蠕动纤毛活动以及上皮细胞的分泌均受雌、孕激素调节,若调节失败则影响受精卵的正常运行。精神因素亦可引起输卵管功能异常,干扰受精卵的运行。

### (四)与计划生育有关因素

(1)宫内节育器(IUD)的应用与异位妊娠的直接关系仍未被证实。但宫内节育器放置后可能使子宫内膜炎、输卵管炎的发病率增高,尤其是带尾丝的 IUD,使异位妊娠的发病率增加。

(2)多次人工流产后输卵管妊娠的危险性成倍增加,可能也与流产后感染有关。

(3)复合型口服避孕药,无论对宫内、外妊娠都能起到抑制作用。但使用纯孕激素避孕药,排卵功能尚未受到抑制,输卵管的蠕动却发生障碍,使输卵管妊娠的比例明显增加。避孕失败而妊娠时,1/10 为异位妊娠。

### (五)受精卵游走

一侧卵巢排卵,受精卵经宫腔或腹腔向对侧输卵管移行,即可在对侧输卵管着床发展成输卵管妊娠。

### (六)辅助生殖技术

随着辅助生殖技术的推广应用,输卵管妊娠的发生率有所升高。国外报道因助孕技术的应用所致输卵管妊娠发生率为 $2.8\%\sim5.0\%$。

### (七)其他

子宫肌瘤、卵巢肿瘤等压迫输卵管,影响输卵管管腔的通畅,使受精卵运行受阻。另外,输卵管复通术或输卵管成形术后,也可能发生输卵管妊娠。

孕卵在输卵管内着床,由于输卵管管壁较薄,黏膜只有上皮缺少黏膜下组织,在孕卵种植后不能形成完整的蜕膜层,而且输卵管的血管系统亦不同于子宫,既不能抵御绒毛的侵蚀亦不能提供足够的营养,孕卵遂直接侵蚀输卵管肌层。绒毛侵及肌壁微血管,引起局部出血,进而由蜕膜细胞、肌纤维及结缔组织形成包膜。输卵管的管壁薄弱,管腔狭小,不能适应胎儿的生长发育,因此,妊娠发展到某一阶段,即被终止。如孕卵着床在靠近伞端的扩大部分—壶腹部,则发展到一定程度即以流产告终。当胚胎全部流入腹腔(完全流产),一般出,血不多;如部分流出(不完全流产)则可反复多次出血。如孕卵着床在狭窄的输卵管峡部,则往往招致输卵管破裂而发生严重的腹腔内大出血。

## 二、病理

### (一)输卵管妊娠的病理改变与结局

输卵管管壁很薄,肌层发育不良,妊娠时不能形成完整的蜕膜层,抵挡不住滋养层的侵蚀。受精卵种植时,绒毛溶解周围结缔组织和肌层,引起局部出血,血液进入绒毛间,使绒毛剥离、受精卵死亡,致流产、破裂或继发性腹腔妊娠。

#### 1.输卵管妊娠流产

输卵管妊娠流产是多见的一种结局。多见于壶腹部妊娠。由于输卵管管壁形成的蜕膜不完整,发育中的囊胚常向管腔突出,最终突破包膜而出血,囊胚可自管壁分离,进入输卵管管腔,腔内的妊娠物经由伞端排入腹腔,称输卵管妊娠流产。多在妊娠8～12周发生。据妊娠物排出的完全程度,分为输卵管完全流产和输卵管不全流产。流产不完全者,滋养细胞可侵蚀输卵管管壁,使之反复出血,形成输卵管血肿或输卵管周围血肿,甚至盆腔血肿,血量多时可流向腹腔。

### 2.输卵管妊娠破裂

输卵管妊娠破裂是较多见的一种结局。多见于峡部妊娠,囊胚生长可使狭小的输卵管过度膨胀,滋养细胞侵蚀肌层和浆膜,最终导致输卵管破裂。输卵管肌层血管丰富,输卵管妊娠破裂所致的出血较输卵管妊娠流产时为剧,如短时间内大量出血,患者迅即陷入休克。反复出血者,腹腔内积血形成血肿,日后可机化变硬并与周围组织粘连,临床上称为"陈旧性宫外孕"。有时内出血停止,病情稳定,时间久之,胚胎死亡或被吸收,也可能继发感染,化脓。

### 3.继发性腹腔妊娠

继发性腹腔妊娠是罕见的一种结局。输卵管妊娠流产或发生破裂后,随血液排至腹腔中的胚胎偶有存活者,存活的胚胎绒毛继续从原位或其他部位获得营养,则可在腹腔中继发生长,发展为继发性腹腔妊娠。

### (二)子宫的变化

妊娠内分泌使子宫稍大变软,子宫内膜仍呈蜕膜反应,腺上皮低矮,染色淡、分泌旺盛,腺体增生呈锯齿状,间质细胞呈大多角形,紧密相连,未见滋养细胞。当胚胎死亡后,有50%的病例可由阴道排出三角形蜕膜管型,其余呈碎片排出,在排出组织中见不到绒毛。

## 三、临床表现

输卵管妊娠的临床表现与孕卵着床的部位、临床转归及腹腔内失血量的多少密切相关。

### (一)症状

#### 1.停经史

70%患者有停经史,停经时间长短不一,峡部妊娠停经时间短,发生破裂机会大,临床症状较典型,而间质部妊娠停经时间长,可达3～5个月,一旦破裂,出血量多,患者很快进入休克状态,应特别引起注意。临床上仍有20%～30%的患者无停经史,这是由于患者将少量阴道流血误认为是月经来潮,因此对于无停经史的患者不能排除异位妊娠的可能。

#### 2.腹痛

为常见症状,发生率为90%～95%,多因输卵管破裂引起,患者常突感一侧下腹部撕裂样疼痛,伴恶心呕吐,血液积聚于子宫直肠陷窝可引起肛门坠胀感,如出血量多尚可刺激膈肌引起肩部放射性疼痛,易误诊为胃肠炎或胆囊炎。如为输卵管流产,出血较少、较缓慢,疼痛程度则较轻,常局限于下腹部一侧。如反复破裂或流产引起反复多次的小量内出血,又未及时治疗者,血液积聚在子宫直肠窝,可引起肛门部位的严重坠痛。

#### 3.阴道不规则流血

发生在停经后,但也有无明确停经史者。由于输卵管妊娠胚胎发育不良,维持妊娠的激素分泌量不足,引起子宫内膜发生退行性改变及坏死,蜕膜呈碎片状排出而致子宫出血。一般出血量不多,延续时间较长,淋漓不尽。

### 4.昏厥及休克

由于腹腔内出血及剧烈腹痛,轻者常有昏厥,重者出现休克,其程度与腹腔内出血量成正比,即出血越多越急,症状出现也越迅速越严重,但与阴道流血不成正比。急性失血时血压测不到。

### (二)体征

#### 1.一般情况

因腹腔内出血的量不同,可呈现不同程度的贫血貌。大量出血时则有面色苍白,四肢湿冷、脉搏快而细弱及血压下降等休克前或休克症状。异位妊娠破裂时,体温一般正常,5%～10%的患者体温略为升高,体温超过38℃者罕见。

#### 2.腹部检查

出血较多时,下腹部有明显的压痛及反跳痛,尤以患侧为剧,但腹肌紧张较腹膜炎时之板状腹为轻,叩诊可有移动性浊音。

#### 3.盆腔检查

在异位妊娠破裂或近破裂时,几乎所有的患者有宫颈明显举痛,将宫颈轻轻上抬或向左右摇动时,即可引起剧烈腹痛,为加重对腹膜的刺激所致。半数患者附件侧或子宫后方可及包块,边界不清,触痛明显。1/3的患者子宫稍大,但不超过孕8周。内出血多时,子宫有漂浮感,阴道后穹隆饱满。间质部妊娠与其他部位输卵管妊娠表现不同,子宫大小与停经月份基本符合,但子宫轮廓不相对称,患侧宫角部突出。

另外,较少见的还有宫颈妊娠、卵巢妊娠残角子宫妊娠、腹腔妊娠4种。

本病根据病史、症状及体征,借助超声检查、腹部X线摄片、子宫碘油造影等,可明确诊断。当确诊为腹腔妊娠时应立即剖腹取出胎儿、胎盘。若胎盘与肠管及其他脏器粘连,勉强剥离,出血必多。可用肠线在靠近胎盘处结扎脐带,将胎盘留在腹腔内,日久逐渐吸收。术中应酌情输血,术后应用抗生素防止感染。

## 四、实验室及其他检查

### (一)超声波检查

超声检查有腹式或阴式,更为先进的有彩色多普勒阴道超声,在解剖结构的基础上增加了血流显像,提高了鉴别组织结构的能力等。阴道超声也有其局限性,位于盆腔高处的病灶不能被发现,有时可能需要经阴道或经腹超声同时进行检查。超声诊断的准确率还决定于仪器的分辨力与操作者的水平。必要时,间隔3～5天重复超声检查,对于建立正确的诊断常是需要的。

#### 1.子宫显像

超声见到宫内胎囊是可靠的妊娠征象,可以排除宫外孕,但必须注意与假胎囊鉴别。宫外孕时子宫内膜有蜕膜反应,亦可有积血,在10%～20%的患者中可有假胎囊样改变。真正的胎囊一般偏中央种植,埋于一侧的子宫内膜中,外围有绒毛膜和蜕膜层,即有"双环征"。而假胎囊常位于宫腔中央,即两侧子宫内膜间,外仅围有薄壁蜕膜,内无胎芽,且无"双环征"。还需注意的是宫内胎囊的出现与孕周有关,临床上必须结合孕周考虑。在孕5、6和7周时存活的宫内胎囊的发现率分别为76%、96%和98%。在孕7周常规阴道超声筛选时,若未发现胎囊,应注意除外宫外孕及宫内孕流产。

2.附件区显像

宫外孕显像取决于异位包块的大小,有无破裂、流产及腹腔内出血。未破裂型宫外孕患者附件区可见完整的妊娠囊,内有胚芽,月份稍大者有时可见胎心搏动。腹部B超检查发现胎心者占10%,阴道超声占17%~21%,阴道彩超也仅约20%。多数患者附件区呈囊性或混合性包块,需仔细辨别卵巢,以与卵巢囊肿、巧囊或肠襻鉴别。囊性包块伴有血HCG上升提示正生长的妊娠囊,混合性包块常提示输卵管积血和输卵管不全流产。子宫直肠陷凹中有时可见游离液体,这是非特异性的,并不一定代表有血,出血多时两髂窝及腰部可见液性暗区。

3.超声检查结合血HCG测定

血HCG值为6000~6500mLU/mL,腹部B超宫内无胎囊,宫外孕的可能性为95%。Stovall等用阴道超声观察,若为正常宫内孕,当血HCG值>1000mLU/mL时多数宫内胎囊可见,当血HCG值>2000mLU/mL时,全部宫内胎囊可见。多数学者认为当血HCG值>2500mLU/mL时宫内仍未见胎囊,则为异常妊娠,包括宫外孕和宫内孕流产。超声检查和血HCG滴度的联合应用大大促进了异位妊娠的早期诊断。

(二)HCG测定

β-HCG测定是早期诊断异位妊娠的重要方法。由于异位妊娠时,患者体内HCG水平较宫内妊娠低,需采用灵敏度高的放射免疫法测定血β-HCG,该实验可进行定量测定,对保守治疗的效果评价具有重要意义。

(三)阴道后穹隆穿刺

是一种简单可靠的诊断方法,适用于疑有腹腔内出血的患者。腹腔内出血最易积聚于直肠子宫陷凹,即使血量不多,也能经阴道后穹隆穿刺抽出血液。抽出暗红色不凝血液,说明有血腹症存在。陈旧性宫外孕时,可抽出小块或不凝固的陈旧血液。若穿刺针头误入静脉,则血液较红,将标本放置10分钟左右即可凝结。无内出血、内出血量很少、血肿位置较高或直肠子宫陷凹有粘连时,可能抽不出血液,因而阴道后穹隆穿刺阴性不能否定输卵管妊娠存在。

(四)腹腔镜检查

目前该检查不仅作为异位妊娠诊断的金标准,而且可在确定诊断的情况下起到治疗作用。适用于原因不明的急腹症鉴别及输卵管妊娠尚未破坏或流产的早期,大量腹腔内出血或伴有休克者,禁做腹腔镜检查。早期异位妊娠患者,腹腔镜下可见一侧输卵管肿大,表面紫蓝色,腹腔内无出血或有少量出血。

(五)黄体酮测定

异位妊娠患者血中黄体酮水平低已被公认,也将其作为早期诊断异位妊娠的一项指标。但不能确定是原发于黄体功能不足,还是继发于异位滋养细胞产生的HCG或其他激素量不足所致。孕早期所有的异位妊娠及不能存活的宫内妊娠患者血清水平均低于5ng/mL,当血清黄体酮水平>25ng/mL时97%的患者为能存活的宫内妊娠。对黄体酮水平低于5ng/mL的患者进行刮宫,无干扰正常妊娠的顾虑。在发达国家将黄体酮测定列为妊娠后的常规检查,经此筛选,明显提高了异位妊娠的早期诊断率。

### (六)子宫内膜病理检查

诊断价值有限,仅适用于阴道流血量多的患者,目的在于排除宫内妊娠流产。切片中若见到绒毛可诊断宫内妊娠,仅见蜕膜而未见绒毛有助于诊断异位妊娠。

## 五、诊断

输卵管妊娠流产或破裂后,多数有典型的临床表现。根据停经阴道流血、腹痛、休克等表现可以诊断。如临床表现不典型,则应密切监护病情变化,观察腹痛是否加剧、盆腔包块是否增大、血压及血红蛋白下降情况,从而做出诊断。诊断标准如下:

(1)多有急腹痛、短期停经后少量持续性阴道出血史,常伴肛门坠痛及便意,少数有蜕膜管型排出。

(2)腹部有压痛、反跳痛明显,腹软肌不紧张。内出血多时叩有移动性浊音,可并发休克。

(3)后穹隆穿刺抽出不凝血,镜下有陈旧红细胞。

(4)尿妊娠试验可能阳性,血 $\beta-HCG$ 放免测定和单克隆抗体妊娠试验多呈阳性。

(5)需要和可能时做 B 超及腹腔镜检查。

## 六、鉴别诊断

输卵管妊娠应与宫内妊娠、流产急性阑尾炎、黄体破裂,卵巢囊肿扭转鉴别。

## 七、治疗

传统方法是手术治疗,近年来随着高敏感度放免测定 $\beta-HCG$ 及高分辨 B 超和腹腔镜的开展,异位妊娠早期诊断越来越高,药物治疗和保守性手术也较多地应用于临床,但在保守治疗的同时,应做好手术治疗的准备,以便发生急性大出血时,及时抢救。

### (一)保守性药物治疗

符合下述适应证者可行保守性药物治疗。

#### 1.适应证

①无内出血或贫血现象,生命体征平稳;②阴道 B 超显示胚泡直径为 2~3cm,最大直径不超过 3.5~4.0cm;③阴道 B 超显示盆腔内无积血或极少量积血;④血 $\beta-HCG<2000mU/mL$;⑤如 B 超显像可见明显的胎心搏动则为相对禁忌证。

#### 2.药物治疗方法

(1)一般药物:以支持对症治疗药物为主,输液,必要时输血以补充血容量,维持水、电解质平衡,抗生素预防与治疗感染,在诊断明确的前提下,可适当应用镇静止痛药,补充维生素。

(2)甲氨蝶呤(MTX):是一种叶酸拮抗药,可抑制双氢叶酸还原酶,因而可抑制快速增生细胞如滋养细胞,骨髓细胞等。该药对以后妊娠无不良反应,并不增加流产率或畸形率,也不增加其他肿瘤的发生率,因而广泛应用于临床。MTX 的给药方法:分为全身给药及局部给药。

1)全身给药:可通过静脉或肌内注射给药,目前临床证明两者成功率无显著差异,且肌内注射简单方便,成为首选方法。

MTX-CF 方案:以 0.5~1.0mg/kg 计算 MTX 的用量,隔日肌内注射用药,共 4 次,同时交错隔日以 0.1mg/kg 的亚叶酸钙(甲酰四氢叶酸钙,CF)共 4 次来减轻 MTX 的不良反应。此法国内外报道成功率为 93%。给药后 48 小时如果 $\beta-HCG$ 水平下降大于 15%,可以停药,否则继续用药。

MTX 单次肌内注射:50mg/m²,不需要亚叶酸钙拮抗,给药后 4～7 天如 β－HCG 下降小于 15%,可重复给药 1 次。国内外报道成功率为 86.0%～90.1%。

小剂量 MTX 多次给药:MTX 0.4mg/(kg·d)肌内注射,连用 5 天。一个疗程如果 β－HCG 水平下降不明显,可间隔 1 周后再给予第二个疗程治疗。

目前认为,MTX 单次肌内注射与 MTX－CF 方案成功率相似,且不用 CF 解毒,因此,现多倾向于 MTX 单次给药。

2)局部给药:优点:浓度高,作用强;剂量小,疗程短,不良反应轻;对再次妊娠和子代无影响,治疗安全。

腹腔镜下局部注射:可在腹腔镜直视下将药液 20～25mg 注入输卵管妊娠最扩张部位,使治疗与检查一次完成,损伤小,治疗效果确切。国外报道有效率达 88%。

阴道或腹部 B 超引导下局部注射:在高分辨率的 B 超或彩超帮助下,妊娠囊及妊娠部位周围的高血流可清楚识别,超声引导下羊膜囊内注射 MTX 可直接杀死胚胎组织。本法成功率略小于腹腔镜下局部注射。但对于宫颈妊娠本法效果较好。

(3)5－氟尿嘧啶(5－Fu):500mg 加入 5%葡萄糖中静脉滴注,1 次/天,共 10 天,治疗前后监测血 β－HCG 水平的变化。

(4)氯化钾(KCl):20%KCl 对胚胎有毒性作用,但无抗滋养细胞活性的作用。可将 20% KCl 0.5mL 直接注入孕囊内,如失败需改用手术治疗。

(5)高渗糖水:在腹腔镜下,将 50%葡萄糖溶液 5～20mL 做局部注射,至输卵管明显肿胀或液体自伞端流出为止,成功率达 60%～98%。血清 HCG 水平恢复至正常的平均时间为 20～30 日。

(6)米非司酮:是一种孕激素受体结构药(法国代号 RU486),化学名称为 11β－(4－N,N－二甲氨基苯基)－17β 羟基－17α(1－丙炔基)－雌缩－4,9－二烯－3－酮。米非司酮为微黄色结晶粉末,无臭无味,光照敏感,在甲醇、二氯甲烷中易溶,在乙醇或醋酸乙酯中溶解,几乎不溶于水。1980 年法国首先合成米非司酮并应用于临床。临床研究表明,米非司酮是一种强有力的抗孕激素类药物,具有明显的抗早孕及中孕、抗着床、诱发月经等作用。米非司酮终止妊娠的原理:米非司酮是孕激素受体拮抗药,两者结合使蜕膜组织中孕激素受体(PR)含量下降,雌激素受体(ER)水平上升,改变了 PR 和 ER 之间的平衡,使黄体酮失去活性,蜕膜化无法维持,致使胚胎停止发育。

国外报道治疗异位妊娠效果不明显,国内湖南医科大学报道 47 例患者中,29 例成功,18 例失败。他们提出:大剂量米非司酮治疗宫外孕简便、安全、无不良反应。适用于生命体征稳定、β－HCG<100U/L、异位妊娠包块直径小于 5cm、无急性腹痛、无胎心搏动及要求保守治疗者。Perdu 等发现米非司酮联合 MTX 治疗异位妊娠效果优于单用 MTX。

(7)天花粉针剂:对患者一般情况良好,内出血量不多,尚未生育,也可在严密观察及随访血 β－HCG 的情况下选用天花粉针剂 2.4mg 肌内注射,应常规做天花粉皮肤试验,无反应者可以给药,一般于注射后 5～7 日内胚胎即能死亡,妊娠反应转阴性,继用中药活血化瘀,即能台愈。如 1 周后尿 HCG 定量无明显下降,再追加天花粉治疗 1 次。为减少天花粉针剂的不良反应,可同时注射地塞米松 5mg,每日 2 次,连用 2 日。

(8)中医辨证治疗

1)气血虚脱:症见突然下腹剧痛,腹内出血较多,面色苍白,四肢厥冷,冷汗淋漓,恶心呕吐,烦躁不安,血压下降,甚则昏厥。苔薄质淡,脉细弱。治宜回阳救逆,活血化瘀。方药:参附汤合宫外孕Ⅰ号方加减。人参 15g,附子(先煎)、赤芍、桃仁各 9g,丹参 12g,五味子 6g。

2)血瘀阻滞:症见小腹阵痛或绵绵作痛,腹痛拒按,头晕肢软,神疲乏力。舌质黯红,脉细弦。治宜活血化瘀,杀胚止痛。方药:宫外孕Ⅱ号方。三棱、莪术、桃仁各 9g,赤芍、丹参各 15g。杀死胚胎,肌内注射天花粉针剂;腹胀加枳实、厚朴各 9g;大便秘结加生大黄(后下)9g。

3)症瘕内结:症见宫外孕出血日久,瘀血内结腹内或症瘕包块,小腹时感疼痛,妇科检查可触及包块,下腹坠胀,时有便意。苔薄微黯,脉细涩。治宜破瘀消症。方药:宫外孕Ⅱ号方(山西医学院附属第一医院经验方)加减。三棱、莪术、桃仁各 9g,赤芍、丹参各 15g,乳香、血竭粉(冲服)各 3g。配用外敷膏药(樟脑 6g,血竭、松香银珠各 9g。共研细末,调成糊状加麝香少许),敷患处以增加消症之功。

(9)中医单方验方

1)侧柏叶、大黄各 60g,黄檗、薄荷、泽兰各 30g。上药共末,纱布包裹,蒸 15 分钟,趁热外敷,每日 1～2 次,10 日为 1 个疗程。治腹腔包块形成之包块型宫外孕。

2)单味生大黄,用量从小到大(3～9g),分 2 次煎服;也可研细末,用黄酒送下,有很高疗效。

3)千年健、追骨风、川椒、羌活独活、血竭、乳香、没药各 60g,川续断、五加皮、白芷、桑寄生、赤芍、归尾各 120g,艾叶 500g,透骨草 150g。上药共末,每 250g 为 1 份,纱布包,裹,蒸 15 分钟,趁热外敷,每日 1～2 次,10 日为 1 个疗程。治宫外孕形成血肿包块者。

**(二)手术治疗**

输卵管妊娠已破裂,出血较多者或疑间质部妊娠,应立即手术。若有贫血及休克,输血抗休克治疗的同时,进行手术。麻醉宜行局部浸润麻醉,若无血源,可用腹腔内新鲜血液,自体血回输,经 6 层纱布过滤后,迅速回输给患者。用以自体输血的血液一般是刚破裂不久,无感染的血液,在血源困难、病情紧急的场合下,值得推广应用。

输卵管妊娠未破裂者,也应积极做好术前准备。密切观察病情,尽早手术。

1.保守性手术治疗

(1)适应证:①无健康子女存活,要求保留患侧输卵管者;②一侧输卵管已切除;③患者出血症状不明显或休克已纠正,病情趋于稳定者;④输卵管破坏不严重或估计术后存留输卵管长度≥5cm 者。

(2)手术方法

1)输卵管切开术:对于壶腹部或峡部妊娠者,可在腹腔镜下或开腹情况下将血管收缩剂注入输卵管病变部位的浆膜下,然后将输卵管病变部位纵行切开,取出妊娠物。如妊娠囊与输卵管紧密粘连,去除妊娠物后创面常有渗血,可应用电凝止血,不予缝合。电凝时不可过分用力以免出血加重,损伤管壁。术后定期监测血 β-HCG 水平的变化。输卵管切开术的宫内受孕率与输卵管的切除术比较,前者为 45%～64%,后者为 20%～22%,故保留患者输卵管,可增加宫内受孕率。腹腔镜下手术与开腹手术相比,术后的受孕率方面无明显差异,但后者因粘连较重,术后再次异位妊娠率增高。因此,在条件允许的情况下,以腹腔镜下手术为宜。

2)输卵管节段切除后端端吻合术:对于峡部妊娠,病变范围小者,可将病变部位彻底切除,再将端端吻合,但术后输卵管长度不应<5cm,否则不能再孕。由于目前腹腔镜手术的广泛开展,此法已较少采用。

3)伞部妊娠挤压术:对于伞部妊娠者可用手轻轻挤压或用小吸引器吸出伞部妊娠物,局部止血,不需做任何切除。

4)子宫角楔切术:间质部妊娠原则上需行子宫角楔切术,但对于迫切要求保留生育功能者可在切除患处后将输卵管壶腹部移植于宫角处。

2.根治手术

根治手术适用于内出血并发休克的急症患者。应在积极纠正休克同时,迅速打开腹腔,提出病变输卵管,用卵圆钳钳夹出血部位,暂时控制出血,并加快输血、输液,待血压上升后继续手术切除输卵管,并酌情处理对侧输卵管。

输卵管间质部妊娠,应争取在破裂前手术,以避免可能威胁生命的出血。手术应作子宫角部楔形切除及患侧输卵管切除,必要时切除子宫。

3.腹腔镜手术

下列情况,应施行腹腔镜检查:①血 β-HCG>2000IU/L,B超未见宫腔内孕囊;②血 β-HCG<2000IU/L,诊刮未见绒毛,诊刮后血 β-HCG 不下降或继续升高者。

腹腔镜检查不仅可明确诊断,也可做治疗。一般腹腔镜手术器械均可用于妇科腹腔镜手术,特殊器械有:正负压冲洗器,吸出盆腔积血,清晰手术视野,暴露出血部位,双极电凝,止血,缝合器材,电针。

异位妊娠手术方式:①对无生育要求或有生育要求,但输卵管破坏严重,估计已丧失功能者,采用输卵管切除术。②对有生育要求而确认输卵管妊娠部位尚未破裂,病变直径小于3cm,采用输卵管开窗取胚术或伞端取胚术。③对卵巢妊娠者行电刀楔形切除部分卵巢,创面电凝止血。④腹腔妊娠可在腹腔镜下施行妊娠物及血凝块清除取出术。

值得注意的是,腹腔镜手术取出妊娠组织时,必须清理散落在盆腹腔的绒毛,否则残留的绒毛可能在局部生长,造成持续性异位妊娠,发生率为 5%～20%。

腹腔镜手术中的并发症主要是出血。如因止血不全形成血肿或开窗术创面出血致手术失败,其发生不仅与操作技术有关,也与孕囊的部位、浸润程度、活跃程度有关。其他并发症与一般腹腔镜手术一样。如:腹壁、腹膜后大血管损伤等,也值得注意。

## 八、护理措施

### (一)一般护理

(1)向孕妇及家属讲解疾病有关情况及治疗情况,使孕妇正确认识自己的病情并积极配合治疗。提供安静舒适的环境。关心体贴孕妇。

(2)嘱孕妇绝对卧床休息,避免突然变换体位及用力排便等增加腹压的动作;保持大便通畅,防止腹胀及便秘。

(3)及时送检化验单、备血及做好应急手术的准备。

(4)对腹腔大出血的孕妇,嘱立即平卧、保暖,迅速建立静脉通道,遵医嘱及时给予吸氧、输血、输液、补充血容量。

(5)积极配合做好各项检查及阴道后穹隆穿刺。

(6)嘱孕妇禁食,送手术通知单,并按腹部急诊手术常规迅速完成术前准备,如普鲁卡因皮试、备皮、放置尿管等。

**(二)病情观察与护理**

(1)注意观察腹痛的性质,如患者突感下腹部一侧撕裂样的疼痛,逐渐扩散到全腹,持续或反复发作,常伴有恶心、呕吐、突然昏厥、肛门坠痛、排便感,下腹部有明显的压痛、反跳痛。常为异位妊娠破裂表现,应立即报告医生,并协助处理。

(2)注意观察体温、脉搏、呼吸、血压,出现休克征象如面色苍白、四肢厥冷、脉搏细弱、周身冷汗、血压下降等表现者应立即报告医生,并迅速做好抢救准备,输血、输液,抗休克,为挽救患者生命争取时机。

(3)药物治疗早期未破裂型宫外孕,可避免手术带来的并发症,但无论用何种药物治疗异位妊娠,护士均要熟悉药物的不良反应及作用机制,并注意监测以下几点:

1)连续监测血、尿 HCG 或血 β−HCG 下降情况,一般每周不少于 2∼3 次。

2)注意患者血流动力学变化及腹痛、阴道流血情况。

3)酌情复查 B 超、血常规、肝功、肾功等。

4)强调住院用药观察,绝对卧床休息,待病情稳定可轻微活动。

5)注意营养、卫生,预防感染。

(4)有手术指征需手术治疗者,应按妇产科手术前护理。准备腹部皮肤时,动作须轻柔,切勿按压下腹部。禁止灌肠,以免加重内出血。

(5)手术后执行妇产科手术后护理。

## 九、健康教育

输卵管妊娠的预后在于防止输卵管的损伤和感染,因此,护理工作者应做好妇女的护理保健工作,防止发生盆腔感染。教育患者保持良好的卫生习惯,勤沐浴、勤换衣性伴侣稳定。发生盆腔炎后,须立即并彻底治疗,以免延误病情。

## 十、预后

输卵管妊娠破裂如能及时诊断,无论手术治疗或药物治疗效果均良好。间质部妊娠破裂如能及时诊断抢救,效果亦好。目前几乎无死亡者。

异位妊娠后生育能力:异位妊娠患者大多迫切要求了解以后的生育能力问题。由于器质性或功能性病变所致的异位妊娠患者,以后不孕的机会增多,特别是患过盆腔炎症的 30 岁以上的妇女,正常宫内妊娠到达足月的可能性很小。第一次怀孕即系异位妊娠的生育能力更差。以后有宫内妊娠的可能性仅正常的 1/10,即使能重新妊娠,再次异位妊娠的可能性可高达 50%。

## 十一、预防

注意经期和产褥期卫生,认真做好计划生育与妇女保健工作。人工流产或置宫内节育器时应严格无菌操作。积极治疗盆腔炎症,勿使其转为慢性。异位妊娠患者有再次发生异位妊娠之可能,如已有子女可考虑行绝育术。

# 第三节　妊娠剧吐的护理

在妊娠早期(停经1~2个月间)约半数以上孕妇有挑食、食欲缺乏、轻度恶心呕吐、头晕、倦怠等症状,称早孕反应。恶心呕吐多在清晨空腹时较重,对生活、工作影响不大,不需特殊治疗。多在妊娠10~12周后自然消失。少数孕妇反应严重,持续恶心,呕吐频繁,不能进食,出现体液失衡、酸中毒等新陈代谢紊乱者,甚至危及孕妇性命,称为妊娠剧吐,发生率为0.35%~0.47%。

## 一、病因和发病机制

本病的确切病因至今尚未探明,多数学者认为有以下几种因素。

### (一)绒毛膜促性腺激素(HCG)的作用

由于绒毛膜促性腺激素的含量在受孕后9~13天开始急剧上升,到妊娠8~10周时达到高峰,恰与早孕反应出现的时间相符合。葡萄胎、多胎妊娠的孕妇,绒毛膜促性腺激素水平显著增高,妊娠反应亦较重,甚至发生妊娠剧吐,而且在妊娠终止后,症状立即消失。因此,目前多认为绒毛膜促性腺激素的水平增高与妊娠呕吐关系密切。但症状的轻重,个体差异很大,不一定和激素含量成正比。HCG刺激造成呕吐可能是间接的,有人认为HCG可使胃酸的分泌减少,正常胃液的酸度为0.5%,当盐酸浓度降低时,胃的蠕动减慢,肌壁张力降低,排空时间延长,胃内压力增高,引起迷走神经兴奋,以致呕吐。

### (二)雌激素的作用

早孕阶段,卵巢的妊娠黄体及胚胎的合体细胞滋养层含有丰富的芳香酶,不断地增加雌激素的分泌量,以供胚胎生长之需,妊娠早期雌激素的分泌骤然增加,以致刺激了延髓的化学受体扳机带(CTZ)或称化学感受器触发区,再将冲动传递至呕吐中枢,产生呕吐反射,妊娠呕吐是由雌激素过度分泌而诱发的。

### (三)胃肠道的输入冲动

由于过夜的胃肠液积存过多,直接刺激呕吐中枢,诱发呕吐。晨吐就是这个原因,在睡醒后食用干粮或饼干胃液减少,可使呕吐暂时消失,便是佐证。

### (四)精神神经因素

妊娠早期大脑皮质及皮质下中枢的兴奋和抑制过程平衡失调,大脑皮质的兴奋性降低而皮质下中枢的抑制过程减弱,即产生丘脑下部的各种自主神经功能紊乱而引起妊娠剧吐。

### (五)肾上腺皮质功能低下

皮质激素分泌不足,从而使体内水及糖类代谢紊乱,出现恶心呕吐等消化道症状,而且应用促肾上腺皮质激素(ACTH)或皮质激素治疗时,症状可明显改善,故亦认为肾上腺皮质功能降低也与妊娠剧吐有一定关系。

### (六)绒毛异物反应

孕早期胎盘绒毛碎屑持续进入母体血流,异物可导致母体发生剧烈变态反应,引起一系列自主神经系统功能紊乱症状。

### (七)酮病

呕吐严重,持久不能进食,代谢紊乱,产生酮体,酮体刺激延脑的 CTZ,再将冲动传至呕吐中枢,诱发呕吐。酮病常是妊娠呕吐的一个结果,而不是它的诱因,一旦出现酮症可加重病情及呕吐,成为恶性循环的一个环节。

### (八)维生素 $B_6$ 缺乏

也可能是发病的原因之一。

### (九)其他

在早孕阶段,子宫感受器不断受到刺激,冲动传到大脑中枢,可引起各种不同反射性反应。当大脑皮质与皮质下中枢功能失调时,则产生病理反射性反应而引起妊娠剧吐。

由于严重呕吐和长期饥饿引起失水及电解质紊乱,出现低血钾症,低氯血症,代谢性碱中毒。由于热量摄入不足,发生负氮平衡,脂肪氧化不全,酮体积聚,出现代谢性酸中毒,严重者肝、肾功能受阻。

## 二、临床表现

多见于年轻初孕妇,停经 40 天左右出现早孕反应,逐渐加重直至频繁呕吐不能进食,呕吐物中有胆汁或咖啡样物质。严重呕吐引起失水及电解质紊乱,动用体内脂肪,其中间产物丙酮聚积,引起代谢性酸中毒。患者体重明显减轻,面色苍白,皮肤干燥,脉搏细数,尿量减少,严重时出现血压下降。由于血浆蛋白及纤维蛋白原减少,孕妇出现倾向增加,可发生骨膜下出血,甚至视网膜出血。病情继续发展,可出现嗜睡、意识模糊、谵妄甚至昏迷。

## 三、实验室及其他检查

妊娠试验阳性。为鉴别病情轻重,可测定尿量、尿比重、尿酮体、血红细胞计数及血细胞比容、血红蛋白、钾、钠、氯、二氧化碳结合力,检查胆红素、转氨酶、尿素氮、肌酐以判断脱水程度及有无代谢性酮症酸中毒,有无血液浓缩、水电解质紊乱及酸碱失衡,肝肾功能是否受损及受损的程度。

必要时还应进行心电图检查、眼底检查。

## 四、诊断和鉴别诊断

### (一)诊断

根据病史和妇科检查,首先确诊为妊娠,排除因葡萄胎引起的呕吐,然后根据孕妇的临床表现和上述检查即可诊断为妊娠剧吐。

### (二)鉴别诊断

#### 1.急性胃肠炎

本病无停经史,有饮食不洁史。与妊娠剧吐相似处也有恶心,呕吐,伴有上腹部或全腹部阵痛及腹泻,甚至脱水,但血压下降与妊娠无关。粪便检查有白细胞及脓细胞。经抗炎后,症状迅速消失。

#### 2.急性病毒性肝炎

严重妊娠剧吐可出现黄疸,肝功能损害,应与本病相鉴别。但此病与妊娠无关,有肝炎接触史。本病呕吐不如妊娠剧吐严重,除恶心、呕吐全身乏力外,常伴有肝区疼痛。除肝功能谷丙转氨酶明显升高,血清学抗体检查常呈阳性。

其他尚与神经官能症性呕吐、溃疡病、胆囊炎、颅内病变、尿毒症相鉴别。另外胃癌、胰腺癌等恶性肿瘤妊娠期罕见并发症,虽属罕见,但一旦漏诊,可以贻误病情危及患者性命,亦应在考虑之列。

## 五、治疗

### (一)轻度妊娠

呕吐一般不需特殊治疗。医生需了解患者的精神状态并进行心理治疗。指导患者少吃多餐,吃易消化、低脂肪的食物。

### (二)严重呕吐或伴有脱水、酮尿症

均应住院治疗,治疗方法除上述治疗方法外,重点应补足量葡萄糖及液体,纠正失水、代谢性酸中毒并补充营养。治疗最初 48 小时患者应禁食,使胃肠得以休息,给予静脉输液或全胃肠外营养。

#### 1.补充液体

首先补充葡萄糖,纠正脂肪代谢不全导致的代谢性酸中毒。为更好利用输入的葡萄糖,可适量加用胰岛素。失水患者宜输入等渗液。除补充水外,还需同时补充电解质,以维持细胞内外渗透压平衡。输入液量根据失水量而定。

(1)轻度脱水者:临床表现不明显,稍有口渴,皮肤弹性略差,尿量尚正常,体液丢失量占体重的 $2\%\sim3\%$,输液量约为 30m/(kg·d)。

(2)中度脱水者:口渴明显,舌干燥,皮肤弹性差,尿量减少。体液丢失占体重的 $4\%\sim8\%$,输液量约为 60mL/(kg·d)。

(3)重度脱水者:除上述症状和体征更加明显外,可出现神志不清、嗜睡、昏迷、血压降低等症状,尿极少或无尿。体液丢失占体重的 $10\%\sim13\%$ 以上,输液量约为 80mL/(kg·d)。失水的纠正可依据尿量及尿比重判断,失水纠正良好者,24 小时尿量不少于 600mL,尿比重不高于 1.018。

#### 2.纠正酸碱失衡及电解质紊乱

严重失代偿性代谢性酸中毒,pH≤7.20 者,可选择乳酸钠或碳酸氢钠静脉滴注。对于 pH 正常的混合性酸碱失衡,应以充分补充液体、热能(如脂肪乳、必需氨基酸)及纠正电解质紊乱作为治疗基础,无须补酸或补碱,以免加重另一种酸碱失衡。往往代谢性碱中毒比代谢性酸中毒对患者的危害更大,补充碳酸氢钠可使细胞外液中的钾离子进入细胞内,引起致命的低血钾。监测阴离子间隙(Aninongap,AG),对判断有无三重酸碱失衡有重要意义,AG 升高提示可能有产酸代谢性酸中毒,故连续观察血气分析、电解质和 AG,判断有无酸碱失衡及其类型,对正确指导治疗起重要作用。值得注意的是,病程较长者,细胞内钾离子外移,使血钾在正常范围低值,造成血钾正常的假象,实际血钾总量及细胞内钾可能严重缺失,如能监测细胞内钾,可提高治疗质量。补钾,常用剂量 3~5g/d,一般用 10%氯化钾 10~15mL,加入 500mL 液体中缓慢静脉滴注。治疗过程中必须动态观察血生化各指标及心电图(ECG)变化情况,及时调整治疗。

#### 3.镇静及止吐治疗

维生素 B6 50mg,2 次/天,或 100~200mg 加入液体中静脉滴注;地西泮 2.5mg,3 次/天,

或 10mg,1 次/天肌内注射,或苯巴比妥 0.03~0.06g,3 次/天;氯丙嗪 12.5~25.0mg,3 次/天;抗组胺药物,苯海拉明 25mg,3 次/天。

### (三)终止妊娠的指征

本病发生下列情况时应终止妊娠。

(1)治疗 5~7 日后仍持续频繁呕吐,体温超过 38℃。

(2)黄疸加重。

(3)脉搏持续超过 130 次/分。

(4)谵妄或昏睡。

(5)视网膜出血。

(6)多发性神经炎。

### (四)妊娠期 Wernicke 脑病治疗

妊娠期 Wernicke 脑病病死率较高,常死于肺水肿及呼吸肌麻痹。妊娠剧吐的孕妇在治疗过程中出现精神症状,提示并发 Wernicke 脑病,应考虑及时终止妊娠,同时继续补充大量维生素 $B_1$ 及 B 族维生素。为预防 Wermicke 脑病的发生,以及时合理治疗妊娠剧吐甚为重要。但目前尚无重大突破,主要是对症治疗。

## 六、护理措施

### (一)一般护理

(1)患者应卧床休息,室内保持整洁、清静和通风。避免精神刺激,鼓励患者树立战胜疾病的信心。待病情改善,鼓励患者下床适当活动,有助于消化功能的恢复。

(2)暂禁食 24~48 小时,记出入量。止吐后宜吃清淡、富有维生素、高热量、易于消化的食物,多吃蔬菜,防止便秘。

(3)注意口腔清洁,每次呕吐后均应漱口,以免发生口腔炎。

### (二)病情观察与护理

(1)密切观察体温、血压、脉搏、皮肤和巩膜的变化,注意有无因剧吐而引起的腹痛、阴道流血、腰酸等流产先兆,发现异常,立即报告医师。

(2)记出入量,同时注意呕吐物的性质,如为血性或咖啡色,应立即报告医生。注意口腔清洁,每次呕吐后均应漱口,必要时用口腔消毒液,以免发生口腔炎。

(3)按医嘱每日或隔日留尿查酮体。静脉输液,注意补充氯化钾和维生素 C,维持水、电解质和酸碱平衡。

## 七、健康教育

(1)向患者及家属讲解,减少刺激的必要性,如不愉快的情景及气味、注意口腔卫生、饮食后不要躺卧等。

(2)避免食过甜、油腻油脂过多或油煎食物。

(3)注意休息,衣服宽松、舒适,平时坐在空气新鲜的地方。

(4)患者应保持情绪稳定和愉快的心情。

(5)心情要舒畅,居室空气要流通,阳光充足,避免受凉感冒。

## 八、预防

(1)正确认识妊娠早期出现的恶心、呕吐为正常早孕反应,不久即会消失,不应有过重的思想负担。

(2)孕妇应饮食有节,宜食清淡食物,少食多餐,以流质、半流质饮食为主,勿食生冷、油腻及辛辣之品。同时保持大便通畅。

(3)保持室内空气新鲜,避免异味刺激。

(4)汤药应浓煎,少量频服。服药前可先含鲜生姜片、陈皮梅,有止吐功效。

# 第四节　前置胎盘的护理

妊娠时胎盘正常附着于子宫体部的后壁、前壁或侧壁。孕 28 周后胎盘附着于子宫下段,其下缘甚至达到或覆盖宫颈内口,其位置低于胎先露部,称为前置胎盘。前置胎盘可致晚期妊娠大量出血而危及母儿生命,是妊娠期的严重并发症之一。分娩时前置胎盘的发生率国内报道为 0.24%~1.57%,国外报道为 0.3%~0.9%。

## 一、病因

### (一)子宫蜕膜血供不足

可能与子宫内膜病变有关,如有多次刮宫、多产、剖宫产、产褥感染等,引起子宫内膜损伤或子宫内膜炎,使子宫蜕膜血管形成不全。胎盘为了摄取足够的营养而扩大面积,致使胎盘延伸到子宫下段。

### (二)孕卵发育迟缓

当孕卵到达子宫体腔时,由于滋养层发育迟缓,故不具备着床能力,仍继续下移植入子宫下段,在此处生长发育形成前置胎盘。

### (三)胎盘面积过大

胎盘面积过大见于多胎妊娠、母儿血型不合、副胎盘等,由于胎盘面积过大,伸展至子宫下段或遮盖于子宫颈内口。亦可因平滑绒毛膜不退化,形成膜状胎盘覆盖在子宫颈内口处。

## 二、发病机制

妊娠晚期、临产后子宫下段逐渐扩展、拉长,而附着于子宫下段或子宫颈内口的胎盘不能相应的伸展,以致胎盘的前置部分自其附着处剥离,血窦破裂而出血。若出血不多,剥离处血液凝固,出血可暂时停止。随着子宫下段不断伸展,出血常反复发生,且出血量也越来越多。

## 三、分类

按胎盘边缘与子宫颈口的关系,将前置胎盘分为 3 种类型。

### (一)完全性前置胎盘

或称中央性前置胎盘,子宫颈内口全部被胎盘组织所覆盖。

### (二)部分性前置胎盘

子宫颈内口有部分被胎盘组织所覆盖。

### (三)边缘性前置胎盘

边缘性前置胎盘又称低置胎盘,胎盘边缘附着于子宫下段,不超越子宫颈内口。

胎盘边缘与宫颈内口的关系,可随妊娠及产程的进展而发生变化。因此,目前均以处理前的最后一次检查为准来决定分类。

## 四、临床表现

### (一)症状

特点为妊娠晚期无痛性阴道流血,可伴有因出血多所致的症状。

#### 1.无痛性阴道流血

妊娠晚期或临产时,突发性无诱因、无痛性阴道流血是前置胎盘的典型症状。妊娠晚期子宫峡部逐渐拉长形成子宫下段,而临产后的宫缩又使宫颈管消失而成为产道的一部分。但附着于子宫下段及宫颈内口的胎盘不能相应的伸展,与其附着处错位而发生剥离,致血窦破裂而出血。初次出血一般不多,但也可初次即发生致命性大出血。随着子宫下段的逐渐拉长,可反复出血。完全性前置胎盘初次出血时间较早,多发生在妊娠 28 周左右,出血频繁,出血量也较多;边缘性前置胎盘初次出血时间较晚,往往发生在妊娠末期或临产后,出血量较少;部分性前置胎盘的初次出血时间及出血量则介于以上两者之间。部分性及边缘性前置胎盘患者胎膜破裂后,若胎先露部很快下降,压迫胎盘可使出血减少或停止。

#### 2.贫血、休克

反复出血可致患者贫血,其程度与阴道流血量及流血持续时间呈正比。有时,一次大量出血可致孕妇休克、胎儿发生窘迫甚至死亡。有时,少量、持续的阴道流血也可导致严重后果。

### (二)体征

#### 1.腹部检查

子宫轮廓清楚,大小与孕周一致,临产时有正常宫缩;先露部高浮,部分有胎位异常;有时可在耻骨联合上方听到胎盘杂音。

#### 2.阴道检查

仅适用于终止妊娠前为明确诊断并决定分娩方式,必须在有输液、输血及手术的条件下方可进行。一般只做阴道窥诊及穹隆部扪诊,以明确出血来源。扪诊时若发现手指与胎先露部之间有较厚软组织,应考虑前置胎盘,但不应行颈管内指诊。若诊断已明确或流血过多不应再做阴道检查。前置胎盘禁作肛查。

## 五、实验室及其他检查

### (一)超声波检查

B超断层能清楚地看到子宫壁、胎头、宫颈和胎盘位置,胎盘定位准确率可达 95% 以上。可明确前置胎盘的类型,并可分辨是否合并胎盘植入等。妊娠中期超声检查如发现胎盘位低超过内口,不要过早做出前置胎盘诊断,因随着妊娠进展,子宫下段形成,宫体上升,胎盘将随之上移。

### (二)阴道检查

仅适用于终止妊娠前为明确诊断并决定分娩方式。必须在有输液、输血及手术的条件下方可进行。若诊断已明确或流血过多不应再做阴道检查。检查方法:严格消毒外阴后用阴道窥器检查,观察有无阴道壁静脉曲张、宫颈息肉、宫颈癌等。窥诊后用一手示、中两指在宫颈周围的阴道穹隆部轻轻触诊,若扪及胎先露部可以排除前置胎盘,若发现手指与胎先露部之间有较厚软组织(胎盘),应考虑为前置胎盘。若宫口已部分扩张,无活动性出血,可将示指轻轻伸入宫颈,检查有无海绵样组织(胎盘),若为血块触之易碎。注意胎盘边缘与宫口的关系,以确定前置胎盘类型。若触及胎膜并决定破膜者,则行人工刺破胎膜。操作应轻柔,避免胎盘组织从附着处进一步分离引起大出血。若检查时发生大出血,应立即停止阴道检查,改行剖宫产术结束分娩,或急速破膜诱发宫缩以胎头压迫胎盘而暂时止血。

**(三)产后检查胎盘及胎膜**

对产前出血的患者,分娩时应仔细检查娩出的胎盘,以便核实诊断。前置部分的胎盘有陈旧血块附着呈黑紫色,如这些改变在胎盘的边缘,而且胎膜破口处距胎盘边缘小于 7cm 则为部分性前置胎盘。如行剖宫产术,术时可直接了解胎盘附着的部位,此时胎膜破口部位对诊断前置胎盘即无意义。

## 六、诊断

(1)妊娠晚期反复出现无痛性阴道流血(中央性者可在妊娠中期发生)。

(2)腹软,无宫缩,胎体清楚,胎头高浮或胎位异常,胎心多正常。

(3)阴道检查在宫颈内口处可触及海绵样胎盘组织。此项检查必须慎用。

(4)B超见胎盘位置低置。

## 七、鉴别诊断

由于阴道壁静脉曲张破裂,宫颈病变如息肉、糜烂、癌肿等引起的产前出血,通过阴道窥诊即可确诊。前置胎盘主要须与胎盘早期剥离、帆状胎盘前置血管破裂、胎盘边缘血窦破裂相鉴别。

## 八、对孕妇、胎儿的影响

**(一)产时、产后出血**

附着于子宫前壁的前置胎盘行剖宫产时,如子宫切口无法避开胎盘,则出血明显增多。胎儿分娩后,子宫下段肌肉收缩力较差,附着的胎盘不易剥离。即使剥离后因开放的血窦不易关闭而常发生产后出血。

**(二)植入性胎盘**

前置胎盘偶可合并胎盘植入。由于子宫下段蜕膜发育不良,胎盘绒毛可植入子宫下段肌层,使胎盘剥离不全而发生大出血,有时需切除子宫而挽救产妇生命。

**(三)贫血及感染**

产妇出血,贫血而体弱,加上胎盘剥离面又靠近宫颈内口,容易发生感染。

**(四)围生儿预后不良**

出血量多可致胎儿缺氧或宫内窘迫。有时因大出血而需提前终止妊娠,新生儿病死率高。

## 九、治疗

处理原则是止血和补血。应根据阴道流血量多少有无休克、妊娠周数、产次、胎位、胎儿是否存活、是否临产等情况做出决定。

**(一)期待疗法**

前置胎盘时围生儿死因主要是早产。对妊娠期小于 37 周,胎儿体重小于 2300g,阴道出血不多,孕妇一般情况好者,应住院治疗,使胎儿尽量接近足月,从而降低围生儿病死率。

(1)绝对卧床休息,尤以左侧卧位为佳。

(2)应用镇静药。有腰酸、下腹痛时给苯巴比妥 0.03g,3 次/天;地西泮 2.5mg,3 次/天,口服。

(3)应用平滑肌松弛药

1)硫酸镁($MgSO_4$):25％硫酸镁 20mL 溶于 5％葡萄糖液 250mL 中,以每小时 1g 的速度静脉滴注,症状消失后改用沙丁胺醇(舒喘灵)口服。

2)沙丁胺醇:口服,2.4～4.8mg/次,3 次/天。

(4)纠正贫血。口服硫酸亚铁,0.3g/次,3 次/天。贫血者应随时输血纠正贫血,因孕期输血效果优于产时急症输血。

(5)避免刺激,腹部检查要轻柔,禁做阴道检查及肛门检查。

(6)每周监测胎儿宫内状态,必要时可抽羊水检查胎儿肺成熟度,并同时注入地塞米松 10mg 以促进胎儿肺成熟,提高出生后存活率。

**(二)终止妊娠**

1.终止妊娠指征

孕妇反复多量出血致贫血甚至休克者,无论胎儿成熟与否,为了母亲安全而终止妊娠;胎龄达 36 周以后;胎儿成熟度检查提示胎儿肺成熟者。

2.剖宫产术

剖宫产术可以迅速结束分娩,于短时间内娩出胎儿,可以缩短胎儿宫内缺氧的时间,增加胎儿成活机会,对母子较为完全。该术为处理前置胎盘的主要手段。

对完全性或部分性前置胎盘者,如阴道流血量多,估计短时间内不能经阴道分娩,必须以剖宫产结束分娩。已发生休克者同时输液、输血,补充血容量以纠正休克。

剖宫产多选择子宫下段切口,原则上应避开胎盘,手术应根据胎盘附着位置确定。若胎盘附着于后壁,做下段横切口;胎盘附着于前壁,可做下段纵切口。若胎盘附着于子宫切口部位,应推开胎盘破膜。

由于子宫下段的收缩力差,胎儿娩出后,胎盘未立即娩出,需及时做徒手剥离。同时子宫肌壁内注射麦角新碱 0.2～0.4mg,增强子宫下段收缩,配以按摩子宫,减少产后出血。

3.阴道分娩

对低置胎盘(边缘性前置胎盘),宫口已部分开大,头先露,出血不多,估计短时间内即可结束分娩的经产妇,可经阴道分娩。先行人工破膜,以使羊水流出。先露部下降压迫胎盘前置部分止血,并促进宫缩,加速分娩,必要时可静脉滴注催产素。破膜后如产程进展不顺利,仍须及时做剖宫产术。

紧急情况转送时的处理无手术条件的地方,碰到患者阴道大出血,可静脉输液或输血,并在消毒下进行填塞,暂时压迫止血,并及时护送转院治疗,严禁作肛门或阴道检查。

### (三)预防并发症

产后应及时注射宫缩剂,以防产后出血,产褥期应注意纠正贫血,预防感染。

## 九、护理措施

根据病情需立即接受终止妊娠的孕妇,立即安排孕妇去枕侧卧位,开放静脉,配血,做好输血准确。在抢救休克的同时,按腹部手术患者的护理进行术前准备。并做好母儿生命体征监护及抢救准备工作。

### (一)接受期待疗法的孕妇的护理

(1)绝对卧床休息,待出血停止后可酌情安排下地轻微活动。

(2)入院后立即检查血型,做好输血及紧急手术的各项准备。

(3)对胎儿进行监护,必要时给母体吸氧。

(4)加强会阴护理,保持外阴清洁,禁止肛门检查和灌肠。

(5)备好母婴抢救药品和器械,做好患者心理护理,消除患者因出血而引起的紧张、恐惧心理,使其积极配合治疗。

(6)行剖宫产时,术前应做好一切抢救准备,术后应加强观察及护理。

### (二)病情观察与护理

(1)密切观察病情变化,监测生命体征,注意阴道流血量、色和性质,并完善护理记录。如孕妇出现头晕、腹痛、宫缩、血压或血色素下降,胎心变化等,需及时报告医师。

(2)严密观察与感染有关的体征,如体温、脉搏、子宫的压痛情况、阴道分泌物的性状;认真评估胎儿宫内感染的征象,如出现胎心率加快和生物物理评分下降情况,需及时收集血尿标本,监测白细胞计数和分类,发现异常及时和医生联系。

## 十、健康教育

孕妇的心理状况直接影响其血压及疾病的处理过程,护士必须重视评估孕妇的心理状况,予以相应的解释和支持;与孕妇一起听胎心音,解释目前胎儿状况等措施均有助于减轻顾虑,稳定孕妇血压;允许家属陪伴,消除患者的孤独感。此外,提供倾诉的环境和机会,鼓励孕妇说出心中疑虑,有助于稳定孕妇情绪、减少恐惧感;同时,把病情及处理方案及时通知患者和家属并予以必要解释,可获得理解,取得患者的主动配合。

## 十一、预防

采取有效的避孕措施,避免多次人工流产及刮宫损伤,预防感染。发生妊娠期出血时,应及时就医,及早做出诊断和处理。

# 第五节 胎盘早剥的护理

妊娠 20 周后或分娩期,正常位置的胎盘于胎儿娩出前,全部或部分从子宫壁剥离,称为胎盘早剥。它是晚期妊娠严重的并发症之一。由于其起病急、发展快,处理不当可威胁母儿生命。国内报道发生率 0.46%～2.10%,围生儿病死率为 200‰～350‰,是无胎盘早剥的 15 倍;

国外报道发生率约 1%，围生儿病死率约 150‰。发生率的高低还与产后是否仔细检查胎盘有关，有些轻型胎盘早剥患者症状不明显，易被忽略。

## 一、病因

发病机制尚不完全清楚，但下列情况时胎盘早剥发病率增高。

### (一)血管病变

凡能引起末梢血管痉挛的疾病，如妊娠高血压综合征慢性肾炎、妊娠并发高血压等，均可因末梢血管的痉挛性收缩，使底蜕膜毛细血管缺血缺氧，坏死及出血，从而使胎盘发生早期剥离。

### (二)机械性因素

腹部受撞击震动，外倒转术不当或胎儿下降致过短的脐带牵拉胎盘，导致胎盘受伤而从子宫壁剥离。此外，羊水过多者破膜后羊水流出过快、双胎的第一个胎儿娩出迅速，均可造成宫腔内压力突然降低，宫壁收缩而与胎盘错位，导致胎盘早剥。

### (三)子宫静脉压突然升高

当孕产妇长期取卧位或坐位时，使子宫静脉压升高，导致蜕膜静脉瘀血或破裂，使胎盘发生剥离。

由于底蜕膜层血管破裂出血形成血肿，使胎盘自附着处剥离。如剥离面小，血浆很快凝固，临床可无症状，如果胎盘剥离面大，继续出血，则形成胎盘后血肿，使胎盘剥离部分不断扩大，出血逐渐增多，当血液冲开胎盘边缘，沿胎膜与子宫壁之间向子宫颈口外流出，即为显性剥离或外出血。如胎盘边缘仍附着于子宫壁上，或胎盘与子宫壁未分离或胎儿头部已固定于骨盆入口，都能使胎盘后血液不能外流，而积聚于胎盘与子宫壁之间，即隐性剥离或内出血。此时，由于血液不能外流，胎盘后积血增多，子宫底也随之升高，当内出血过多时，血液仍可冲开胎盘边缘，向宫颈口外流，形成混合性出血。有时，出血穿破羊膜溢入羊水。隐性出血时，胎盘后血液增多，压力逐渐增大可向胎盘后宫壁浸润引起肌纤维分离、断裂、变性。如血液浸润深达浆膜层，子宫表面出现紫色瘀斑，称为子宫胎盘卒中。血液亦可经子宫肌层渗入阔韧带、后腹膜。严重的胎盘早剥常并发凝血功能障碍，剥离处的胎盘绒毛和蜕膜释放大量组织凝血活酶，进入母体循环，激活凝血系统而发生弥散性血管内凝血，造成肺、肾等重要脏器损害。

## 二、分类

根据出血的临床表现，分为 3 种类型。

### (一)显性出血(外出血)

底蜕膜出血存在于胎盘边缘，血液沿胎盘与子宫壁间的空隙，经宫颈流出体外。

### (二)隐性出血(内出血)

部分胎盘剥离，但胎盘边缘仍然附着；或因胎头已固定入盆，致使胎盘后血液不能外流，积聚于胎盘与子宫壁之间，形成内出血。出血严重时子宫内压力增高，血液渗入子宫肌层，可使子宫肌肉失去收缩力；若渗血深达子宫浆膜层，子宫表面呈紫蓝色，称子宫胎盘卒中，可致产后大出血。

### (三)混合性出血

内出血较多，胎盘后血肿逐渐增大，胎盘剥离面也越来越广，血液逐渐将胎盘边缘与胎膜和宫壁分离。一部分血液穿过胎膜与宫壁之间,经宫颈流出体外。

## 三、临床表现

### (一)病史

询问发病时间及有关影响因素,如妊娠高血压综合征、慢性肾炎、慢性高血压、外伤等病史。

### (二)症状和体征

1.腹痛

多为突发性腹部剧痛,而后持续性腹痛,患者难以忍受,严重时伴有休克。

2.阴道流血

有痛性阴道流血,常伴有急性或进行性贫血,如阴道流血不多,而贫血严重甚至并发休克者,表示内出血严重。

3.腹部体征

压痛,子宫增大,强直性宫缩有如板状。胎位摸不清,胎心迅速改变,由快而慢乃至消失。

## 四、实验室及其他检查

### (一)B超检查

正常胎盘B超图像应紧贴子宫体部后壁、前壁或侧壁,若胎盘与子宫壁之间有血肿时,在胎盘后方出现液性低回声区,暗区常不止一个,并见胎盘增厚。若胎盘后血肿较大时,能见到胎盘胎儿面凸向羊膜腔,甚至能使子宫内的胎儿偏向对侧。若血液渗入羊水中,见羊水回声增强、增多,系羊水混浊所致。当胎盘边缘已与子宫壁分离时,未形成胎盘后血肿,见不到上述图像,故B超诊断胎盘早剥有一定的局限性。重型胎盘早剥时常伴胎心、胎动消失。B超检查还可排除前置胎盘。

### (二)化验检查

主要了解贫血程度与凝血功能,包括全血细胞计数及凝血功能检查。Ⅱ、Ⅲ度患者还应检查肾功能与二氧化碳结合力。若并发DIC时进行筛选试验(血小板计数、凝血酶原时间、纤维蛋白原测定)与纤溶确诊试验(凝血酶时间、优球蛋白溶解时间、血浆鱼精蛋白副凝试验)。纤维蛋白原<250mg/L为异常,如<150mg/L,可诊断凝血功能障碍。情况紧急时,可做全血凝块观察及溶解试验:取2～5mL血液放入小试管内,将试管倾斜,若血液在6分钟内不凝固,或凝固不稳定于1小时内又溶化,提示血凝异常。

若血液在6分钟凝固,其体内的血纤维蛋白原含量通常在1.5g/L以上;血液凝固时间超过6分钟,且血凝块不稳定,其体内的血纤维蛋白原含量通常在1.0～1.5g/L;血液超过30分钟仍不凝,其体内的血纤维蛋白原含量通常少于1g/L。

## 五、诊断与鉴别诊断

结合病史、临床症状及体征可做出临床诊断。轻型患者临床表现不典型时,可结合B超检查判断。重型患者出现典型临床表现时诊断较容易,关键应了解病情严重程度,了解有无肝、肾功能异常及凝血功能障碍,并与以下晚期妊娠出血性疾病进行鉴别。

### (一)前置胎盘

往往为无痛性阴道流血,阴道流血量与贫血程度呈正比,通过B超检查可以鉴别。

## (二)先兆子宫破裂

应与重型胎盘早剥相鉴别。可有子宫瘢痕史,常发生在产程中。由于头盆不称、梗阻性难产等使产程延长或停滞。子宫先兆破裂时,患者宫缩强烈,下腹疼痛拒按,胎心异常,可有少量阴道流血,腹部可见子宫病理缩复环,伴血尿。

## 六、并发症

### (一)产后出血

产后宫缩乏力或凝血功能障碍,可引起产后出血。重症子宫胎盘卒中可导致子宫收缩严重减弱,引起大出血。

### (二)DIC与凝血功能障碍

偶见于重型病例,表现为皮下、黏膜或注射部位出血,子宫出血不凝或有较软的凝血块,有时发生尿血、咯血呕血等现象。对胎盘早剥的患者从入院到产后都应密切观察,结合化验结果,注意DIC的发生及凝血功能障碍的出现,而予以积极防治。

### (三)急性肾衰竭

由于大量失血和休克时间过长,肾脏缺血坏死,出现尿少或尿闭。

### (四)羊水栓塞

胎盘早剥时羊水可经剥离面开放的子宫血管,进入母血循环,羊水中的有形成分形成栓子栓塞肺血管至羊水栓塞。

## 七、对母儿的影响

胎盘早剥对母婴预后影响极大。剖宫产率、贫血、产后出血率、DIC发生率均升高。由于胎盘早剥出血引起胎儿急性缺氧,新生儿窒息率、早产率明显升高,围生儿病死率约为25%,15倍于无胎盘早剥者。

## 八、预防

建立健全的孕产妇三级保健制度,积极防治妊娠期高血压疾病、慢性高血压、肾脏疾病;行外转胎位术纠正胎位时,动作应轻柔;羊膜腔穿刺应在B超引导下进行,以免误穿胎盘;妊娠晚期或分娩期,应鼓励孕妇适量的活动,避免长时间仰卧;避免腹部外伤等。

## 九、治疗

### (一)期待疗法

适用于胎儿未成熟、流血不再加重、子宫敏感性消失或减轻,且无胎儿宫内窘迫者。轻型胎盘早剥可在严密监测血压、脉搏、宫高、腹围、胎心、子宫硬度与压痛、阴道出血等变化下,卧床静息。如病情稳定,胎龄<36周,又未自行临产者,可继续做期待疗法。并定期进行尿常规和B超检查;如病情加重,则应尽快终止妊娠。做好输血及急救准备。

### (二)纠正休克

患者入院时情况比较危重,对处于休克状态的患者应立即予以面罩吸氧、快速静脉滴注平衡液及输血,在短时间内补足血容量,使血细胞比容达0.30或稍高,尿量至少30mL/h,同时应争取输新鲜血,可补充凝血因子。

### (三)及时终止妊娠

胎盘早剥危及母儿生命,其预后与处理的及时性密切相关。胎儿娩出前胎盘剥离可能继续加重,难以控制出血,时间越长,病情越重,因此一旦确诊重型胎盘早剥,必须及时终止妊娠。

### 1.剖宫产

剖宫产的手术指征为:①重型胎盘早剥,估计短时间内不能结束分娩;②重型胎盘早剥,胎儿已死,产妇病情继续恶化者;③破膜后产程无进展者;④轻型胎盘早剥,有胎儿窘迫征象者。在剖宫产术中发现子宫胎盘卒中,子宫是否保留的问题,应当以子宫壁受损的程度为标准。仅表面颜色青紫,不能作为子宫切除指征,应视胎儿及其附属物娩出后,子宫收缩情况而定。如经按摩及注射子宫收缩剂后,仍松弛不收缩,血液不凝。出血不能控制,在输新鲜血液的同时行子宫切除术。

### 2.经阴道分娩

经阴道分娩适用于病情较轻者,特别是经产妇,出血不多,宫缩仍有间歇,局部压痛轻,无板状腹,或初产妇宫口开全,估计短时间内可经阴道分娩者。首先进行人工破膜,可加快产程进展;羊水流出后子宫腔容积缩小,子宫收缩压迫胎盘止血;子宫腔内压力降低同时可防止凝血活酶进入子宫血循环,以阻断或预防 DIC。破膜后以腹带扎紧腹部。如宫缩弱可同时静脉滴注缩宫素。并密切观察患者的血压、脉搏、出血情况及胎心等,必要时检查红细胞,血红蛋白及凝血功能。

### (四)并发症的处理

#### 1.产后出血的处理

胎盘早剥患者容易发生产后出血,故在分娩后应及时应用宫缩剂如缩宫素、麦角新碱等,并按摩子宫。经各种措施仍不能控制出血,须行子宫切除术。若大出血且血不凝,应考虑为凝血功能障碍。不论阴道分娩或剖宫产术,应用抗生素防止感染。

#### 2.凝血功能障碍的处理

(1)输新鲜血:及时、足量输入新鲜血液是补充血容量及凝血因子的有效措施。库存血若超过 4 小时,血小板功能即受破坏,效果差。为纠正血小板减少,有条件可输血小板浓缩液。

(2)输纤维蛋白原:若血纤维蛋白原低,同时伴有活动出血,且血不凝,经输入新鲜血等效果不佳时,可输纤维蛋白原 3g,将纤维蛋白原溶于注射用水 100mL 中静脉滴注。通常给予 3~6g纤维蛋白原即可收到较好效果。每 4g 纤维蛋白原可提高血纤维蛋白原 1g/L。

(3)输新鲜血浆:新鲜冰冻血浆疗效仅次于新鲜血,尽管缺少红细胞,但含有凝血因子,一般 1L 新鲜冰冻血浆中含纤维蛋白原 3g,且可将因子 V、VI 提高到最低有效水平。因此,在无法及时得到新鲜血时,可选用新鲜冰冻血浆做应急措施。

(4)肝素:肝素有较强的抗凝作用,适用于 DIC 高凝阶段及不能直接去除病因者。胎盘早剥患者DIC 的处理主要是终止妊娠以中断凝血活酶继续进入血内。对于处于凝血障碍的活动性出血阶段,应用肝素可加重出血,故一般不主张应用肝素治疗。

(5)抗纤溶剂:6-氨基己酸等能抑制纤溶系统的活动,若仍有进行性血管内凝血时,用此类药物可加重血管内凝血,故不宜使用。若病因已去除,DIC 处于纤溶亢进阶段,出血不止时则可应用,如 6-氨基己酸 4~6g,氨甲环酸 0.25~0.50g 或对羧基苄胺 0.1~0.2g 溶于 5%葡萄糖液 100mL 内静脉滴注。

3.预防肾衰竭

在处理过程中,应随时注意尿量,若每小时尿量少于 30mL,应及时补充血容量;少于 17mL 或无尿时,应考虑有肾衰竭的可能,可用 20％甘露醇 250mL 快速静脉滴注,或呋塞米 40mg 静脉推注,必要时可重复使用,一般能于 1～2 日内恢复。经处理尿量在短期内不见增加,血尿素氮、肌酐、血钾等明显增高,$CO_2$ 结合力下降,提示肾衰竭情况严重,出现尿毒症,此时应进行透析疗法,以抢救产妇生命。

## 十、护理措施

### (一)一般护理

(1)加强与孕妇的沟通,引导其说出恐惧的原因,鼓励孕妇及家属提出有关问题,解释腹痛及出血的主要原因,配合治疗及护理。

(2)以子宫胎儿监视器持续监视胎心音之变化并记录之,观察羊水中有无胎便出现。发现异常及时报告医生。

(3)注意观察凝血功能障碍,观察产程,同时应注意阴道流血有无凝血块。应根据患者情况输新鲜血及纤维蛋白质,必要时加用肝素及抗纤溶治疗,并注意药物疗效及不良反应。

(4)诊治过程随时注意尿量,如每小时少于 30mL,应及时补充血容量;如尿量少于 17mL 或无尿,应考虑急性肾衰竭,可及时报告医生并协助处理。

## 十一、健康教育

加强产前检查,对妊高征等高危人群加强管理、积极治疗,向孕妇宣传避免腹部外伤的重要性,以预防和治疗胎盘早剥的发生。

由于产前出血较多,患者体质比正常的孕、产妇虚弱,因此,在体力上更需护理人员的帮助。由此产生的虚弱无力也往往影响患者的心理状态,她们更需要周围的工作人员、家属予以心灵上的慰藉,以及提供一些诸如自我照顾、婴儿喂养等方面的实际帮助,使她们再树信心。对于失去孩子、甚至遭受子宫切除的患者,护理人员尽量安排她们在周围没有婴儿的房间,让家人尽量陪伴,以免触景生情;或联系心理医生,共同解决她们的心理障碍,尽快走出阴影,接受现实,恢复正常的心态。

## 十二、预后

胎盘早剥对母婴的预后影响极大,发生胎盘早剥后,剖宫产、贫血、产后出血及 DIC 的发生率均明显升高。而且由于胎盘早剥出血引起胎儿宫内窘迫,因而新生儿窒息率、早产率、围产儿病死率等均明显升高。

# 第六节　羊水过多的护理

妊娠期间羊水量超过 2000mL 称羊水过多。羊水过多时羊水的外观、性状与正常者并无异样。多数孕妇羊水增多较慢,在长时期内形成,称为慢性羊水过多;少数孕妇在数日内羊水急剧增多,称为急性羊水过多。文献报道羊水过多的发病率为 0.5％～1.0％,合并妊娠糖尿病时发生率高达 20%。双胎妊娠时也可能发生一胎羊水过多。

## 一、病因

### (一)胎儿畸形

胎儿畸形是羊水过多发生的首要原因。

#### 1.神经管缺陷

如无脑儿脊柱裂。其脑脊膜裸露于羊膜腔内,大量液体渗出而导致羊水过多。

#### 2.消化、呼吸系统畸形

包括食管闭锁、幽门闭锁、肠高位闭锁、腭裂、膈疝、肺发育不全等畸形,如胎儿消化道畸形吞咽羊水量急剧下降,膈疝则因食管受压影响羊水吞咽入消化道均致羊水过多。

#### 3.多发畸形

如染色体异常:21-三体综合征,18-三体综合征,又例如颜面畸形发育。不能吞咽羊水,或有先天性醛固酮增多症则因胎尿增多而发生羊水过多。

### (二)多胎妊娠

多胎妊娠羊水过多发生率约 10 倍于单胎妊娠,以单卵双胎最为常见,而双卵双胎则与单卵双胎的发生率相似。可能单卵双胎两个胎儿之间血循环互相交通。循环血量多的优势胎儿,因心、肾肥大,尿量增多而致羊水过多;另一个劣势胎儿则可能发生羊水过多。

### (三)妊娠并发症

如糖尿病,可能与糖尿病孕妇导致胎儿高糖血症和多尿有关,加之羊水糖浓度增高,使羊水渗透压增高,水分经胎膜渗出量减少亦可能是其致病原因。此外,妊高征、Rh 血型不合或贫血等并发羊水过多者较一般孕妇为多。

### (四)脐带、胎盘病变

如胎盘血管瘤较大或生长部位靠近脐带附近,压迫脐静脉,引起静脉回流梗阻,血液淤滞,增加渗出量可致羊水过多。胎盘过大、脐带帆状附着的羊水过多者,亦较一般孕妇为多。

### (五)不明原因的羊水过多

## 二、发病机制

母儿间羊水交换以 500mL/h 速度进行,呈动态平衡,包括胎儿吞咽、呼吸、尿液排出及皮肤、胎膜的渗出和吸收。上述病因中一种或多种因素均可造成羊水循环的失衡,生成增多,输出减少,导致羊水过多。

羊水过多对母体的影响:易发生原发性宫缩乏力、产程延长产后大出血、胎盘早剥及休克。对胎儿则有:围生儿病死率是正常羊水量组的 2.1 倍,主要原因有胎儿畸形(20%～50%)、早产、胎盘早剥、脐带脱垂、宫内窘迫、新生儿窒息等。

## 三、临床表现

### (一)急性羊水过多

较少见。多发生在妊娠 20～24 周,由于羊水急速增多,数日内子宫急剧增大,似双胎妊娠或足月妊娠大小,并产生一系列压迫症状,腹腔脏器向上推移,横膈上举,孕妇出现呼吸困难,甚至发绀。腹壁皮肤因张力过大感到疼痛,严重者皮肤变薄,皮下静脉清晰可见。孕妇进食减少,发生便秘。巨大的子宫压迫下腔静脉,影响静脉回流,出现下肢及外阴部水肿及静脉曲张。

孕妇行走不便,不能平卧仅能端坐,表情痛苦。

### (二)慢性羊水过多

较多见,多数发生在妊娠晚期,数周内羊水缓慢增多,多数孕妇无自觉不适,仅在产前检查时,见腹部膨隆,测量宫高及腹围大于同期孕妇,妊娠图宫高曲线超出正常百分位数,腹壁皮肤发亮、变薄,触诊时感到皮肤张力大,有液体震颤感,胎位不清,有时扪及胎儿部分有浮沉胎动感,胎心遥远或听不清。

## 四、实验室及其他检查

### (一)B超检查

目前以 B 超探测意义尤大。一般 B 超显像图显示胎儿与子宫壁间距离在 7cm 以上者,可考虑羊水过多。

### (二)X 线检查

羊水明显增多时,X 线检查结果比较可靠。腹部平片见胎儿四肢伸展,不贴近躯干。侧位片可见围绕胎儿的子宫壁和羊水形成的阴影显著增宽。还可了解是否合并无脑儿脑积水等胎儿畸形或多胎妊娠。

### (三)羊水甲胎蛋白(aFP)含量测定

胎儿有开放性神经管缺陷时,由于脑脊膜裸露,aFP 随脑脊液渗入羊膜腔,羊水 aFP 含量可比正常高 4～10 倍。

### (四)羊膜囊造影及胎儿造影

为了解胎儿有无消化道畸形,先将 76% 泛影葡胺 20～40mL 注入羊膜腔内;3 小时后摄片,羊水中造影剂减少,胎儿肠道内出现造影剂。接着再将 40% 碘化油 20～40mL(应视羊水多少而定)注入羊膜腔,左右翻身数次,因脂溶性造影剂与胎脂有高度亲和力,注药后半小时、1 小时、24 小时分别摄片,胎儿的体表包括头、躯干、四肢及外生殖器均可显影。羊膜囊造影可能引起早产、宫腔内感染,且造影剂、放射线对胎儿有一定损害,应慎用。

## 五、诊断和鉴别诊断

### (一)诊断

根据孕妇妊娠 20～32 周左右,腹部胀大迅速,子宫明显大于妊娠月份,且伴有压迫症状,胎位不清,胎心音遥远等临床症状及体征,结合以上辅助检查即可诊断。

诊断标准如下:

(1)妊娠足月时羊水量达到或多于 2000mL。

(2)妊娠 5 个月后,子宫增大迅速,较妊娠月份大、张力高、有液波振动感。胎位不清,胎心音轻微或听不清,可有外阴、下肢水肿及静脉曲张。急性羊水过多可出现腹部胀痛、呼吸困难、心悸、不能平卧及行动不便等症状。

(3)X 线摄片及超声检查显示羊水过多的特征。常并发畸胎。

### (二)鉴别诊断

须注意与多胎妊娠、葡萄胎、腹腔积液及巨大卵巢囊肿相鉴别。

## 六、治疗

对于羊水过多的处理要根据胎儿有无畸形、孕周及症状严重程度来定。

**（一）胎儿合并畸形**

若胎儿合并畸形，原则应及时予以终止妊娠。

（1）孕妇一般情况下，无明显的心肺压迫症状，可用 15～18 号腰穿针经腹羊膜腔穿刺放出适量羊水后，注入依沙吖啶 50～100mg 引产。

（2）症状严重者，予人工高位破膜引产。高位破膜器自宫口沿胎膜上行送入 15cm，刺破胎膜，使羊水以 500mL/h 的速度缓慢流出。破膜后 12～24 小时无宫缩，可静脉滴注缩宫素或用前列腺素等引产。也可先经腹羊膜腔穿刺放出部分羊水后，再人工破膜。破膜过程中注意脉搏、血压、阴道流血的情况。

**（二）羊水过多合并正常胎儿**

对孕周不足 37 周，胎肺不成熟者，应尽可能延长孕周。

1.一般治疗

低盐饮食、减少孕妇饮水量。卧床休息，取左侧卧位，改善子宫胎盘循环，预防早产。每周复查羊水指数及胎儿生长情况。

2.羊膜穿刺减压

对压迫症状严重，孕周小、胎肺不成熟者，可考虑经腹羊膜穿刺放液，以缓解症状，延长孕周三放液时注意：①避开胎盘部位穿刺；②放液速度应缓慢，每小时不超过 500mL，一次放液不超过 1500mL，以孕妇症状缓解为度，放出羊水过多可引起早产；③有条件应在 B 超监测下进行；④密切注意孕妇血压、心率、呼吸变化；⑤严格消毒，防止感染，酌情用镇静药预防早产；⑥放液后 3～4，周如压迫症状重，可重复放液以减低宫腔内压力。

3.前列腺素合成酶抑制剂

孕晚期羊水主要由胎尿形成，吲哚美辛有抗利尿作用，可抑制胎儿排尿使羊水量减少。用法：2.2～2.4mg/(kg·d)，分 3 次口服，一周后胎尿明显减少，羊水亦可减少。每周一次 B 超检查测羊水量的变化，若羊水再增多可重复使用。有报道吲哚美辛可导致动脉导管提前闭合，不宜长期使用，且主张限于 32 周以前使用。

4.病因治疗

若为妊娠期糖尿病或糖尿病合并妊娠，需控制孕妇过高的血糖；母儿血型不合溶血，胎儿尚未成熟，而 B 超检查发现胎儿水肿，或脐血显示 $Hb < 60g/L$，应考虑胎儿宫内输血。

5.分娩期处理

自然临产后，应尽早人工破膜，除前述注意事项外，还应注意防止脐带脱垂。若破膜后宫缩仍乏力，可给予低浓度缩宫素静脉滴注，增强宫缩，密切观察产程进展。胎儿娩出后应及时用宫缩剂，预防产后出血。

## 七、护理措施

（1）病情观察：监测孕妇的生命体征，定期测量宫高、腹围和体重，以判断病情进展；观察胎心、胎动及宫缩，及早发现胎儿宫内窘迫及早产的征象；对于人工破膜者，应密切观察胎心和宫缩，及时发现胎盘早剥和脐带脱垂的征象；产后观察子宫收缩及阴道流血情况，防止产后出血。

(2)羊膜腔穿刺放羊水者护理:若胎儿正常,胎龄不足 37 周,孕妇症状严重无法忍受时,可考虑经腹羊膜腔穿刺,引流部分羊水,以缓解孕妇症状。护理人员做好配合治疗:①协助做好术前准备,严格无菌操作,配合医生完成羊膜腔穿刺,控制羊水流出速度不超过 500mL/h,一次放羊水量不超过 1500mL;②放羊水过程中严密观察孕妇生命体征、宫缩、胎心率阴道流血等情况,及时发现胎盘早剥征象并配合处理;③放羊水后腹部放置沙袋或加腹带包扎以防腹压骤降发生休克;④遵医嘱给镇静剂、宫缩抑制剂预防早产,给抗生素预防感染。

(3)缓解焦虑:对于胎儿畸形者,护士主动、耐心与孕妇及家属交谈,使他们了解胎儿畸形并非孕妇的过错,使其获得心理安慰,配合治疗及护理;嘱咐再孕后应进行遗传咨询及产前诊断,加强孕期检查,进行高危监护。

## 八、健康指导

向孕妇及家属讲解羊水过多的原因及注意事项。嘱其卧床休息,指导孕妇低盐饮食,减少增加腹压的活动以防胎膜早破。

## 九、预防

本病病因不明,无特殊预防措施。患者应注意休息,低盐饮食。

## 十、预后

围产儿的预后与有无畸形及羊水过多的严重程度有关。羊水过多特别是急性羊水过多往往合并胎儿畸形。神经管缺陷性疾病是最常见的畸形,约占 50%,其中又以无脑儿、脊柱裂所致的脑脊膜膨出多见。消化道畸形,特别是上消化道闭锁,约占 25%。对于外表正常的围产儿的预后仍应谨慎对待,因为 B 超检查难以发现所有畸形。高位破膜放羊水的过程中,脐带可随羊水滑出造成脐带脱垂,造成胎儿宫内窘迫甚至胎死宫内。

羊水过多使子宫张力变大,破膜后子宫骤然变小易引起胎盘早剥,产时宫缩不协调、乏力、胎位异常均使手术产的概率增加,且易发生产后出血,治疗性放羊水加大感染概率。羊水过多的孕妇易合并妊娠高血压疾病。

# 第七节　羊水过少的护理

妊娠晚期羊水量少于 300mL 者称羊水过少。发生率为 0.5%~5.5%。因其对围生儿预后有明显的不良影响,近年受到越来越多的重视。

## 一、病因

主要与羊水产生减少或吸收外漏增加有关。常见原因如下。

### (一)胎儿泌尿道畸形

先天性肾阙如或尿路梗阻,因胎儿无尿液生成或生成的尿液不能排,入羊膜腔致妊娠中期后严重羊水过少。

**（二）胎盘功能不良**

如过期妊娠、胎儿宫内生长受限、妊娠期高血压疾病等，由于胎盘功能不良、慢性胎儿宫内缺氧、血液重新分布，肾血管收缩，胎儿尿形成减少，致羊水过少。

**（三）胎膜早破**

羊水外漏速度大于再产生速度，常出现继发性羊水过少。

**（四）母体因素**

如孕妇脱水、血容量不足，血浆渗透压增高等，可使胎儿血浆渗透压相应增高，胎盘吸收羊水增加，同时胎儿肾小管重吸收水分增加，尿形成减少。此外孕妇应用某些药物（如吲哚美辛、利尿剂等）亦可引起羊水过少。部分羊水过少原因不明。

## 二、对母儿的影响

**（一）对母体的影响**

由于胎儿先露部在临产后内回转受阻，容易发生胎位异常。羊水过少易致胎儿窘迫，为抢救胎儿行剖宫产率明显增高，术后感染率也相应增多。

**（二）对胎儿、新生儿的影响**

1. 对胎儿的影响

羊水过少发生在妊娠早期，可使胎体与羊膜粘连引起畸形，甚至导致胎儿截肢。羊水过少易发生胎儿宫内发育迟缓，与合并胎盘功能减退有关。临产后发生胎儿窘迫的机会明显增多，有资料表明，胎儿窘迫率达 60%，严重者造成胎死宫内。羊水少不易润滑产道，不利于临产后胎先露部下降与内回转而致产程延长，使胎儿缺氧概率明显增大。

2. 对新生儿的影响

胎儿宫内缺氧，羊水过少使胎儿肺部受压，肺发育不全，妨碍呼吸运动，导致肺液潴留，使娩出的新生儿发生窒息、胎粪吸入综合征的概率明显增高。羊水过少的围生儿患病率及病死率均明显增高。

## 三、临床表现

**（一）症状**

孕妇自觉腹部增大不明显，胎动时腹痛。

**（二）体征**

(1)产前检查发现宫高与腹围比同期妊娠者为小。

(2)子宫敏感，易有宫缩，胎儿在宫内有充实感而无胎块漂浮或浮动感。

(3)常于引产行人工破膜时发现无羊水或仅有少许黏稠液体。

(4)凡过期妊娠、胎儿 IUGR、孕妇合并妊高征、慢性高血压等情况，临产前发生胎心变化，原因不明，应考虑羊水过少的可能性。终止妊娠前宜及时行人工破膜，可发现无羊水或量少黏稠、浑浊或为暗绿色。

## 四、实验室及其他检查

**（一）B超检查**

妊娠 28～40 周期间，B超测定最大羊水池径线稳定在 5.1±2.1cm 范围，因此最大羊水池与子宫轮廓相垂直深度测量法(AFD)≤2cm 为羊水过少;≤1cm 为严重羊水过少。近年提倡应用羊水指数法(AFI)。此法比 AFD 更敏感,更准确。以 AFI≤8.0cm 作为诊断羊水过少的临界值;以≤5.0cm 作为诊断羊水过少的绝对值。除羊水池外,B 超还发现羊水和胎儿交界面不清,胎盘胎儿面与胎体明显接触以及胎儿肢体挤压卷曲等。

### (二)羊水直接测量

破膜以羊水少于 300mL 为诊断羊水过少的标准,其性质黏稠、混浊、暗绿色。直接测量法最大缺点是不能早诊断。

### (三)羊膜镜检查

如羊水过少可见羊膜紧贴胎头,同时可观察羊水性质有无污染,及早做出诊断。

## 五、诊断

(1)孕妇常于胎动时感到腹痛,检查发现腹围及子宫底均较同期妊娠者为小。

(2)临产后阵痛剧烈,宫缩多不协调,宫口开张缓慢,产程往往延长。

(3)人工破膜时发现无羊水或仅有少许黏稠液体流出。

## 六、鉴别诊断

应与足月小样儿及死胎相鉴别。

## 七、治疗

### (一)终止妊娠

羊水过少是胎儿危险的重要信号。若妊娠已足月,应尽快行人工破膜观察羊水的情况,若羊水少且黏稠,有严重胎粪污染,同时出现其他胎儿窘迫的表现,估计短时间内不能结束分娩,在除外胎儿畸形后,应选择剖宫产结束分娩,可明显降低围生儿病死率。

### (二)保守期待

若妊娠未足月,且辅助检查未发现有胎儿畸形,可行保守期待。通过羊膜腔灌注解除脐带受压,可使胎心变异减速率、胎粪排出率以及剖宫产率降低,提高围生儿成活率。因此羊膜腔灌注是一种安全、经济、有效的治疗方法。妊娠中、晚期时防治妊娠羊水过少行羊膜腔灌注也有良好效果。具体方法:孕妇仰卧,头高位,在 B 超指引下,找出羊水池最深平面,在相应体表做好标记。用配套消毒好的 7 号带芯针(长约 17cm),垂直进大腹壁各层及子宫壁达羊水池,拔出针芯,空针回抽见羊水溢出即接输液管。将预热(37℃)生理盐水以 15~30mL/min 速度输入羊膜腔,每次灌注量为 500~800mL。于羊膜腔灌注同时给予沙丁胺醇或硫酸镁保胎,抗生素预防感染,地塞米松 10mg 羊膜腔注射,促胎儿成熟。

经宫颈羊膜腔输液常在产程中胎膜早破时使用。适合于羊水过少伴频繁胎心变异减速或羊水 I 度粪染者。主要目的是缓解脐带受压,提高阴道安全分娩的可能性,以及稀释粪染的羊水,减少胎粪吸入综合征的发生。具体方法是:常规消毒外阴、阴道,经宫颈放置宫腔压力导管进羊膜腔,输入加温至 37℃的生理盐水 300mL,输液速度为 10mL/min,如羊水指数达 8cm,并解除胎心变异减速,则停止输液,否则再输 250mL。若输液后 AFI 已≥8cm,但胎心减速不能改善亦应停止输液,按胎儿窘迫处理。输液过程中 B 超监测 AFI、间断宫内压力导管测宫内压,可同时胎心内监护,注意无菌操作。

## 八、护理措施

（1）病情观察：观察孕妇的生命体征，定期测量宫高、腹围和体重，以判断病情进展；根据胎盘功能测定结果、胎心监测、胎动及宫缩的变化，及时发现并发症。发现羊水过少者，B超监测羊水量，并注意观察有无胎儿畸形。

（2）配合治疗：如妊娠未足月，胎肺不成熟者，行羊膜腔灌注期待治疗时，应注意严格无菌操作，防止发生感染，同时遵医嘱给予抗感染药物；发现羊水过少时若妊娠已近足月，应指导孕妇在短期内重复测定羊水量并监测胎心和胎动变化；若合并有过期妊娠、胎儿生长受限等需及时终止妊娠者，应遵医嘱做好阴道助产或剖宫产的准备。

## 九、健康指导

向孕妇及家属介绍羊水过少的可能原因。指导孕妇休息时取左侧卧位，改善胎盘血液供应；遵医嘱接受治疗方案；教会孕妇监测胎动的方法和技巧，同时积极预防胎膜早破的发生。胎儿出生后应全面评估，识别异常，及早干预治疗。

## 十、预后

羊水过少合并胎儿畸形往往导致流产，胎儿缺氧致胎儿发育迟缓、宫内窘迫，严重者致胎死宫内，新生儿窒息是宫内缺氧的延续，故新生儿病死率明显增高，如缺氧缺血性脑病、胎粪吸入综合征、坏死性小肠结肠炎、肾功能损害等，慢性宫内缺氧儿常伴有低体重儿或小于胎龄儿，红细胞增多症，低血糖、低血钙、高胆红素血症等。部分孕妇由于胎膜早破，羊水持续外溢发生羊水过少，破膜时间过长可造成感染。

羊膜腔内输液易诱发宫缩且反复穿刺有造成羊膜炎、胎膜早破等并发症，还要注意羊水栓塞的潜在危险。产程中宫缩乏力、不协调、羊水粪染致手术产概率增加。母体常合并低血容量。

# 第八节　胎膜早破的护理

胎膜破裂发生于产程正式开始前称为胎膜早破（Premature Rupture of Membranes，PROM），此时孕妇阴道内有一定量羊水流出。胎膜早破如果发生在孕37周前，又特称为早产胎膜早破（Preterm Premature Rupture of Membrane，PPROM）。

胎膜早破约占妊娠总数的10%，其中20%为早产胎膜早破。早产胎膜早破是早产的主要原因之一，约1/3的早产是由于早产胎膜早破所致，且出现早产胎膜早破的孕妇约75%将在1周内分娩。

## 一、病因和发病机制

### (一)胎位异常或头盆不称

是胎膜早破最常见的危险因素。臀位尤其是足先露、横位、枕横位或枕后位、胎头高直位等，以及头盆不称、胎头高浮时，胎儿先露部不能与骨盆入口很好衔接，使宫颈内口处的胎膜承受局部宫腔压力,易使胎膜在临产前破裂。

### (二)胎膜的生物物理性状改变

由于羊膜组织缺少弹性蛋白,故其韧性主要依赖羊膜中的胶原蛋白来维持。如果体内颗粒性弹性蛋白酶及胰蛋白酶增加,此 2 种酶对羊膜中胶原蛋白的分解作用增强,使之弹性下降,脆而易破。已有证据显示胎粪污染可使这 2 种酶活性增加。另外,孕妇体内微量元素缺乏,如铜与锌的缺乏可致使赖氨酸酰化酶活性受限,羊膜内胶原蛋白合成障碍,脆性增加而易破。

### (三)生殖道病原微生物上行性感染

胎膜早破患者经腹羊膜腔穿刺,羊水细菌培养 28%~50% 呈阳性,其微生物分离结果往往与宫颈内口分泌物培养结果相同,提示生殖道病原微生物上行性感染是引起胎膜早破的主要原因之一。其机制可能是微生物附着于胎膜,趋化中性粒细胞,浸润于胎膜中的中性粒细胞脱颗粒,释放弹性蛋白酶,分解胶原蛋白成碎片,使局部胎膜抗张能力下降,而致胎膜早破。

### (四)羊膜腔压力增高

双胎妊娠、羊水过多等使羊膜腔内压力增高,加上胎膜局部缺陷,如弹性降低、胶原减少,增加的压力作用于薄弱的胎膜处,引起胎膜早破。

### (五)部分营养素缺乏

母血维生素 C 浓度降低者,胎膜早破发病率较正常孕妇增高近 10 倍。体外研究证明,在培养基中增加维生素 C 浓度,能降低胶原酶及其活性,而胶原是维持羊膜韧性的主要物质。铜元素缺乏能抑制胶原纤维与弹性硬蛋白的成熟。胎膜早破者常发现母、脐血清中铜元素降低。故维生素 C、铜元素缺乏,使胎膜抗张能力下降,易引起胎膜早破。

### (六)宫颈内口松弛

常因手术机械性扩张宫颈、产伤或先天性宫颈局部组织结构薄弱等,使宫颈内口括约功能破坏,宫颈内口松弛,前羊水囊易于楔入,使该处羊水囊受压不均,加之此处胎膜最接近阴道,缺乏宫颈黏液保护,常首先受到病原微生物感染,造成胎膜早破。

## 二、对母儿影响

### (一)对母体影响

#### 1.感染

破膜后,阴道病原微生物上行性感染更容易、更迅速。随着胎膜早破潜伏期(指破膜到产程开始的间隔时间)延长,羊水细菌培养阳性率增高,且原来无明显临床症状的隐匿性绒毛膜羊膜炎常变成显性。除造成孕妇产前、产时感染外,胎膜早破还是产褥感染的常见原因。

#### 2.胎盘早剥

足月前胎膜早破可引起胎盘早剥,确切机制尚不清楚,可能与羊水减少有关。据报道最大羊水池深度<1cm,胎盘早剥发生率 12.3%、而最大池深度>2cm,发生率仅 3.5%。

### (二)对胎儿影响

#### 1.诱发早产

胎膜早破是发生早产的重要原因。30%~40% 早产与胎膜早破有关,早产儿易发生新生儿呼吸窘迫综合征胎儿及新生儿颅内出血、坏死性小肠炎等并发症,围生儿病死率增加。

2.感染

孕妇发生羊膜腔感染,直接威胁子宫内的胎儿,常引起胎儿及新生儿感染,表现为肺炎、败血症、颅内感染。

3.脐带并发症

胎先露未衔接者,破膜后脐带脱垂的危险性增加,因破膜继发性羊水减少,使脐带受压,亦可致胎儿窘迫,对胎婴儿威胁极大。

4.胎肺发育不良及胎儿受压综合征

妊娠 28 周前胎膜早破保守治疗的患者中,新生儿尸解发现,肺/体重比值减少、肺泡数目减少。活体 X 线摄片显示小而充气良好的肺、钟形胸、横膈上抬到第 7 肋间。胎肺发育不良常引起气胸持续肺高压,预后不良。破膜时孕龄越小,引发羊水过少越早,胎肺发育不良的发生率越高。如破膜潜伏期长于 4 周,羊水过少程度重,可出现明显胎儿宫内受压,表现为铲形手、弓形腿、扁平鼻等。

### 三、临床表现

#### (一)症状

主要症状是阴道流液,其特点为第一次流液较多,以后呈间断性时多时少,当腹压增加时流液明显增多。如第一次流液较多孕妇自觉腹部轻松,子宫缩小。流液中如见到胎脂乳白块状物有助于诊断。

#### (二)体征

肛诊或阴道检查先露部时触不到前羊水囊,推动先露部时阴道流液增多。用窥器检查时可见到羊水自宫颈口流出。腹部检查时羊水量少,胎儿肢体清晰,加压宫体时羊水流出增多。

### 四、并发症

#### (一)早产

是常见并发症,在妊娠未足月前,胎膜早破将引起早产,致围产儿病死率升高。

#### (二)羊膜炎

为重要并发症,破膜后细菌容易侵入宫腔,特别是胎膜早破超过 24 小时者,当出现发热及脉搏增快,伴不明原因的胎心音加速,应首先考虑有羊膜炎的存在。胎儿如吸入感染的羊水,可发生胎儿肺炎,宫内窘迫。

#### (三)脐带脱垂

当胎位不正或骨盆狭窄时,破膜后,脐带随羊水从胎先露部与骨盆出口的空隙处脱出,严重威胁胎儿生命。

#### (四)其他

羊水流出后,宫口扩张缓慢产程延长;羊水流尽后宫体紧裹胎儿,可引起子宫收缩不协调,胎盘受压导致胎儿宫内窘迫。

### 五、实验室及其他检查

#### (一)阴道液 pH 测定

正常阴道液 pH 为 4.5～5.5,羊水 pH 为 7.0～7.5,如阴道液 pH＞6.5,提示胎膜早破可能性大,该方法诊断正确率可达 90%。若阴道液被血、尿、精液及细菌性阴道病所致的大量白带污染,可产生假阳性。

#### (二)阴道液涂片检查

取阴道后穹隆积液置于干净玻片上,待其干燥后镜检,显微镜下见到羊齿植物叶状结晶为羊水。其诊断正确率可达 95%。如阴道液涂片用 0.5% 硫酸尼罗蓝染色,镜下可见橘黄色胎儿上皮细胞;若用苏丹染色,则见到黄色脂肪小粒可确定为羊水。

#### (三)羊膜镜检查

可以直视胎儿先露部,看不到前羊膜囊即可诊断胎膜早破。

#### (四)胎儿纤维连接蛋白(Fetal Fibronectin,fFN)、胎甲球蛋白(AFP)

在羊水中浓度远比母血、母尿及阴道分泌物高,故可作为羊水标志物用于胎膜早破的诊断。

#### (五)棉球吸羊水法

用纱布将棉球裹成 4cm 左右的球形,置于后穹隆,3 小时后取出,若挤出液体大于 2mL,pH＞7,涂片镜检有羊水结晶。三项均阳性时诊断符合率 100%。

#### (六)其他

1.胎儿状况的评估

胎膜破裂后,因感染和羊水过少,可能使胎儿受累,应检测有无胎盘早剥、脐带受压或胎儿窘迫。宫内感染时胎儿行为的改变被认为是因为前列腺素浓度升高引起,感染可引起绒毛膜或脐血管收缩使胎盘血管阻力增高,胎盘循环的这些变化可以影响胎儿的氧合作用,导致胎儿循环、心率和行为的改变。

2.胎儿生物物理相评分

胎儿生物物理相评分法(Fetal Biophysical Profile Scoring,BPS),包括胎动(FM)、胎儿呼吸运动(FBM)、非激惹试验(NST)、胎儿肌张力(FT)、羊水量(AFV)共 5 项。NST 无反应型和 FBM 缺如是胎儿隐性感染的主要表现,而 FM 和 FT 减少是感染晚期征象。胎儿感染可增加胎儿需氧量,一方面使胎儿发生酸中毒;另一方面使局部脑组织处于低氧状态,导致中枢神经系统功能紊乱,出现 BPS 变化。BPS 可广泛用于 PPROM 患者以预测胎儿安危和宫内感染,NST 是 BPS 中不可缺少的一项指标,且单用 NST 其阴性预测价值与 BPS 相同。

3.多普勒脐动脉血流

许多学者认为宫内感染时脐动脉的 S/D 比值升高,如果 S/D 比值逐渐升高至超过正常的15%,则对组织学绒毛膜羊膜炎的诊断价值大大提高。

4.无激惹试验(NST)

胎儿心动过速(胎心率＞160 次/分)常常被用作宫内感染的标志,宫内感染与 NST 无反应或胎儿心动过速是密切相关的,另外能够同时评估子宫收缩,多数学者主张对 PPROM 患者每天做 NST。

5.胎肺成熟度检测

当未足月胎膜早破发生在 32～34 周时,推荐进行胎肺成熟度的评估,当胎肺成熟后,继续妊娠并不能增加益处,反而导致感染病率增加,应尽快分娩。

## 六、诊断

(1)分娩开始前,阴道突然流出液体。

(2)液体多无色、透明,有时含有胎脂,若混有胎粪,则混浊呈黄绿色。

(3)肛指或阴道检查扪不到羊水囊,而直接接触到先露部。检查时可有羊水从阴道流出。

(4)阴道流液的 pH>7,流液涂片干燥后,镜检可见十字形或金鱼草样透明结晶。

(5)取阴道后穹隆液体,沉渣涂片、染色,可见羊水膜及胎儿皮肤上皮细胞,以及胎脂及毳毛等。

## 七、鉴别诊断

羊水应与尿失禁、阴道炎的溢液鉴别。此外,孕晚期间,阴道分泌物量常增多而变稀,有时可与胎膜早破相混淆。通过硝嗪纸试验或尼罗蓝染色等不难区别。

## 八、治疗

### (一)一般处理

孕妇绝对卧床,先露未入盆者或臀先露者,宜抬高床尾或臀部呈头低脚高倾斜15°平卧位,以防止羊水流出过多及脐带脱垂。禁止灌肠,保持外阴清洁,观察流水量及性状,勤听胎心或做电子胎心监护。如无特殊原因,尤其估计在 24 小时内不临产者,暂不做肛门或阴道检查,尤其做阴道检查须慎重,必须在严密消毒下进行,防止引起感染。测体温、脉搏,1/4 小时,白细胞计数及分类检查,1 次/天。仔细复习病史,确定孕龄,估计胎儿大小,查明产科情况,观察宫缩,密切注意临产开始,发现难产因素。

### (二)足月胎膜早破治疗

观察 12～24 小时,80％患者可自然临产。临产后观察体温、心率、宫缩、羊水流出量、性状及气味,必要时 B 超检查了解羊水量,胎儿电子监护进行宫缩应激试验,了解胎儿宫内情况。若羊水减少,且 CST 显示频繁变异减速,应考虑羊膜腔输液;如变异减速改善,产程进展顺利,则等待自然分娩,否则,行剖宫产术。若未临产,但发现有明显羊膜腔感染体征,应立即使用抗生素,并终止妊娠。如检查正常,破膜后 12 小时,给予抗生素预防感染,破膜 24 小时仍未临产且无头盆不称,应引产。

### (三)妊娠不足 35 周(28～35 周)治疗

PPROM 的主要并发症是宫内感染、胎儿窘迫和胎肺发育不良引起的新生儿呼吸窘迫综合征,使围生儿病死率升高,破膜时间越早,危险性越大,对其积极引产还是期待处理曾有争论,随着促胎肺成熟方法的不断改进、新的广谱抗生素的应用,延长孕周降低了围生儿病死率,目前一致的看法为:若无临床感染征象及其他产科并发症,采用期待处理。但处理应采取个体化评估原则,估计母体、胎儿和新生儿并发症,采取保守治疗或者立即分娩。在保守治疗过程中要求准确诊断 PPROM,密切监测胎儿宫内状况,早期发现绒毛膜羊膜炎,促胎儿成熟、预防感染和抑制宫缩。

1.促胎肺成熟治疗

早产儿各系统器官发育不成熟,病死率高达 15%,其中新生儿呼吸窘迫综合征(Neonatal Respiratory Distress Syndrome,NRDS)是导致早产儿死亡的最主要原因。未足月胎膜早破的促胎肺成熟治疗对其新生儿预后意义重大。

(1)糖皮质激素对于促胎肺成熟有一定作用,常用地塞米松 5mg 肌内注射,2 次/天,一般用药 3 天。亦可 10mg 经羊膜腔内一次性给药。但据报道,以静脉抢注地塞米松的效果较肌内注射为好,剂量:10mg,1 次/天,每周连续 3 天(即停 4 天,再重复注射 3 天)。

如能保持到 34 周,则按妊娠 34 周后的处理。

由于 B 超技术的提高,可通过 B 超了解宫内胎儿大小、胎盘成熟度、羊水量。也可取羊水测 L/S、磷脂酰甘油(PG),或做振荡试验或泡沫稳定指数等,来测定胎肺的成熟度。如胎肺已示,成熟,可考虑终止妊娠。

(2)经羊膜腔注入肺表面活性物质促胎肺成熟的治疗:当胎肺不成熟的未足月胎膜早破 24 小时内需终止妊娠时,应用糖皮质激素的疗效不佳。若技术条件允许,可在新生儿娩出后经气管插管注入肺表面活性物质(Pulmonary Surfactant,PS)。近年来国内外学者尝试经羊膜腔注入肺表面活性物质促胎肺成熟,可在超声引导下行羊膜腔穿刺术,将 PS 注入靠近胎儿口鼻位置的羊水池中,这方面的临床资料较少,有待于进一步研究。

(3)产前大剂量盐酸氨溴索促胎肺成熟治疗:盐酸氨溴索(ambroxol),商品名沐舒坦,被广泛用于肺部疾病的祛痰治疗中,同时还有促进肺表面活性物质合成和分泌、对抗氧自由基的作用。有研究认为:产前母体应用盐酸氨溴索 1g 静脉滴注,每天 1 次,连用 3~5 天,可使新生儿肺顺应性改善,气道分泌物中磷脂酰胆碱的含量增加,呼吸能力增强,有效降低围生期 NRDS 发病率和病死率。氨溴索既可促胎肺成熟,又有抗炎症作用,对于胎膜早破及感染因素诱发早产的孕妇安全性更高。妊娠晚期应用氨溴索,对母婴尚未发现明显不良反应,但产前使用大剂量盐酸氨溴索促胎肺成熟治疗的安全性和效果仍需进一步研究。

2.防止感染

足月前胎膜早破应用抗生素,能降低胎儿及新生儿肺炎、败血症及颅内出血的发生率;亦能大幅度减少绒毛膜羊膜炎及产后子宫内膜炎的发生。尤其对羊水细菌培养阳性或阴道分泌物培养 B 族链球菌阳性者,效果最好。B 族链球菌感染用青霉素;支原体或衣原体感染,选择红霉素或罗红霉素。如感染的微生物不明确,可选用 FDA 分类为 B 类的广谱抗生素,常用 β 内酰胺类抗生素。可间断给药,如开始给氨苄西林或头孢菌素类静脉滴注,48 小时后改为口服。若破膜后长时间不临产,且无明显临床感染征象,则停用抗生素,进入产程时继续用药。

3.抑制宫缩

要保胎抑制宫缩,防止过早临产。临产常用的宫缩抑制剂有以下几种:

(1)硫酸沙丁胺醇:又称嗽必妥。属于拟肾上腺素能 β 受体兴奋剂类,人工合成的有硫酸沙丁胺醇和沙丁胺醇两种片剂,具有兴奋 $β_1$ 和 $β_2$ 受体作用。沙丁胺醇较硫酸沙丁胺醇的分子式中少硫酸基,故它对 $β_1$ 受体的兴奋作用较硫酸沙丁胺醇强,但不良反应亦较其多,不适于产科应用。硫酸沙丁胺醇具有松弛子宫平滑肌作用,通过作用于 $β_2$ 受体,使细胞膜上的腺苷酸环酶激活,ATP 转化为环磷酸腺苷,调节钠钾、钙等离子交换,降低钙水平面及肌液蛋白激酶,抑制肌液蛋白磷酸化,松弛子宫平滑肌,从而抑制宫缩。同时,还可松弛血管平滑肌,增加子宫胎盘血流量,改善子宫供氧环境。常用方法:2.4mg 口服,1 次/6h,直到妊娠终止。如已有宫缩,可首先应用 4.8mg 口服,1 次/6h,直到宫缩缓解后,改为 2.4mg 口服,1 次/6h。

(2)硫酸镁:硫酸镁可通过:拮抗钙在肌肉—神经交界处的活性,使乙酰胆碱下降;还可直接作用于肌细胞,使膜电位降低,肌肉收缩频率和强度减弱。具体方法:25% 硫酸镁 10mL 稀释于 10% 的葡萄糖液 20mL 中,静脉缓慢推注,作为首次冲击量。此后,用 25% 硫酸镁 60mL 溶于 5% 的葡萄糖液 1000mL 中,以 1~3g/h 的速度缓慢滴注,当宫缩被抑制后,继续滴注 2h。治疗中应检测呼吸、尿量及膝反射或血镁离子浓度,防止镁中毒。

(3)盐酸利托君:本药目前是公认的静脉滴注保胎首选药,具有较好的抑制宫缩作用,而不良反应较小,并有促胎肺成熟作用,减少早产儿呼吸窘迫综合征的发生。用法:盐酸羟苄羟麻黄碱 50mg 溶于 5% 葡萄糖液 500mL 中静脉滴注,最好有静脉注射微量泵以控制滴注速度。开始速度为 1mL/min,如无效,可每 10 分钟增加 0.1mL/min,最大滴速不超过 10mL/min。宫缩被抑制后,继续 6 小时,改为口服,20mg,3 次/天,连服直到分娩。如出现明显不良反应,包括心率增快至 130/min,收缩压降至 90mmHg 以下,应减慢滴速或停药。

(4)特布他林:国外孕期使用较多的 $β_2$ 受体激动剂,特布他林静脉滴注可延迟分娩,减少早产和低出生体重儿的发生,但是未见围产儿病死率和严重的 RDS 明显下降。

4.增加羊水量

对未足月的胎膜早破产例应注意其羊水量。羊水过少,宫壁紧裹胎体,不但可压迫脐带,阻碍胎儿血液循环,还可影响胎儿发育,尤其是肺发育不全。因此,需给予羊膜腔内输注生理盐水,尽量使羊水量与孕龄相当。输注通过宫腔留置导管,输入液体温度为 37℃,输注速度须缓慢,控制在 15~30mL/h,输入量 250~500mL/d。输入液体中可加入青霉素或头孢菌素类抗生素预防感染。

5.PPROM 的封闭疗法

治疗 PPROM 的新方法主要为羊膜腔封闭疗法,能使羊膜腔重新处于封闭状态,既降低孕妇羊膜腔感染率,并可使羊水量逐渐增加至恢复正常,减少由于羊水过少而导致的婴儿发育迟缓与畸形。目前研究较多的羊膜腔封闭材料主要有纤维蛋白胶,羊膜补片,胶原栓,吸收性明胶海绵,生物基质补片等。封闭方法分为经宫颈注射、经羊膜腔注射和内镜下注射,此外,根据注射部位不同还分为直接注射与破裂部位注射。目前治疗 PPROM 的封闭技术还不够成熟,有许多问题尚待解决,如封闭材料的不良反应、疗效评价标准的不同以及适应证的选择。

6.双胎合并 PPROM 的处理

一类似单胎合并 PPROM 的处理方法,然而双胎还有特殊性。首先胎儿可能较同期的单胎妊娠发育更小、宫内耐受性差,所以娩出后的早产相关问题更要引起重视。另外,双胎发育的特点,特别是双卵双胎,发生 PPROM 时可能仅涉及其中一个羊膜腔,所以要加强监护,注意已经破膜的羊膜腔的羊水量,预防感染,防止累及另一羊膜腔。

双卵双胎或者发生在囊胚期前分裂的单卵双胎由于存在两个羊膜腔,所以可能发生一胎的胎膜破裂,而另外一胎的胎膜完整,这是双胎合并 PPROM 的特点。有学者认为,双胎之一的胎膜破裂,如果第一胎保胎失败,经娩出宫腔后,有些患者自发子宫收缩将缓解,如果第二胎胎膜没有破裂的话,完全可以继续第二胎的保胎综合治疗,这时可以切断第一胎的脐带,并且高位结扎后,还纳于宫腔,主要是可以减少宫腔内上行性感染影响第二胎。然而临床上却发现,大部分的双胎患者,一旦分娩发动,往往双胎都娩出。如若防止第二胎早产可能还需要宫颈缝扎。

7.终止妊娠

一旦胎肺成熟或发现明显临床感染征象,在抗感染同时,应立即终止妊娠。对胎位异常或宫颈不成熟,缩宫素引产不易成功者,应根据胎儿出生后存活的可能性,考虑剖宫产或更换引产方法。

## 九、护理措施

密切观察胎心率的变化,对胎先露部未衔接者应绝对卧床休息,垫高臀部,采取侧卧位或平卧位,或抬高床尾,以防止脐带脱垂造成胎儿缺氧或宫内窘迫。定时观察羊水性状、颜色、气味等,如为混有胎粪的羊水流出,应及时给予吸氧等处理。若孕龄<37 周,已临产,或孕龄达37 周,在破膜12～18 小时后尚未临产者,或发生脐带脱垂者,均可采取措施,尽快结束分娩。保持外阴清洁,放置吸水性好的消毒会阴垫,勤更换。严密观察产妇的生命体征,必要时遵医嘱给予抗生素。一般于胎膜破裂后 12 小时即给抗生素以预防感染发生。

向孕妇讲解胎膜早破的影响,分析孕妇目前的状况,使孕妇积极配合,主动参与护理。加强产前检查,使孕妇重视妊娠期卫生保健;妊娠后期禁止性交;避免负重及腹部受碰撞;宫颈内口松弛者,应卧床休息,并于妊娠 14 周左右行宫颈环扎术,环扎部位应尽量靠近宫颈内口水平。

## 十、预防

积极预防和治疗下生殖道感染;妊娠后期禁止性交;避免负重及腹部撞击;宫颈内口松弛者,应卧床休息,并于妊娠 14 周左右施行环扎术;孕妇吸烟与胎膜早破有明显相关,因此妊娠期间应戒烟。

# 第九节　早产的护理

早产是指妊娠在 28～37 周(即少于 259 天)之间终止者,其发生率约占分娩总数的 5％～15％。此时娩出的新生儿,各器官发育尚未成熟,且体重为 1000～2499g,称为早产儿。早产儿约有 15％在新生儿期死亡,有 8％的早产儿虽能存活,但可能留有智力障碍或神经系统的后遗症。围生儿死亡中与早产有关的约占 75％。近年,由于早产儿及低体重儿治疗学的进步,其生存率明显提高,伤残率下降,故国外不少学者提议,将早产定义的时间上限提前到妊娠20 周。

## 一、病因

由于分娩动因迄今尚未阐明,故而引起早产的原因亦不完全清楚,约 30％的早产无明显原因。早产常与以下情况有关。

### (一)感染

绒毛膜羊膜感染是早产十分重要的原因。感染主要系存在于下生殖道的致病菌所引起,常常合并支原体感染。许多研究表明,阴道感染特别是细菌性阴道病(Bacterial Vaginosis,BV)是引起上行性宫内感染的主要原因之一。引起羊膜腔内或腔外宫内感染的主要病原微生物有:加德纳菌、梭形杆菌属、拟杆菌属、β链球菌、大肠埃希菌等病菌以及沙眼衣原体、支原体等。这些病原微生物感染可以使羊膜腔内前列腺素含量增加,刺激宫缩引发早产。

### (二)胎膜早破

Romero(1998)统计 27％～46％的早产是先由胎膜早破引起的,如不予处理,50％的孕妇在 24 小时内早产,90％将在 1 周内分娩。导致胎膜早破的原因是多方面的,一般认为与感染、宫颈功能不全、宫腔内压力异常、创伤以及胎膜结构发育异常、孕妇缺乏某些微量元素和维生素等因素有关。其中,感染是导致胎膜早破的重要因素。感染时微生物产生蛋白水解酶,水解宫口附近胎膜细胞外物质,使组织张力强度降低,胶原纤维减少,膜的脆性增加。在宫腔压强增加的情况下。导致胎膜早破。

### (三)妊娠并发症与并发症

如妊娠期高血压疾病、妊娠肝内胆汁淤积症、妊娠并发心脏病、慢性肾炎等。

### (四)子宫膨胀过度及胎盘因素

如多胎妊娠、羊水过多、前置胎盘、胎盘早剥等。

### (五)子宫畸形

如纵隔子宫、双角子宫等。

### (六)营养及社会因素

生活条件差,有人认为,孕妇每日摄入蛋白量不足 50g 者,早产率增高。不良生活习惯:体力及精神负担过重,如从事重体力劳动,长途旅行颠簸,气候急剧变化,过度劳累,紧张兴奋,频繁和粗暴的性生活等都可提高早产率。

### (七)腹部直接受撞击或腹部大手术

术中操作干扰及影响妊娠子宫。

### (八)吸烟

吸烟与早产有密切关系,早产发生与吸烟量成正比。WHO统计:孕妇吸烟者其新生儿体重都较低,发生早产,死胎、新生儿死亡者比不吸烟的多 2 倍。且有吸烟导致孕龄偏低、胎盘较小、胎盘早剥、胎膜早破增加的报道。

### (九)孕妇年龄、身高和体重

不满 20 岁孕妇的早产率高于 25～29 岁者。孕妇身高、体重对早产的影响,各家意见不一。有人统计身高<160cm 者其早产率为 19.6% 而超过 170cm 者仅有 10.1%。婴儿体重达 2500g 的孕妇平均体重为 65.2＋0.4kg;婴儿体重不足 2500g 者孕妇体重平均值为 61.2＋0.4kg,统计学有显著差异。

### (十)原因不明的特发性早产

据统计,无明显原因就诱因的早产可占 20%～30%。据近年发现在不明原因的早产病例中有相当一部分为抗磷脂抗体综合征患者,这是一种发现不久的疾病,抗磷脂抗体主要有抗心磷脂抗体及狼疮抗凝固因子两大类。它们的产生可能与病原微生物和遗传学等多种因素有关。

## 二、临床表现

早产的临床表现主要是子宫收缩,最初为不规则宫缩,并常伴有少许阴道流血或血性分泌物,以后可发展为规则宫缩,与足月临产相似。胎膜早破的发生较足月临产多。宫颈管先逐渐消退,后扩张。

## 三、实验室及其他检查

### (一)血常规检查

是否贫血,发现贫血,及时纠正。

### (二)尿常规检查

尿蛋白、尿糖、尿沉渣镜检,如有泌尿系感染史者,常规做尿培养,以便及时发现菌尿症。

### (三)白带检查

注意有无真菌、滴虫,如发现阴道炎应予以治疗。

### (四)超声波检查

做 B 超超声及断层法,了解胎儿情况,是否多胎,胎位、胎儿是否存活或死亡。

近年,早产预测工作有明显进展。现常用以下两种方法:①阴道 B 超检查宫颈长度及宫颈内口漏斗形成情况,如宫颈内口漏斗长度大于宫颈总长度的 25%,或功能性宫颈内口长度<30mm,提示早产的可能性大,应予治疗;②阴道后穹隆棉拭子检测胎儿纤维连接蛋白(Fetal Fibronectine,fFN),fFN 是一种细胞外基质蛋白,通常存在于胎膜及蜕膜中,在妊娠最初 20 周内,宫颈、阴道分泌物中可测出 fFN。若妊娠 20 周后,上述分泌物中 fFN>50ng/mL,则提示胎膜与蜕膜分离,有早产可能。其预测早产的敏感性可达 93%,特异性 82%。

### (五)阴道窥器检查及阴道流液涂片

了解有无胎膜早破。

### (六)宫颈及阴道分泌物培养

排除 B 族链球菌感染及沙眼衣原体感染。

### (七)羊膜穿刺

胎膜早破者可抽取羊水送细菌培养,排除绒毛膜羊膜炎,以及检测卵磷脂鞘磷脂比值或磷脂酰甘油等,了解胎儿肺成熟度。

### 四、早产的预测

有许多方法可以用来预测早产的发生。

**1.高危评分法**

对孕妇家庭社会经济状况、妊娠和分娩史、不良生活习惯史以及本次妊娠的合并症等进行评分,分数高者容易发生早产。

**2.B超检查法**

用阴道超声检查了解宫颈管的长度和宫颈内口形状可以预测早产的发生。

**3.家庭宫缩监护(HUAM)**

通过电子宫缩监测装置在家进行宫缩监测,并与医生及时联系,进行必要的干预,以预防早产。

**4.胎儿纤维联结蛋白(fFN)**

妊娠期 fFN 一般只出现在孕妇的血液和羊水中,如果在宫颈黏液中出现 fFN,预示在近期发生早产的可能性比较大。fFN 阴性则不会发生早产,其准确率达 95% 以上。与超声联合应用,预测价值更高。

**5.胰岛素样生长因子结合蛋白－1(IGFBP－1)**

妊娠期 IGFBP－1 一般只出现在孕妇的血液和羊水中,其中羊水中 IGFBP－1 的浓度要比血液中高 $100 \sim 1000$ 倍。如果在宫颈黏液中出现 IGFBP－1,预示近期发生早产的可能性比较大。

### 五、诊断

早产一般并不困难,但应与妊娠晚期出现的生理性宫缩相区别。Hereon 等提出的早产诊断标准:在孕 $20 \sim 37$ 周间,出现 $5 \sim 8$ 分钟 1 次或更频的规律宫缩,并至少伴随下列症状之一:①宫颈进行性退缩;②宫口扩张 2cm;或③宫颈退缩 80%。如单纯出现至少 10 分钟 1 次的规律宫缩,而无宫颈的进行性退缩及宫口扩张,为先兆早产。

### 六、鉴别诊断

**(一)前置胎盘**

为无痛性出血,不伴规律宫缩。

**(二)胎盘早剥**

出血常伴腹痛及压痛,宫缩间歇时亦存在,严重者胎位、胎心不清,如板样腹肌多伴内出血。

**(三)宫颈局部病变出血**

可通过窥器检查或指检发现。

**(四)假临产及妊娠晚期子宫生理性收缩**

一般子宫收缩不规则,无痛感,且宫口不开大,经休息或应用镇静药治疗后消失。

### 七、治疗

早产的治疗原则:若胎儿存活,无胎儿宫内窘迫,胎膜未破,应设法抑制宫缩,尽可能使妊娠维持至近足月再分娩。以降低围生儿病死率。若胎膜已破,早产不可避免时,也应设法延长胎儿在子宫内的存活时间。

### (一)卧床休息

推荐左侧卧位,可减少自发性子宫收缩并增加子宫—胎盘的血流量,从而增加胎儿的氧和营养供应。若左侧卧位无效,给予平衡液 $500\sim1000mL$ 静脉点滴,可将滴速调至 $100mL/$ 小时,以改善胎盘血液灌注量。

### (二)病因治疗

(1)去除早产的明确病因是治疗早产的重要措施之一,对于妊娠并发症,积极治疗原发病可避免医源性(干预性)早产的发生;对于宫颈功能不全者,孕妇可于妊娠 $14\sim28$ 周间行宫颈环扎术。

(2)对于先兆早产和早产患者,现建议使用抗生素(用药量及方法按具体情况而定)。既可防止下生殖道感染的扩散,也能延长破膜后的潜伏期(从破膜开始到有规律宫缩的一段时间)。因宫缩有负吸作用,能促进和加重感染,一旦出现宫缩,则应该应用抗生素。抗生素多选用氨苄西林和(或)红霉素。用药方法:①对仅有胎膜早破者,用阿莫西林 $750mg$,3 次/天,口服,共 7 天;②有规律宫缩、宫口未开、无破膜者,口服氨苄西林 $2.0\sim3.0g/d$ 或红霉素 $1.0\sim1.2g/d$,共 7 天;③有规律宫缩、宫口扩张<3cm.无破膜者,采用负荷量加维持量治疗:氨苄西林 $4\sim5g/d$,静脉滴注;或红霉素 $2.0g/d$,静脉滴注,共 2 天,然后口服氨苄西林 $0.75\sim2.0g/d$ 或红霉素 $1.0g/d$,共 5 天;④有规律宫缩合并胎膜早破者,采用氨苄西林 $6\sim8g/d$,静脉滴注共 4 天,继以口服 $1.5\sim2.0g/d$ 至分娩;⑤进入活跃期,静脉滴注氨苄西林 $5.0g$,$2\sim4$ 小时后重复使用。随头孢类抗生素药物的发展,目前临床上经常用头孢二代和三代抗生素预防和治疗感染,且效果较好。因此,在经济条件允许的情况下,不妨选用头孢类抗生素药物。如 a.头孢噻吩:用法:$0.5\sim1.0g$,4 次/天,肌内注射或静脉注射;b.头孢曲松(ceftriaxon,头孢三嗪、菌必治),用量:$1g/d$,1 次肌内注射;严重感染 $1g$,2 次/天,溶于生理盐水或 $5\%\sim10\%$ 葡萄糖液 $100mL$ 中,静脉滴注,于 $0.5\sim1$ 小时滴完;c.头孢唑啉 $0.5\sim1.0g$,2 或 3 次/天,肌内注射或静脉注射;d.头孢拉定 $1\sim2g$,分 3 或 4 次服用。头孢类药对青霉素过敏者均须慎用。实验证明,使用抗生素平均延长孕期 $7\sim42d$,以宫口未开、无破膜者最显著,胎膜早破者效果较差。

### (三)药物抑制宫缩

抑制宫缩的药物主要有两类。一类属改变子宫肌对宫缩物质反应性的药物,如 $\beta_2$ 肾上腺素受体激动药(常用药物有沙丁胺醇及利托君等)、硫酸镁等。另一类属阻断或抑制合成或释放宫缩物质的药物,如前列腺素合成抑制药(常用药物有吲哚美辛、阿司匹林、保泰松等)。

#### 1.$\beta_2$ 肾上腺素受体激动药

这类药物能激动子宫平滑肌中的 $\beta_2$ 受体,抑制子宫平滑肌的收缩,减少子宫的活动而延长妊娠期。目前常用药物介绍如下。

(1)盐酸苯丙酚胺:为 $\beta$ 肾上腺能兴奋剂。取 $80mg$ 溶于 $5\%$ 葡萄糖液 $500mL$ 中,静脉滴注,每分钟 $1.5\sim3.0mL$(每分钟 $0.25\sim0.50mg$),如无效可每 15 分钟增加 1 次滴速,直至有效地抑制宫缩为止,宫缩抑制后,继续滴注 2 小时,以后改为肌内注射,10mg 每 6 小时 1 次,连续 24 小时,根据宫缩情况,肌内注射,或口服 10～20mg,每日 3 次,持续 1 周,最大滴速每分钟不超过 4.5～6.0mL(每分钟 0.75～1.0mg)。不良反应:有呼吸困难、血压下降、心动过速、恶心等。使用时应先扩充血容量,采取左侧卧位,可减少该药对血压的影响。

(2)利托君(利妥特灵):适用于妊娠 20 周以上的孕妇抗早产治疗。方法:取本品 150mg 加入 500mL 静脉滴注溶液中,于 48 小时内滴入。患者应保持左侧,以减少低血压危险。开始滴速每分钟 0.1mg,逐渐增加至每分钟 0.15～0.35mg,待宫缩停止后,至少持续输注 12 小时。静脉滴注结束前 30 分钟,可以维持治疗。头 24 小时内口服剂量为每 2 小时 10mg,此后每4～6 小时 10～20mg,每日总剂量不超过 120mg。本品作用机制为 $\beta_2$－肾上腺素受体激动剂,可激动子宫平滑肌中的 $\beta_2$－受体,抑制子宫平滑肌收缩,减少子宫活动,从而延长妊娠期。不良反应:静脉注射时可发生心悸、胸闷、胸痛和心律失常等反应,严重者应中断治疗,还可有震颤、恶心、呕吐、头痛和红斑以及神经过敏、心烦意乱、焦虑不适等。本品通过胎盘屏障使新生儿心率改变和出现低血糖,应密切注意。糖尿病患者及使用排钾利尿剂的患者慎用。与糖皮质激素合用可出现肺水肿,极严重者可导致死亡。

(3)沙丁胺醇:本品是肾上腺能 $\beta_2$ 受体兴奋药,具有抑制子宫收缩,使血管扩张,增加胎盘血流量的作用。据报道 54 例早产者应用本品抑制宫缩治疗的临床资料,并与同期 47 例早产未用宫缩抑制药者做对照。结果显示:沙丁胺醇组抑制宫缩成功 45 例,成功率为 83.33％,平均延长妊娠时间 7.47 天,最长达 28 天;对照组仅 1 例宫缩自行缓解,其余全部在 48 小时内分娩,硫酸沙丁胺醇组新生儿窒息率低于对照组,产后出血率及出血量两组无差异。仅 2 例服硫酸沙丁胺醇后出现心动过速,停药后自行缓解。故认为对早产应用本品抑制宫缩治疗安全,有效。用法:国产硫酸沙丁胺醇,每片 2.4mg,每次 4.8mg,每日 3 次口服。宫缩消失后继续服 2～3 天后停药。

2.硫酸镁

静脉滴注硫酸镁提高细胞外液镁离子浓度,镁离子直接作用于子宫肌细胞,拮抗钙离子对子宫收缩的作用,从而抑制子宫收缩。常用方法为 25％硫酸镁 16mL 加于 25％葡萄糖液 20mL 内,5 分钟缓慢静脉推注,再用 25％硫酸镁 60mL 加于 5％葡萄糖液 1000mL 内,以每小时硫酸镁 2g 速度静脉滴注,直至宫缩停止。用药过程中注意膝腱反射(应存在)、呼吸(应每分钟不少于 16 次)和尿量(应每小时不少于 25mL)。

3.前列腺素抑制剂

减少前列腺素的合成或释放,以抑制子宫收缩。

(1)吲哚美辛:本品可通过抑制 PG 的合成,减弱子宫收缩。其特点为:可使胎儿动脉导管提早关闭或狭窄,引起肺动脉高压甚至导致心衰死亡。此外尚能引起胃肠反应,出现恶心、呕吐、腹泻、黏膜溃疡、出血、少尿等。现已不提倡在妊娠期使用。

(2)阿司匹林:0.5～1.0g,每日 3 次口服。

4.其他

(1)孕激素:对胎盘功能不全或孕妇血黄体酮下降,雌二醇上升,或两者比例失调而引起的早产,给黄体酮制剂效果较好。但对已临产的早产无效。可每周肌内注射 1 次羟孕酮己酸盐 250mg,根据情况及反应调整用药量,但不宜过多、过频使用。

(2)乙醇:能抑制脑垂体生成和释放催产素及抗利尿激素,同时作用于子宫肌层使之松弛,阻止前列腺素 $F_{2\alpha}$ 的合成和释放,从而抑制子宫收缩。用法:95% 乙醇 50mL 加入 5% 葡萄糖 450mL 中静脉滴注,开始以每小时 7.5mL/kg 的速度滴入 1～2 小时后改为每小时 1.5mL/kg 静脉滴注(维持量),可持续 6～10 小时。重复用药应间隔 10 小时以上。其不良反应为恶心、呕吐、多尿、烦躁、头痛等酒精中毒症状。亦可通过胎盘进入胎体,故胎儿血浓度与孕妇浓度相同,胎儿出生后可能发生精神抑制、呼吸暂停等。由于有效量与中毒量接近,对药物的耐受性个体差异较大,国内很少应用。

(3)硝苯地平:该药能有效地抑制妊娠子宫肌自发性收缩及中期妊娠流产时羊膜腔注射前列腺素 $F_{2\alpha}$($PGF_{2\alpha}$)引起的宫缩与阵痛,因而可以治疗早产。Formun 报告在 10 例怀孕不足 33 周的早产患者中使用本品后,使分娩至少延期 3 天以上。

(4)缩宫素受体拮抗药:是目前研究的热点,可分为肽类和非肽类。缩宫素受体拮抗药可妨碍缩宫发挥作用,减少前列腺素的合成,降低子宫平滑肌的收缩性并对缩宫素受体有下调作用。2000 年欧洲奥地利、丹麦、瑞典等国有第一个肽类缩宫素受体拮抗药上市。国内亦有多个单位加紧方面的研究工作。

(5)NO 供体:子宫平滑肌由少量含一氧化氮合酶(NOS)神经支配,胎盘合体滋养层细胞也可检测到 NOS。NO 供体药物硝普钠可抑制胎盘细胞分泌 CRH,因此,可利用 NO 供体药物对 CRH 合成分泌的调控来治疗早产。

国内学者采用使用方便的硝酸甘油贴膜,作为 NO 供体药物治疗有早产倾向的孕妇,结果表明,硝酸甘油贴膜延迟分娩 48h 有效率达 90%,且起效迅速,多数患者在 24 小时内宫缩消失,不良反应轻微,仅少数患者因头痛、头晕症状明显改用常规治疗。硝酸甘油贴膜另一个显著优点就是使用非常方便,无创伤,可随时移去药源,且文献报道,硝酸甘油对母体贴膜可望为临床有效、安全的抗早产药物使用。

**(四)镇静药**

在孕妇精神紧张时,可用于辅助用药,但这类用药既不能有效抑制宫缩,又对新生儿呼吸有很大影响,故临产后忌用。

**(五)促进胎肺成熟**

早产儿最易发生呼吸窘迫综合征(RDS),又称肺透明膜病(HMD),是早产儿死亡的主要原因之一。在产前应用皮质激素可加速胎肺成熟,降低 RDS 的发生。当孕妇出现胎膜早破或先兆早产,在应用宫缩抑制剂的同时要应用皮质激素,并尽量利用宫缩抑制剂为皮质激素促胎肺成熟争取时间。

用法:倍他米松 12mg,肌内注射,1 次/天,共 2 天;或地塞米松 5mg,肌内注射,1 次/12h,共 4 次。安普索(盐酸溴环己胺醇 Ambroxol Hydrochloride)30mg,3 次/天,口服,连用 3 天如未分娩,7 天后重复 1 个疗程,直至检测胎肺成熟(羊水 L/S>2,或羊水泡沫试验阳性),考虑分娩。

**(六)分娩时处理**

当早产不可避免时,应结合临床实际情况选择分娩方式。<34 周的早产孕妇最好及时转有条件的三级医院分娩;当胎儿胎位异常(如臀位)、孕周<33 周时,在新生儿急救医学发达地区以剖宫产终止妊娠为宜。阴道分娩要及早做会阴侧切,防止早产儿颅内出血。助产时可在镇痛条件下,应用出口产钳,不主张预防性产钳助产。

值得高度重视的是,不管是剖宫产分娩还是阴道分娩,应缓慢将儿头娩出,以免发生早产儿颅内出血。

**(七)其他**

产程中应给予氧气吸入,避免用吗啡、乙醚等抑制胎儿呼吸中枢的药物。为预防早产儿颅内出血,可做会阴切开。早产儿应给予重点护理。

## 八、护理措施

**(一)一般护理**

(1)鼓励孕妇绝对卧床休息,并采取左侧卧。

(2)病室应安静、舒适,宜视需要限制访客。

(3)必要时给予氧气吸入,2~3L/min。

(4)加强生活护理,保持床褥被单干燥平整,协助孕妇更换清洁衣服。

**(二)病情观察与护理**

(1)采用连续性子宫胎心音监视器观察宫缩情形,每 15~30 分钟记录之。同时监测胎动情形,并教导孕妇自行测量胎动的方法。

(2)注意观察及评估胎儿窘迫之征象,若胎儿窘迫状况无法改善,依情况协助医师准备生产。

(3)遵医嘱正确给予安胎药物,注意观察药物疗效及不良反应,发现异常及时通知医师。

## 九、预防

(1)纠正孕妇一般情况,孕期应增加营养,避免精神创伤,因突然发生精神上的刺激,可引起早产。禁忌性交、防止感染,由于性交引起胎膜早破及羊膜腔感染而导致早产。

(2)高危孕妇应多卧床休息,经常向左侧卧以增加子宫—胎盘血液量,并减少自发性子宫收缩。

(3)积极治疗妊娠并发症。

(4)宫颈内口松弛者应于孕 14~16 周或更早些时间作子宫颈环扎术。

# 第十节　过期妊娠的护理

过期妊娠是指平时月经周期规则,妊娠达到或超过 42 周末临产。过期妊娠发生率约占妊娠总数的 3%~15%。过期妊娠可出现两种情况:①胎盘功能正常,不影响胎儿健康,但分娩时常因胎儿过大,胎头过硬造成难产;②胎盘功能减退,胎儿的氧气供给与营养不足,胎儿发育受影响,病死率增高。

由于妊娠过期,胎盘老化而出现退行性改变,使绒毛间隙血流量明显下降,形成梗死,进一步使血流量减少,供应胎儿氧和营养物质减少,使胎儿不再继续生长,羊水量减少,严重时胎儿可因缺氧窒息而死亡,且羊水量过少对分娩不利;过期妊娠的胎儿在分娩时因胎儿过大,胎头过硬,可造成难产。

## 一、病因和发病机制

在分娩动因被阐明前,过期妊娠的原因是难以完全了解的,下列因素容易导致过期妊娠。

### (一)胎儿垂体-肾上腺轴功能不全

现仅知无脑儿或重度肾上腺发育不全的胎儿过期妊娠的发生率增高,过熟婴儿的周围血液中皮质酮水平较正常足月婴儿为低。

### (二)母体前列腺素和雌二醇分泌不足、黄体酮水平增高

有人认为前列腺素促进宫缩,黄体酮抑制宫缩;雌激素提高子宫平滑肌对催产素、前列腺素的敏感性和收缩力;临产前黄体酮水平下降,雌二醇水平上升。因此,内源性前列腺素不足,雌孕激素比例失调很可能使妊娠继续而超期。

过期妊娠对胎儿的影响取决于胎盘功能。如胎盘结构如常因而功能正常,胎儿生长发育良好,巨大儿的发生率为足月分娩的2～3倍。如胎盘老化,即绒毛血栓及绒毛周围纤维素沉积增多、绒毛间隙狭窄、梗死与钙化多,血流灌注不足而缺血,由于氧和营养物质供应不足,胎儿体重偏低,羊水量减少,并发宫内窘迫。

## 二、病理

胎盘:过期妊娠的胎盘有两种类型:其一,胎盘功能正常,胎盘外观和镜检均与妊娠足月胎盘无异;其二,胎盘功能减退,外观胎盘有梗死和钙化,镜检,绒毛间隙变窄,绒毛内血管床减少,间质纤维化增加,以及合体细胞结节增多等供氧不足之胎盘老化现象。羊水:随着孕龄增加,羊水量越来越少。胎儿:过期妊娠的胎儿可能有以下几种生长模式:①生长正常:因胎盘功能正常,胎儿继续生长,体重增加,但颅骨钙化明显,不易变形,导致难产,多数胎儿属于此类;②成熟障碍:由于胎盘血供不足及缺氧,胎儿不再继续生长,可分为3期:第Ⅰ期为过度成熟,容貌如"小老人";第Ⅰ期为胎儿缺氧,羊水、胎儿皮肤、羊膜及脐带呈黄绿色,围生儿病率及病死率最高;第Ⅰ期为胎儿全身粪染历时较长、广泛着色,指(趾)甲和皮肤呈鲜黄色,经期预后较Ⅱ期好;③宫内发育迟缓与过期妊娠并存,则胎儿更危险。

## 三、对母儿影响

过期妊娠时,对母儿影响较大。由于胎盘的病理改变致使胎儿窘迫或胎儿巨大造成难产,两者均使围生儿病死率及新生儿窒息发生率增高。对母体又因胎儿窘迫、头盆不称、产程延长,使手术产率明显增加。

## 四、诊断

### (一)核实预产期

仔细询问平时月经情况;有无服用避孕药;孕前基础体温升高的排卵期;两地分居夫妇性

交日期,以推算预产期。如月经不规则或回忆不起,则根据早孕反应、妊娠试验开始为阳性时间、胎动出现时间、用听筒经腹壁听胎儿的时间、妇科检查、B超检查等推算预产期。若孕晚期子宫符合足月大小,宫颈已成熟,羊水量渐减少,孕妇体重不再增加或稍减轻,应视为过期妊娠。

**(二)判断胎盘功能**

1.胎动计数

由于每个胎儿的活动量各异,不同孕妇自我感觉的胎动数差异很大。一般认为12小时内胎动累积数少于10次,若12小时内胎动累积数不得少于10次或逐日下降超过50%,而又不能恢复,应视为胎盘功能不良,胎儿有缺氧存在,该方法为孕妇自我对胎儿监护的方法,简单易行,但假阳性率高。

2.孕妇尿雌三醇($E_3$)含量及尿雌激素/肌酐(E/C)比值测定

妊娠期间雌三醇主要由孕妇体内的胆固醇经胎儿肾上腺、肝脏以及胎盘共同合成。正常值为15mg/24h,10～15mg/24h尿为警戒值,<10mg/24h尿为危险值。过期妊娠孕妇留24小时尿液行$E_3$测定,如连续多次雌三醇值<10mg/24h,表示胎盘功能低下;也可用孕妇任意尿测定雌激素/肌酐(E/C)比值,估计胎儿胎盘单位功能,若E/C比值>15为正常值,10～15为警戒值,<10为危险值。若12小时尿E/C比值<10,或下降超过50%者应考虑胎盘功能不全。测定E/C值虽不精确,但能满足临床的需要,可作为筛选和连续检测方法。

3.测定孕妇血清中游离雌三醇值($E_3$)和胎盘催乳素(HPL)值

采用放射免疫法测定过期妊娠孕妇血清中雌三醇和胎盘催乳素值,若$E_3$低于40ng/L,HPL低于4$\mu$g/mL或骤降50%,表示胎儿胎盘功能减退。该方法为国际上盛行的检测方法,是判断胎盘功能最准确的检测手段,由于价格比较昂贵,在国内尚未能广泛开展。

4.妊娠血清耐热性碱性磷酸酶(HSAP)的测定

HSAP由胎盘合体滋养细胞产生,其量随妊娠进展而逐渐增加,至妊娠40周达到高峰,超过预产期后则缓慢下降,提示胎盘功能减退。

5.阿托品试验

用于测定胎盘渗透功能。静脉滴注阿托品0.1mg/(mL·min),共10分钟滴入1mg。用药后如胎心无变化或10分钟后胎心率仅增加5～10次/分,则表示胎盘渗透功能减退。

6.胎儿监护仪检测

无应激试验(NST)每周2次,NST有反应型提示胎儿无缺氧,无反应型需做宫缩应激试验(CST),CST多次反复出现胎心晚期减速者,提示胎儿有缺氧。

7.B超检测

每周监测2次,观察胎动、胎儿肌张力、胎儿呼吸样运动及羊水量等。一般可以羊水量为单一指标,羊水暗区直径小于3cm,提示胎盘功能不全,小于2cm则胎儿危险,彩色超声多普勒检查可通过测定胎儿脐血流来判断胎盘功能不全与胎儿安危。

8.羊膜镜检查

观察羊水颜色,了解胎儿是否因缺氧而有胎粪排出。若已破膜可直接观察到羊水流出及其性状。

### (三)了解宫颈成熟度

能对预测引产是否成功起重要作用,一般采用 Bishop 评分法,得 7 分以上引产成功率高。

## 五、治疗

过期妊娠影响胎儿安危,应争取在妊娠足月时,及时终止妊娠。若诊断为过期妊娠,则应根据胎儿大小,胎盘功能及宫颈条件综合考虑及时终止妊娠方式。

### (一)妊娠过期后的初步处理

妊娠足月后仍无产兆者应做好以下工作:

(1)重新复核预产期。

(2)凡有妊娠并发症,应及时处理。

(3)估计胎儿大小判断有无头盆不称,体重已接近 4000g,妊娠过期后,胎儿继续长大,将不利于分娩,应考虑终止妊娠。

(4)宫颈成熟度的估计 Bishop 评分<6 分者,引产成功率低,>7 分者成功率逐渐增高。

### (二)对继续妊娠者做好胎儿监护,胎盘功能的监护

过去对无产科并发症的妊娠过期的孕妇,一般等待至妊娠 42 周后再行处理,至目前仍有遵循此原则者;但亦有学者鉴于妊娠确已足月,妊娠延期后胎儿危险度增加,孕妇心理及体力负担重以及对费用等多方面的考虑,在妊娠 41 周即行引产,而且持这种观点的人日益增多。

若超声检查提示胎儿足月而羊水量少或胎盘老化,均有助诊断;进一步检查胎盘功能,若妊娠确已过期,或有胎盘功能减退者,应终止妊娠,根据宫颈条件给予人工引产或剖宫产结束分娩。

过期妊娠由于胎盘功能逐渐减退,羊水量减少,随妊娠期延长,围生儿病率和病死率增加。加强产前监护,适时终止妊娠,是改善产科结局的重要措施。

### (三)过期妊娠

过期妊娠影响胎儿安危,应尽量避免孕妇出现过期妊娠,争取在妊娠足月时处理,许多学者认为应在 41 周前结束分娩,几乎所有的学者都同意在 42.5 周内分娩,认为此时胎儿在宫内的危险性超过引产的危险性。

1.终止妊娠指征

已确诊过期妊娠,若有下列情况应立即终止妊娠。

(1)宫颈已成熟。

(2)胎儿>4000g 或 IUGR。

(3)12 小时内胎动累积计数<10 次或 NST 无反应型,CST 阳性或可疑时。

(4)24 小时尿 $E_3$ 值下降 50% 或低于 10mg。

(5)羊水过少或羊水中有胎粪。

(6)并发妊娠高血压综合征。

2.终止妊娠的方式

终止妊娠的方法应根据宫颈成熟度。胎儿大小,胎盘功能情况等综合分析,以选择恰当的分娩方式。

(1)引产：如无胎儿窘迫或明显头盆不称等，可经阴道分娩，在密切监控下给予引产。

(2)剖宫产：无论宫颈成熟与否，有下列情况应行剖宫产终止妊娠：①胎儿窘迫；②胎盘功能不良；③头盆不称；④臀位；⑤巨大儿；⑥高龄初产珍贵儿；⑦羊水过少，黏稠有胎粪；⑧合并妊娠高血压疾病；⑨孕妇有死胎或不良分娩史。

3.产时处理

分娩对过期妊娠的胎儿很危险，临产后宫缩应激超过胎儿储备力，可出现隐性胎儿窘迫甚至胎儿死亡；因此产程中给产妇吸氧，进行胎儿电子监护，便于及时发现问题采取措施。如引产失败，或引产过程中出现胎儿窘迫表现，或产程长、先露下降不满意，立即行剖宫产以结束分娩。

过期妊娠常伴胎儿窘迫、羊水粪染，无论经阴道分娩或剖宫产，都应做好抢救新生儿的准备，在胎头娩出后，应立即清理胎儿鼻咽部分泌物，待胎儿娩出后再次清理呼吸道，吸净鼻咽部分泌物，建立正常呼吸。有胎粪吸入时，应在喉镜直视下吸出。及时发现新生儿的各种疾患，及时处理。

### 六、护理措施

(1)加强相关知识教育：经核实确属过期妊娠者，向孕妇及家属介绍过期妊娠对母儿的不良影响，说明适时终止妊娠的必要性及终止妊娠的方法，减轻他们的矛盾心理，并取得合作。

(2)防止围生儿受伤，促进围生儿健康：①嘱孕妇左侧卧位，勤听胎心，给予氧气吸入。②协助医生终止妊娠：若胎盘功能减退，有产科指征、高龄初产妇或引产失败者采取剖宫产，遵医嘱做好剖宫产术前准备工作；引产术者协助医生人工破膜，静脉滴注缩宫素并严密监护；临产后严密观察产程进展和胎心率变化，吸氧，发现胎心异常或羊水浑浊及时报告，做好剖宫产及抢救新生儿窒息的准备。③过期儿按高危儿加强护理。

### 七、健康指导

加强产前检查，准确核实预产期，避免过期妊娠。教会孕妇自我监护胎儿的方法。加强新生儿的护理。围生儿死亡者，给予心理安慰，指导避孕措施，至少半年后再妊娠。

### 八、预防

妊娠期间，适度饮食及休息，稍事活动，以免胎儿过大或胎儿生长迟缓，做好产前检查，计算好预产期，一旦发现过期应及时检查处理，以保母婴健康。

# 第十一节　多胎妊娠的护理

一次妊娠同时有两个或两个以上胎儿时称多胎妊娠。多胎妊娠发生率的公式为$1:89^{n-1}$（n代表一次妊娠的胎儿数）。家族中有多胎史者，多胎妊娠的发生率明显上升。随着促排卵药物的应用和辅助生殖技术的发展，多胎妊娠的发生率明显上升。多胎妊娠时，孕妇并发症增多，早产发生率及围生儿病死率高，故属高危妊娠范围，临床上应予重视。本节主要讨论双胎妊娠。

## 一、病因和分类

双胎妊娠有双卵双胎和单卵双胎两类。由两个卵子分别受精形成者，称为双卵双胎，其发生与种族、遗传、胎次及促排卵药物的应用有关。由单一受精卵分裂而成者，称为单卵双胎，原因不明，其发生与种族、遗传、年龄、胎次或促排卵药物的应用无关。

### (一)双卵双胎

其发生率占双胎妊娠的 52%～60%。两个卵子可来自同一卵巢的同一成熟卵泡或两个成熟卵泡；或分别从两侧卵巢的成熟卵泡排出。两个受精卵种植在子宫内的不同部位，各有各的胎盘和胎囊。有时，两个胎盘可因紧靠而融合，甚至连绒毛膜亦合而为一，故两个胎囊间的中隔由两层羊膜和一层绒毛膜组成，但血液循环并不沟通。胎儿的性别可不同或相同，由于基因不尽相同，所以，容貌也不尽相同，仅如一个家庭中的兄弟姐妹。

### (二)单卵双胎

其发生率约占双胎妊娠的 40%～48%，由于两个胎儿的基因相同，故而性别相同，容貌酷似。至于胎盘和胎膜的形成则取决于受精卵分裂的时间。

(1)如桑葚胚分裂为二(受精后 2～4 天)，各自发育，每个胚胎具有自己的胎盘、羊膜和绒毛膜，两胎囊间的中隔与双卵双胎者相似，由 2 层羊膜及 2 层绒毛膜组成(双绒毛膜双羊膜胎盘)。占 1/4～1/3。

(2)在囊胚期，即内细胞团与囊胚外围滋养层明显分化之后(受精后 4～7 天)，内细胞团分裂为二，各自发育，两个胎儿具有共同的胎盘及绒毛膜，但有各自的羊膜囊，两胎囊间的中隔仅 2 层羊膜(单绒毛膜双羊膜胎盘)。

(3)如在羊膜已形成后(受精 8 天后)，胚盘分裂为二，各自发育，则两个胎儿共有一个胎盘，共存于一个胎膜腔内(单羊膜单绒毛膜单卵双胎)。此种情况在单卵双胎中少于 1%。

(4)如在原始胚盘形成后分裂，则形成不同程度、不同形式的联体双胎。

## 二、临床表现

### (一)妊娠期

主要为早孕反应较重，从孕 10 周开始子宫增长快速，明显大于妊娠月份，孕 24 周尤为明显。妊娠晚期，因子宫过大可致腰酸背痛，呼吸困难，胃部饱满，行走不便，下肢静脉曲张，浮肿。痔疮发作等压迫症状，且易并发妊高征、羊水过多、胎儿畸形、前置胎盘、胎位异常等病症。其胎位多为纵产式，以头头或头臀多见，其他胎位较少见。据统计，双胎妊娠平均为 260 天，早产率 30%；有 42%～55%的胎儿体重小于 2500g，10%～15%在 1500g 以下；围生儿病死率高达 10%～15%。单卵双胎的平均体重更低。

### (二)分娩期

可发生产程延长；胎膜早破及脐带脱垂；胎位异常，特别是当第一个胎儿娩出后，第二个胎儿活动范围更大，而容易转为肩先露；胎盘早剥；胎头绞锁及胎头碰撞；产后出血及产褥感染等，并出现相应的临床表现。

## 三、实验室及其他检查

### (一)B 超检查

孕 7～8 周时可见 2 个孕囊，孕 3 周后可见 2 个胎儿征象，B 超检查对中、晚期双胎的诊断率可达 100%。

### (二)多普勒胎心检查

孕 12 周后听到 2 个频率不同的胎心音。

## 四、诊断

### (一)病史

早孕反应重,腹部增大快,家族中(夫妇双方)有双胎妊娠史,或接受过促排卵药物治疗,就要想到双胎妊娠的可能。

### (二)产前检查

腹围、宫高明显大于孕龄;腹部触诊可触及多个肢体和 2 个胎头;在腹部不同部位可听及 2 个节律不同的胎心,同时计数 2 个胎心率 1 分钟相差 10 次以上,或两胎心音之间隔有无音区;孕中晚期体重增加过快,不能用水肿及肥胖解释。

## 五、鉴别诊断

双胎妊娠需要与下列疾病相鉴别:

### (一)单胎妊娠的巨大胎儿

胎儿可比闭经日期大,但仅能触到 1 个胎儿,听到 1 个胎儿胎心。

### (二)羊水过多

任何单胎或多胎妊娠都可以伴有羊水过多,单纯的羊水过多发生在 28 孕周以后,子宫在短期内急剧增大。孕妇憋气,腹胀痛,不能平卧。检查时腹壁紧张,胎位不清,胎心遥远。可以利用超声波图像检查加以鉴别。

### (三)妊娠并发子宫肌瘤

子宫肌瘤合并妊娠时,一般子宫较单胎妊娠大,但形状不规则且硬度不均匀。B 超波检查可以明确诊断。

### (四)妊娠并发卵巢肿瘤

卵巢肿瘤通常是单发的,孤立的,软硬度不一,活动度不一。一般较难诊断,通过 B 超波可与多胎妊娠相鉴别。

### (五)葡萄胎

多胎妊娠早期时,子宫增大明显;母血清 HCG 水平增高,易与葡萄胎混淆。多胎妊娠在第 12 孕周以后,母血清 HCG 明显减少,而葡萄胎反而升高。妊娠第 18 周以后,孕妇多可以自觉胎动,多普勒可闻胎心,但葡萄胎患者无胎动感,不能用多普勒听到胎心(除极少数葡萄胎合并正常胎儿外),超声图像能很快地将两者区分开。

### (六)膀胱尿潴留

膀胱充盈或膀胱尿潴留均可以使单胎妊娠的子宫底升高,可以令孕妇大、小便后再检查,很容易与多胎妊娠区别。

## 六、治疗

近年来,由于围生医学的发展和产科技术的进步,围生儿病死率已明显下降,但多胎的围生儿病死率依然较高。对母儿的威胁主要来自孕期并发症和胎位异常。因此降低围生儿病死率,则主要是加强围生期监护、预防早产,实行计划分娩,恰当决定分娩方式,是处理多胎妊娠的关键。

**(一)妊娠早期的管理**

妊娠早期可对 3 胎及 3 胎以上妊娠行多胎妊娠减胎术(MFPR),以便有效而安全地控制胚胎和分娩数目,提高存活儿的成熟和质量,减少多胎妊娠对母婴的损害。

早期进行 MFPR 起始于 20 世纪 80 年代,Farquhurson 等在 1985 年成功的对 16 例孕 8~11 周多胎妊娠进行了 MFPR。目前的 MFPR 主要是将 3 胎及 3 胎以上妊娠减为双胎妊娠。其方法有经腹和经阴道 2 种途径,后者又有经子宫壁穿刺与经宫颈抽吸 2 种方法。

1.经腹穿刺减胎术

一般在孕 9~13 周时进行,尤以 10~11 孕周时进行更好。在 B 超介导下用 16 号带针芯的腰穿针对欲行终止妊娠的胚胎穿刺。刺入胚胎心管部位后注射 10%氯化钾 1~2mL;或 5%高渗盐水 5~10mL,以心管停搏 60s 为准。

2.经阴道减胎术

此方法可在妊娠 6~8 周进行,较腹部途径早 2~4 周。

(1)经阴道宫壁穿刺减胎术:此方法是在 B 超引导下经阴道侧后穹隆部进针,穿刺所灭胚胎,用药方法同经腹减胎术。

(2)经宫颈管抽吸减胎术:用直径 3mm 的吸管经宫颈管插入子宫腔,利用负压抽吸所要消减的胎儿组织及妊娠囊内的羊水,达到减胎目的。

每次手术以消减 1~2 个胚胎为好,对于剩余胚胎或本次手术失败者,可间隔 1 周后再行减灭。

对于减灭胚胎的选择,目前有多种观点:有人认为选择靠近宫口的胚胎予以减灭,因位于这一位置的胚胎,日后发生宫内发育迟缓的机会增加,并有出现前置胎盘的可能。也有认为不该选择这一位置的胚胎,因其死亡数周后会出现破膜,继发羊膜炎,而上行感染其他胎儿。笔者认为原则上选择易于穿刺、对邻近孕囊干扰最少的胚胎或发育不良的胚胎。如经腹穿刺则消减距腹壁最近的胚囊;经阴道穿刺则选最靠近阴道壁的胚胎为消减对象。

在行 MFPR 之前必须在 B 超下仔细检查各孕囊及其隔膜组合情况。只有双卵双胎方可选择性减胎。如为单卵双胎,向一个胚胎所注射的药物可经胎盘循环进入另一胚胎,可致其在短期内死亡。

MFPR 可致完全流产,其发生率为 10.9%,多发生在中孕期,机制尚未完全清楚。但总的来说 MFPR 是一种比较安全有效地改善多胎妊娠预后的方法。

**(二)妊娠中晚期的管理**

1.增加营养

进食含高热卡、高蛋白质、高维生素以及必需脂肪酸的食物,注意补充铁、叶酸及钙剂,预防贫血及妊高征。

2.防治早产

防治早产是双胎产前监护的重点,应增加卧床休息时间,尽量左侧卧位,减少活动量,产兆若发生在34周以前,应给予宫缩抑制药。一旦出现宫缩或阴道流水,应住院治疗。对可疑早产孕妇,可检测宫颈及阴道分泌物中的胎儿纤维联结蛋白,如阴性表明不需干预治疗,如阳性应考虑预防性使用宫缩抑制药,并动态观察宫颈变化。

3.及时防治妊娠期并发症

妊娠期应注意监测血压及尿蛋白的变化,如发现妊高征应及时治疗。妊娠20周开始每日口服元素钙2g,可预防妊高征。妊娠期间,应注意孕妇瘙痒主诉,动态观察血胆酸及肝功能变化,发现妊娠肝内胆汁淤积应及早治疗。

4.监护胎儿生长发育情况及胎位变化

一旦发现胎儿畸形,应及早终止妊娠,尤其是联体双胎者;若无明显畸形,则定期B超监测胎儿生长情况(每3~4周一次),若发现TTTS,可在胎儿镜下用激光凝固胎盘表面可见的血管吻合支,使胎儿存活率有所提高。B超发现双胎胎位异常,一般不予纠正。妊娠末期确定胎位对于选择分娩方式有帮助。

**(三)分娩期的处理**

①双胎妊娠大多可经阴道分娩,应严密观察产程和胎心音变化,做好输血、输液及新生儿抢救准备,耐心等待其自然分娩。如第一胎为横位应做剖宫产。阴道分娩者注意观察产力,如宫缩乏力可给催产素静脉点滴。第一胎娩出不宜过快,娩出后立即断脐,并立即听第二胎的胎心及查清胎位。如发现横位可外回转为头位或臀位并以腹带固定。第一胎娩出后,若无异常情况,如胎盘早剥、脐带脱垂、胎儿窘迫时,第二胎可待自然娩出,一般间隔20分钟。如超过15分钟无宫缩,可人工破膜。如第一胎娩出后发现异常情况,则应以产钳或臀位牵引术迅速娩出第二个胎儿。②第二胎前肩娩出后立即静脉注射麦角新碱0.2mg或催产素10U,以促使子宫收缩,预防产后出血,为避免腹压骤然下降,腹部应压沙袋,并用腹带紧裹腹部,以防腹压突然下降引起休克。胎盘娩出后要检查胎盘胎膜是否完整,并判定双胎种类。

**(四)产褥期的处理**

应给宫缩剂,预防子宫复旧不全。必要时给抗生素预防感染。

## 七、护理措施

(1)嘱孕妇妊娠晚期注意休息减少活动避免劳累,以防早产及胎膜早破发生。休息时抬高下肢,避免长时间站立,减轻水肿和下肢静脉曲张。

(2)加强营养,补充丰富的蛋白质、维生素、铁剂、叶酸、钙剂等,预防贫血及妊高征发生。

(3)分娩期严密观察产程进展及胎心变化,协助做好接产及新生儿抢救准备。第1胎娩出后应立即断脐,以防第2个胎儿失血,通常20分钟左右第2个胎儿娩出,为防止产后出血,第2个胎儿胎肩娩出后,遵医嘱静脉注射缩宫素10U或麦角新碱0.2mg,并腹部置沙袋,以防腹压骤减引起休克。胎盘娩出后,检查胎盘胎膜判断是单卵双胎或双卵双胎。

(4)产后2小时严密观察阴道流血量及宫缩情况,发现异常及时处理。

(5)指导孕妇加强营养,多休息,少活动,一旦胎膜破裂立即平卧,并及时送入医院。指导新生儿的护理,注意保暖,预防感染。嘱产妇产褥期注意卫生及避孕。

## 八、预防

加强孕期保健,争取及早确诊,增加营养,预防贫血和妊高征的发生。妊娠晚期避免过劳,多卧床休息,禁性生活。

# 第十二节 死胎的护理

## 一、疾病概要

妊娠20周后胎儿在子宫内死亡,称为死胎。胎儿在分娩过程中死亡称为死产,亦是死胎的一种。

### (一)病因

1.胎盘及脐带因素

如前置胎盘、胎盘早剥、脐带打结、脐带扭转、脐带脱垂等,导致胎儿宫内缺氧。

2.胎儿因素

如胎儿严重畸形、胎儿生长受限、胎儿宫内感染、严重遗传性疾病等。

3.孕妇因素

严重的妊娠合并症、并发症,如妊娠期高血压疾病、过期妊娠、糖尿病、慢性肾炎、心血管疾病等。

### (二)临床表现

孕妇自觉胎动停止,子宫停止增长,检查时听不到胎心。胎儿死亡后约80%在2~3周内自然娩出,若死亡≥4周仍未排出,发生退行性变的胎盘组织释放组织凝血活酶进入母血循环,激活血管内凝血因子,引起弥散性血管内凝血(DIC),可引起产时及产后的严重出血。

### (三)诊断

1.临床表现

根据孕妇自觉胎动停止,子宫停止增长,检查时听不到胎心提示死胎。

2.辅助检查

B超检查胎心和胎动消失是确诊死胎的可靠依据。胎儿死亡过久见颅板塌陷、颅骨重叠、呈袋状变形、胎头双顶径停止增长。

### (四)治疗原则

死胎一经确诊,应尽早引产。

## 二、护理

### (一)护理评估

1.询问健康史

详细询问患者孕产史及本次妊娠情况。

2.评估身体状况

子宫比孕周小,胎动消失,腹部听诊胎心音消失。

3.评估心理状况

孕妇感到悲哀和自责,担心以后能否生育正常孩子。

4.参阅相关资料

B超检查胎心和胎动消失即可诊断死胎。

**(二)护理诊断与预期目标**

1.悲哀

能说出心理感受,悲哀消失。

2.感染

孕妇无感染发生。

3.潜在并发症

孕妇无DIC等并发症发生。

# 第十三节　高危妊娠的护理

**一、疾病概要**

在妊娠期因某种并发症或致病因素可能危害母儿健康或导致难产者,称高危妊娠。高危妊娠几乎包括了所有病理产科。凡具有高危因素的孕妇,称高危孕妇。具有下列情况之一的围生儿称高危儿:①孕龄＜37周或＞42周;②出生体重＜2500g;③小于孕龄儿或大于孕龄儿;④出生后1分钟 Apgar 评分0～3分;⑤产时感染;⑥高危妊娠产妇的新生儿;⑦手术产儿;⑧新生儿兄姐有严重的新生儿病史或新生儿期死亡史等。加强高危妊娠的管理和监护,可以有效地降低围生儿的病死率。

**二、护理**

**(一)护理评估**

1.询问健康史

其危险因素如下:①孕妇年龄＜16岁或≥35岁;②孕妇有异常孕产史,如自然流产、死胎、难产、早产等;③妊娠合并症,如妊娠合并心脏病、糖尿病、肝炎等;④妊娠并发症,如妊娠期高血压疾病.前置胎盘、胎盘早剥等;⑤妊娠期间接触过大量有害物质,如放射线、化学毒物等或有异常服药史或被病毒感染等;⑥家族中有遗传疾病史;⑦有盆腔手术史或生殖器肿瘤等;⑧估计此次妊娠有难产的可能,如胎位异常、骨盆狭窄、头盆不称;⑨婚后多年不孕经治疗后妊娠等。

2.评估身体状况

①症状:了解孕妇有无妊娠合并症或并发症的症状,如头晕、眼花、头痛、心悸等。②全身检查:了解孕妇的发育、营养及精神状态;注意身高及步态;测量血压,注意有无水肿。③产科检查:测宫底高度及腹围,估计胎儿大小与妊娠周数是否相符;四步触诊法检查胎产式、胎先

露、胎方位及胎先露是否衔接;评估骨盆大小有无异常;临产后绘制产程图,了解产程进展情况。

3.评估心理状况

孕妇及家属担心母儿健康而焦虑不安,对医生的处理不解,而产生怀疑心理。

4.参阅相关资料

(1)实验室检查:血、尿常规,肝、肾功能,血糖及糖耐量,凝血功能等。

(2)B超检查:可了解胎儿的发育及有无畸形、羊水、胎盘情况。

(3)胎儿电子监护:可以连续观察并记录胎心率的动态变化;对胎心率、胎动及宫缩同步描记,反映三者间关系,评估胎儿宫内安危情况。

(4)羊膜镜检查:利用羊膜镜在直视下观察羊膜腔内羊水性状及颜色。若混有胎粪时呈黄色、黄绿色甚至深绿色,提示胎儿缺氧。

(5)孕妇24小时尿雌三醇($E_3$)测定:$E_3 < 10mg$表示胎盘功能低下。

(6)孕妇随意尿测雌激素/肌酐(E/C)比值:估计胎儿胎盘单位功能,$>15$为正常,$10 \sim 15$为警戒值,$<10$为危险值。

(7)羊水检查:卵磷脂/鞘磷脂比值(L/S)该值$>2$,提示胎儿肺成熟;肌酐、胆红素、淀粉酶、脂肪细胞的检查,可分别了解胎儿肾、肝、唾液腺、皮肤的成熟度。

(二)护理诊断与预期目标

1.潜在并发症

胎儿窘迫等并发症及时被发现和纠正。

2.焦虑

解释相关知识,焦虑减轻。

3.知识缺乏

孕妇定期产前检查,学会自我监护。

(三)护理措施

1.一般护理

①增加营养:对胎盘功能减退、胎儿生长受限的孕妇给予高蛋白、高能量饮食,补充维生素、铁、钙等微量元素及多种氨基酸;对妊娠合并糖尿病者则要控制饮食。②休息:取左侧卧位以改善子宫胎盘血液循环。③注意个人卫生,勤换衣裤。④保持室内空气新鲜,通风良好。

2.病情观察

观察孕妇的心率、脉搏、血压、活动耐受力,有无阴道流血、高血压、水肿、心力衰竭、腹痛、胎儿缺氧等症状和体征,及时报告医师并记录处理经过。对于高危儿,及时监测胎儿宫内情况、胎儿成熟度及胎盘功能。

3.医护配合

(1)提高胎儿对缺氧的耐受力:遵医嘱使用10%葡萄糖500mL、维生素C 2g,静脉滴注,每日1次,5~7天为1疗程。

(2)间歇吸氧:特别对胎盘功能减退的孕妇可改善胎儿的缺氧状态,每日3次,每次30

分钟。

（3）防早产：嘱孕妇避免剧烈活动,遵医嘱使用宫缩抑制剂。

（4）适时终止妊娠：有终止妊娠指征的,配合医生终止妊娠,若胎儿成熟度较差者,可于终止妊娠前遵医嘱使用肾上腺皮质激素促进胎肺成熟。

（5）产时处理：第一产程密切观察产程,给予吸氧;第二产程配合医生阴道助产,尽量缩短产程;第三产程遵医嘱用宫缩剂和抗生素,预防产后出血和感染。

（6）产褥期：对产妇和高危儿仍需加强监护。

4.心理护理

护理人员主动与孕妇交流,以减轻和转移孕妇的焦虑和恐惧,使其配合治疗,鼓励家人的参与和支持。

5.健康指导

①做好婚前和孕前保健优生咨询,对不宜结婚或不宜生育者进行劝导。②加强卫生宣教,如戒烟、戒酒、避免接触宠物,有规律的生活方式等。③加强产前检查,做好高危妊娠的筛查和监护。④指导孕妇自我监测的方法。

# 第十四节　妊娠期高血压的护理

## 一、疾病概要

妊娠期高血压是一组妊娠期特有的疾病,多数在孕 20 周后出现高血压、蛋白尿等症状,于产后 12 周内消失,严重者可出现抽搐、昏迷、心肾衰竭等,是孕产妇和围生儿死亡的主要原因之一。我国发病率为 9.4%,故在围生保健时需重点检查。

### (一)病因

病因不明,有免疫学说、子宫胎盘缺血学说、多基因遗传学说、钙平衡失调学说,且与肾素—血管紧张素醛固酮系统、前列腺素、血浆内皮素等有关。

该病的高危因素包括：初孕妇(年轻或高龄)、多胎妊娠、羊水过多、葡萄胎;慢性高血压、肾炎、糖尿病等家族史;营养不良如贫血、低钙、缺锌、低蛋白血症等;体形肥胖、精神过度紧张、气候变化过大、有吸烟饮酒嗜好等。

### (二)基本病理变化

妊娠期高血压疾病的基本病理变化是全身小动脉痉挛。由于全身小动脉痉挛,外周阻力增大,血管内皮细胞损伤,通透性增加,体液及蛋白渗漏,表现为高血压、蛋白尿、水肿及血液浓缩。脑、心、肝、肾等重要器官严重缺血缺氧可致心肾衰竭、肺水肿、脑水肿甚至抽搐、昏迷,孕产妇可因脑出血而死亡;胎盘梗死、出血而发生胎盘早剥或胎盘功能减退,危及母儿生命安全;血小板、纤维素等沉积于受损的血管内皮,激活凝血过程,消耗凝血因子而导致 DIC;眼底小动脉痉挛而致动静脉比由 2∶3 变为 1∶2 或 1∶4,眼底视网膜出现水肿渗出、出血剥离,表现为眼花、视物模糊甚至失明。

### (三)临床分类及临床表现

**1.子痫前期自觉症状**

指患者有头晕、头痛、眼花、胸闷、上腹部饱胀不适、恶心呕吐。

**2.重度子痫前期**

血小板$<100\times10^9$/L、LDH升高；ALD或AST升高。

**3.高血压**

孕妇2次或以上血压≥140/90mmHg为高血压；如血压未达上述标准，但较基础血压升高≥30/15mmHg，不作为诊断依据，需严密观察。

**4.水肿**

指休息后不消退者，可有隐性及显性水肿。若妊娠晚期每周体重增加超过0.5kg，考虑有隐性水肿；显性水肿者，水肿特点是从踝部开始逐渐向上延伸的凹陷性水肿，休息后不缓解。水肿"＋"指患者有双下肢水肿，"＋＋"指水肿延及大腿，"＋＋＋"指有外阴及腹壁水肿，"＋＋＋＋"指出现全身水肿或有腹腔积液。

**5.蛋白尿**

应收集24小时尿做定量检查。尿蛋白"＋"指尿蛋白含量≥300mg/24h，"＋＋"指尿蛋白含量≥2g/24h，"＋＋＋＋"指尿蛋白含量≥5g/24h。

**6.子痫**

指子痫前期的孕妇出现抽搐或昏迷不能用其他原因解释者。子痫典型发作过程为：患者突然出现头扭向一侧，眼球固定、瞳孔散大，继而口角及颜面部肌肉颤动，全身肌肉强直性收缩，两臂屈曲、双拳紧握、眼球上翻、牙关紧闭、呼吸暂停、面色青紫；之后全身肌肉强烈抽搐，头向一侧扭转、眼睑及颌部时开时闭、口吐白沫或血沫、四肢抽动，抽搐持续1～2分钟；患者抽搐逐渐停止，全身肌肉松弛，呼吸恢复，进入昏迷状态，发出深而长的鼾声。根据子痫发作的时间，分为产前子痫、产时子痫、产后子痫3种。临床以产前子痫最多见，产后子痫少见，可发生于产后10日(尤其产后24小时)内。

### (四)诊断

**1.临床表现**

主要根据孕妇血压升高程度、尿蛋白多少、全身脏器受损情况等来进行诊断及分类。

**2.辅助检查**

(1)尿液检查：尿蛋白≥5g/24h，提示患者病情严重；检查尿液白细胞、红细胞及管型，有助于鉴别肾性高血压；尿相对密度≥1.020提示尿液浓缩。

(2)血液检查：测定血红蛋白、血细胞比容、血黏度等，若妊娠晚期全血黏度≥3.6、血浆黏度≥1.6或血细胞比容≥0.35，提示血黏度增加及血液浓缩；检查血电解质、二氧化碳结合力了解有无组织缺氧，及早发现酸中毒。

**3.凝血功能及肝肾功能检查**

重度患者易并发凝血功能障碍和肝肾功能损害。可检测血小板计数、出凝血时间，凝血酶原时间、纤维蛋白原、纤维蛋白原降解产物(FDP)、3P 试验等；测定血清谷丙转氨酶、胆红素、尿素氮、尿酸等。

4.眼底检查

患者眼底变化是反映病情严重程度的重要参考指标。重度患者视网膜动静脉管径比由正常的 2∶3 变为 1∶2 甚至 1∶4，视网膜水肿，絮状物渗出，出血剥离，导致患者视力模糊甚至失明。

5.其他

心电图、超声心动图检查可了解心功能；疑有脑出血时可做 CT 或 MRI 检查；常规监测胎心、胎儿发育状况、胎盘功能、胎儿成熟度等。

### (五)治疗原则

预防孕妇并发症及子痫的发生，降低围生儿病死率。

1.妊娠期高血压

门诊治疗即可。①加强产前检查：定期门诊检查观察病情变化。②营养与休息：加强营养，进食富含蛋白质、维生素及铁、钙等微量元素的食物，全身水肿者适当限盐；保持愉快情绪，避免紧张、焦虑和精神刺激。多休息，休息时取左侧卧位，可减轻子宫对腹主动脉、下腔静脉的压迫，改善全身及子宫胎盘血液灌注，使胎儿缺氧得到改善。③药物治疗：精神紧张夜间睡眠欠佳者，可给予地西泮 2.5～5mg 口服，每日 3 次或睡前口服；可常规补钙及叶酸、维生素等，预防病情加重。

2.子痫前期轻、重度

住院治疗，以休息、镇静、解痉、降压、合理扩容及利尿、适时终止妊娠为治疗原则。

(1)解痉：首选硫酸镁治疗。可以解除血管痉挛、松弛骨骼肌，改善缺氧，有效地预防和控制抽搐。静脉给药：首次负荷剂量为 25％硫酸镁 20mL 加入 10％葡萄糖 20mL，静脉缓推 5～10 分钟；25％硫酸镁 60mL 加入 5％葡萄糖 1000mL，以每小时 1～2g 静脉滴入。也可肌内注射：25％硫酸镁 20mL 加入 2％利多卡因 2mL，臀部深部肌内注射。24 小时用药总量为 25～30g，用药过程中注意监测血清镁离子浓度、血压及有无镁离子中毒的表现。

(2)镇静：适当使用镇静剂，有消除患者焦虑紧张、预防惊厥及子痫发作，对控制病情、降低血压及缓解症状有较好作用，但估计胎儿在 4 小时内娩出者慎用。地西泮 5mg 口服，每日 3 次，也可 10mg 肌内注射，但此类药物有抑制呼吸的作用，故不主张产前常规使用，可用于产后。

(3)降压：当舒张压≥110mmHg 或平均动脉压≥140mmHg 时，可使用降压药，首选肼屈嗪，预防脑出血及子痫的发生。但应避免药物对胎儿的毒副作用及血压急剧下降或过低，维持舒张压在 90～100mmHg 为宜。

(4)合理扩容及利尿：扩容前需解痉，合理扩容有改善器官血流灌注缓解病情的作用，可选用：清蛋白、血浆、全血，低分子右旋糖酐、碳酸氢钠或平衡液等，但需注意心衰、肺水肿、肾功能不全或全身水肿者禁用。利尿药仅用于患者并发急性心衰、肺水肿、脑水肿、全身水肿或肾功能不全的少尿无尿，需注意监测电解质紊乱及血液浓缩等。

(5)适时终止妊娠：是治疗该病的有效措施。子痫前期患者经积极治疗 24～48 小时仍无明显好转者,或孕龄已超过 34 周、胎盘功能减退、子痫控制后 2 小时考虑终止妊娠。宫颈条件成熟者可引产,人工破膜后羊水清亮者给予缩宫素静脉滴注引产,第一产程注意保持产妇安静和休息,需采取阴道助产手术缩短第二产程,第三产程应及时完整娩出胎盘及胎膜,预防产后出血。如有产科指征、引产失败、宫颈不成熟或病情加重短时间不能经阴道分娩者应行剖宫产终止妊娠。

(6)产后 24 小时或 10 日内仍有可能子痫发作,需继续观察病情及药物治疗。

3.子痫

是妊娠期高血压疾病最严重阶段,需抢救及住院治疗。以迅速控制抽搐、纠正缺氧和酸中毒、加强护理及病情观察、抽搐控制后 2 小时可考虑终止妊娠,放宽剖宫产指征为治疗原则。

## 二、护理

### (一)护理评估

#### 1.询问健康史

询问孕产史、年龄、停经时间,出现高血压、蛋白尿的时间和程度,有无高危因素及家族史等。

#### 2.评估身体状况

检测血压、体重及水肿程度,有无脏器功能损害表现,评估胎儿安危状况,有无体形肥胖、营养不良、多胎等。

#### 3.评估心理状况

仅轻度血压升高而无症状时,孕妇及家属常出现不在乎、忽视等心理,不监测血压,不按医嘱行事;但当血压继续升高出现病重或病危时,孕妇及家属又出现紧张恐惧,表现为不知所措甚至愤怒等。

#### 4.参阅相关资料

参阅辅助检查便于诊断及判断病情程度。同时做胎动、胎心音等监测,判断有无胎儿缺氧及程度。

### (二)护理诊断及预期目标

#### 1.组织灌注量改变
孕妇全身小动脉痉挛得到有效控制。

#### 2.有受伤的危险
子痫患者抽搐昏迷、胎儿生长受限、胎儿窘迫得到有效救治,围生儿存活。

#### 3.体液过多、水肿
孕妇水钠潴留、低蛋白血症得到控制及纠正。

#### 4.恐惧
孕妇情绪稳定,积极配合治疗。

#### 5.知识缺乏
孕妇具有妊娠期高血压疾病的相关知识。

#### 6.潜在并发症
胎盘早剥、心肾衰竭、脑出血等无并发症发生。

**（三）护理措施**

**1.加强监护,防止母儿受伤**

（1）加强孕期检查及保健,增加孕期检查次数,休息时采取左侧卧位,病室需保持安静整洁;指导孕妇进食富含蛋白质、维生素、铁、钙及锌等微量元素的饮食,全身水肿时限盐。

（2）定时监测孕妇血压、脉搏、呼吸、胎动、胎心音、蛋白尿等指标及有无宫缩、羊水污染等,发现异常需及时报告医生。

（3）遵医嘱正确用药,观察疗效及不良反应:①硫酸镁的治疗浓度与中毒浓度比较接近,易引起中毒现象,首先表现为膝反射消失,因此硫酸镁静脉推注时,需缓推,不少于5分钟;静脉滴注时,需根据医嘱控制滴速,避免镁离子中毒。在用药前及过程中需注意观察:膝反射存在;尿量每小时不少于25mL,24小时不少于600mL;呼吸每分钟不少于16次;并准备钙剂,如出现中毒立即停药,并静脉推注10%葡萄糖酸钙10mL解毒。硫酸镁肌内注射应为臀部深部肌内注射。②估计胎儿在4小时内娩出者慎用镇静剂,使用镇静药物期间应严密监测血压,嘱患者卧床休息,预防发生直立性低血压。③使用降压药物时,需监测血压、胎动及胎心音,维持舒张压在90～100mmHg为宜。④扩容时需注意禁忌证。⑤利尿时需注意监测电解质及血液有无浓缩等。

（4）子痫患者的护理:①专人特护,置患者于单间暗室、避免声光刺激,护理操作轻柔集中。②保持呼吸道通畅、吸氧,昏迷患者应禁食、禁饮,头偏向一侧,置开口钳于上下牙之间,及时清除呕吐物防止窒息,并被好气管插管和吸引器;加床挡,防止坠床;有假牙者需取出,防止脱落吞入。③遵医嘱用药如解痉、镇静、降压药等,并严密观察病情、胎心音、宫缩及有无并发症等,发现异常需及时报告医生。④协助终止妊娠:抽搐控制后2h可考虑终止妊娠。⑤留置导尿管并记录24小时出入水量。⑥做好患者的生活护理,防止压疮;预防产后出血、产后循环衰竭;产后24小时或10日内仍有可能发生子痫,需继续观察病情及药物治疗。

（5）加强胎儿监护:指导孕妇胎动计数,勤听胎心音,必要时B超检查或行电子胎心监护。嘱孕妇左侧卧位,间断吸氧,每日3次,每次1小时,及时发现和纠正胎儿窘迫,促进胎儿生长发育。

**2.缓解焦虑**

鼓励孕妇说出内心的感受和疑虑,向患者及家属解释病情及提供相关信息,鼓励孕妇积极配合治疗。血压轻度升高而无症状时,告诉患者按时服药、休息,定期检测血压。当患者出现紧张、恐惧心理时,注意安慰,耐心解答及帮助,消除不良心理。

**3.减轻水肿**

记录液体出入量,每日测体重、腹围,观察水肿变化。指导孕妇摄入足够的蛋白质,水肿严重者适当限制食盐摄入以减轻水钠潴留,执行医嘱给予利尿药物。保证充足睡眠(每日8～10小时),左侧卧位,抬高下肢以促进血液回流,减轻水肿。

**4.预防并发症**

密切观察生命体征,记录24小时液体出入量,注意子宫壁的紧张度及胎动、阴道流血、腹痛情况。

**5.健康指导**

（1）加强妊娠期保健,妊娠期注意检测孕妇血压,特别是有高危因素的孕妇,并指导及时就医和保健。

(2)进食富含蛋白质、维生素、铁、钙的食物及新鲜蔬果,孕 20 周起每日补钙 1~2g,减少动物脂肪及过量食盐的摄入。

(3)保证充足的休息和愉快的心情,坚持左侧卧位以改善子宫的血供。

(4)平均动脉压(MAP):

$$MAP=(收缩压+2\times舒张压)+3$$

如 MAP≥85mmHg,有发生妊娠期高血压疾病的倾向;如 MAP≥140mmHg,提示容易发生脑出血。

(5)出院时指导:患者病情得到有效控制、血压平稳可以出院。产后需注意休息、营养、卫生,避免感染;注意避孕,按时服药,42 天后携带婴儿来医院复查。

# 第十五节　妊娠期肝内胆汁淤积症的护理

## 一、疾病概要

妊娠期肝内胆汁淤积症(ICP)是妊娠期特有的疾病,通常于妊娠后半期发病,多数于孕 30 周以后出现皮肤瘙痒、黄疸和胆汁淤积等为特征。我国发病率为 2%~4%,主要造成流产、产后出血、胎儿宫内窘迫、早产、死胎、死产等不良后果。

### (一)病因

确切病因及机理尚不清楚,一般认为是由于孕妇雌激素代谢异常,肝脏对雌激素高敏感,使雌二醇增加及肝细胞内酶的异常,导致孕妇胆汁酸淤积所致。可能与使用避孕药、种族、遗传,地域和环境等因素有关。

### (二)临床表现

#### 1.瘙痒

常为首发症状,约 80%患者在妊娠 30 周后发生,少数可发生在早孕时期,典型瘙痒首发于手脚掌、小腿、大腿、上肢,波及前胸后背、乳房及腹壁等,可见皮肤抓痕及皮疹,严重者可出现耳心、阴道瘙痒,引起失眠、情绪改变等。

#### 2.黄疸

20%~50%的患者出现轻度黄疸,常在瘙痒后数日至数周内出现。

#### 3.脂肪泻

有些患者出现轻微脂肪泻,是由于肝内胆汁淤积导致胆盐分泌不足,影响肠道内脂肪及脂溶性物质的消化和吸收。以上症状体征在分娩后 1~2 周内可自行消退。

### (三)诊断

#### 1.临床表现

主要根据孕晚期出现皮肤瘙痒、黄疸等不适,无发热、急性上腹痛等肝炎表现。

2.辅助检查

(1)血清胆酸测定:孕妇血清胆酸增高是诊断本病的敏感指标,其升高的幅度常可为正常孕妇的 10～100 倍。因血清胆酸的增高比瘙痒、黄疸的发生时间要早,故常规可在妊娠 28～30 周时检测血清胆酸,筛查妊娠期肝内胆汁淤积症,以早诊断。

(2)肝功能测定:本病孕妇的血清转氨酶可轻度或中度升高,为正常值的 2～3 倍。部分患者血清胆红素轻至中度升高,其中直接胆红素占 50％以上,直接胆红素/总胆红素比值＞0.35是胆汁淤积的重要特征之一。

(3)其他:血清碱性磷酸酶升高;肝炎病毒血清标志物无活动性肝炎表现;超声检查肝脏大小正常、肝实质回声均匀。

**(四)处理原则**

加强母儿监护,对症处理,适时终止妊娠,放宽剖宫产指征,尽量减少母儿并发症。

(1)一般处理:注意休息,左侧卧位、吸氧改善胎儿氧供。定期检查血胆酸等,监测病情变化。

(2)药物治疗:缓解症状,改善围生儿预后。常用药物有:S－腺苷蛋氨酸、考来烯胺、苯巴比妥、地塞米松、熊去氧胆酸、维生素 C、维生素 $B_6$ 及维生素 $K_1$。

(3)适时终止妊娠:妊娠 32 周后应住院监护胎儿安危,一旦发现胎儿窘迫应及时处理,抢救胎儿。孕妇出现黄疸,胎龄达 36 周,无黄疸,妊娠足月或胎肺成熟,胎盘功能减退或胎儿窘迫,应及时终止妊娠,以免延误病情发生胎儿宫内猝死。终止妊娠以剖宫产为宜,以免加重胎儿缺氧。

## 二、护理

**(一)护理评估**

1.询问健康史

询问孕产史及妊娠期肝内胆汁淤积症的相关因素。

2.评估身体状况

评估皮肤瘙痒的特点,有无皮疹,有无皮肤抓痕及程度,黄疸出现的时间及程度,有无消化道不适及脂肪泻等,胎动胎心音是否正常。

3.评估心理状况

瘙痒严重者可引起孕妇失眠、情绪改变,孕妇及家人担心胎儿的安危而出现紧张焦虑等心理反应。

4.参阅相关资料

参阅血清胆酸测定,肝功能测定及肝炎病毒血清学检查判断疾病严重程度。

**(二)护理诊断及预期目标**

1.有皮肤完整性受损的危险

孕妇重视本病,积极配合,症状缓解。

2.睡眠型态紊乱

保证睡眠质量。

3.焦虑

解除焦虑,情绪稳定。

4.潜在并发症:胎儿窘迫、产后出血等

产妇无严重并发症、新生儿预后良好。

### (三)护理措施

1.加强孕期监护,防治并发症

①卧床休息,左侧卧位,吸氧,计数胎动,尽早发现胎儿窘迫。②适时终止妊娠:妊娠 32 周后应住院监护,发现胎儿窘迫,及时处理;妊娠 37 周后,需及时终止妊娠。终止妊娠时应放宽剖宫指征,减少母儿并发症,护士需及早做好剖宫产准备。③预防产后出血:分娩前预防性应用维生素 $K_1$ 10～20mg/d,以减少并防止产后出血。胎儿娩出后及时应用缩宫素以加强宫缩。

2.缓解瘙痒症状

①了解孕妇瘙痒的特征,嘱孕妇勤换内衣裤,保持皮肤的清洁卫生,勿用碱性肥皂或热水烫洗皮肤。②遵医嘱用考来烯胺等药物。③瘙痒明显者用炉甘石洗剂涂擦缓解症状,必要时睡前口服小剂量镇静剂。

3.心理护理

加强与孕妇及家属的沟通,使其了解妊娠肝内胆汁淤积症的相关知识,瘙痒出现的原因,对母儿的影响以及预后,减轻心理负担和焦虑,积极配合治疗。

4.健康教育

嘱孕妇多注意休息,饮食给予高热量、高蛋白、高维生素、低脂肪的食物和足量碳水化合物。增加产前检查次数,指导孕妇自测胎动,若 12 小时内胎动数少于 10 次提示胎盘功能不良,胎儿缺氧,应立即就诊。嘱孕妇妊娠 28～30 周或出现手脚掌、四肢瘙痒时就诊,检测血清胆酸,以便早诊断。告知产妇妊娠期肝内胆汁淤积症易再发,如再孕应加强孕期监护。

# 第七章　分娩期并发症护理

## 第一节　软产道损伤的护理

**一、疾病概要**

软产道是由子宫下段、子宫颈、阴道及骨盆底软组织构成的弯曲管道。分娩时变软易扩张,伸展性好,有利于胎儿娩出。在分娩过程中,软产道若过度扩张易发生损伤,若未及时修补可导致膀胱、直肠膨出、子宫脱垂,严重损伤者可引起尿瘘.粪瘘,给患者的生活带来极大不便,甚至由于子宫破裂未及时抢救而导致母儿死亡。

**(一)病因**

**1.软产道异常**

会阴坚韧、外阴水肿、外阴瘢痕等导致失去正常的弹性,分娩时易致组织损伤。

**2.胎儿因素**

胎头过大、胎先露异常、头盆不称、胎儿娩出过快,软产道不能充分扩张而损伤。

**3.接产方法不当**

接产者未准确掌握产程;未能有效保护会阴;滥用缩宫素等;助产手术的损伤。

**4.子宫颈局部病变**

如宫颈的瘢痕、水肿、坚韧、慢性炎症、癌症等导致局部组织变脆或不宜扩张。

**(二)临床表现**

**1.会阴、阴道撕裂**

会阴撕裂伤根据程度分为轻、中、重三度。Ⅰ度撕裂是指会阴的皮肤与黏膜的撕裂,未达肌层;Ⅱ度撕裂是指盆底肌肉与筋膜的撕裂,未达肛门括约肌;Ⅲ度裂伤是指除盆底肌肉外,累及肛门括约肌甚至直肠。出血为持续性、鲜红色,检查可见裂口。

**2.宫颈裂伤**

撕裂常自宫颈外口开始向上扩展,可达穹隆,甚至累及子宫下段。常表现为胎儿娩出前或娩出中,胎盘尚未分娩,即有鲜红色血液自阴道流出;或胎盘娩出后,宫缩好,阴道仍持续流出鲜红色血液。

**3.软产道血肿**

临床类型有外阴血肿、阴道血肿、盆腔血肿,但以外阴血肿、阴道血肿多见。

(1)外阴血肿:产妇于产后数小时后产妇感到外阴剧烈疼痛,进行性加重。检查外阴局部肿胀,触痛明显,甚至可见会阴蓝紫色包块。

(2)阴道血肿:产后随着血肿逐渐增大,产妇出现疼痛、肛门坠胀,里急后重感或排尿困难。

检查阴道内触及波动性包块,有触痛。

### (三)治疗原则

1.软产道撕裂

根据撕裂部位,按解剖关系进行修补缝合。术后给予抗生素防治感染。

2.软产道血肿

根据血肿类型及大小给予处理:①小血肿局部给予冷敷,压迫止血;②大血肿切开并结扎出血点;③给予止血助凝药,抗生素。

## 二、护理

### (一)护理评估

1.询问健康史

注意评估有无导致软产道损伤的因素存在。如会阴坚韧、外阴水肿、外阴瘢痕、子宫颈局部病变、胎儿因素、接产方法不当、助产损伤等因素,评估有无损伤及程度。

2.评估身体状况

主要评估软产道损伤的部位与类型、阴道出血量、产妇有无头晕、打哈欠、出冷汗、脉搏细速、血压下降等全身急性失血表现。

3.评估心理状况

产妇因伤口疼痛而不能坐起,担心软组织撕裂不能康复而焦虑。若失血多时,产妇及家属多感到紧张、焦虑、恐惧,担忧产妇的安危等问题。

4.参阅相关资料

参阅血常规、血型等。

### (二)护理诊断与预期目标

1.潜在并发症:失血性休克

出血控制,生命体征正常。

2.感染的危险

伤口恢复,无感染征象。

3.焦虑

能说出心理感受,焦虑减轻,主动配合治疗。

### (三)护理措施

1.治疗配合

(1)密切观察产程进展,采用科学的接生方法,注意保护会阴,必要时协助医生行会阴侧切术。

(2)观察会阴、阴道损伤:严格无菌操作,根据裂伤程度及时修补缝合。

(3)观察宫颈裂伤程度:根据宫颈裂伤的深度及范围,按解剖层次缝合。

(4)软产道血肿:根据血肿部位及程度处理,小的血肿,48小时前给予冷敷,48小时后可给予热敷,以利于血肿吸收;大的血肿应切开引流,并结扎破裂的血管。

(5)控制感染:遵医嘱使用抗生素,控制感染。

2.心理护理

引导产妇及家属述说其担忧的问题及心理感受,利用有效的语言向其说明所采取的治疗方案及护理措施,以缓解其焦虑情绪。

3.健康指导

产前做好产妇分娩配合的指导工作,与产妇进行广泛交流,相互沟通,消除思想顾虑及紧张情绪,使其积极配合助产士以顺利度过分娩期。鼓励产妇进清淡易消化的食物,以保持分娩时有旺盛的精力和体力。产后做好产妇心理调适工作,减轻焦虑。嘱产妇向健侧卧位,避免恶露污染。增加营养,运用抗生素预防感染。

# 第二节　产后出血的护理

产后出血是指胎儿娩出后 24 小时内阴道流血量超过 500mL。而近年来在产时、产后血细胞比容减少 10% 或者需要输血治疗均称为产后出血。产后出血是分娩期严重的并发症,是产妇死亡的原因之首。

目前,尚无唯一的、令人满意的产后出血的定义。估计阴道分娩后失血量超过 500mL,或剖宫产术后失血量超过 1000mL,往往被诊断为产后出血,但是分娩过程中丢失的平均血量往往接近这个数值。

分娩过程的失血估计往往是不准确的,在现行的测量方法下常会过少估计失血量。因为孕期的生理变化包括血浆容量:大约增加 40%,红细胞总量约增加 25%,以及预期在分娩过程中的失血。此外,血细胞比容水平下降 10% 已被用于定义产后出血,但是血红蛋白或血细胞比容测定未必能反映目前血液的状态。临床上,大量失血丢失总血量的 10% 或以上者会出现低血压、头晕、苍白、少尿等症状。

## 一、产后出血的发生率

### (一)国外产后出血发生率

因各国家和地区所采取的产后出血界值、出血时间段、测量方法、产程管理办法不同,以及根据采集中对边远地区、家中分娩的数据收集不全等原因,不同国家和地区报道的产后出血发生率差异很大,缺乏可比性。但近年来产后出血发生率有上升的趋势,原因不明,可能与剖宫产等产科干预率的上升、高龄孕妇增加等有关。

### (二)国内产后出血发生率

在我国,产后出血发生率一直被当作"反映产科工作质量的指标"。20 世纪 60 年代报道我国国内的产后出血率多在 2%～5%;1979 年济南全国地区妇产科学术会议报道产后出血的平均发生率是 3.11%;应用"以称重法和容积法为主,辅以面积法"的精确测量方法、按照产后 24 小时出血超过 500mL 的诊断标准,我国产后出血的发生率为 12.8%。下表为我国各地报道正常阴道分娩后产后出血的发生情况。

## 二、分期

### (一)早期产后流血

又称原发性产后流血,是指胎儿娩出后至 24 小时之内的流血。又分胎儿娩出后到胎盘娩出前,胎盘娩出后至产后 2 小时及产后 2 小时后至 24 小时内三个时后至 24 小时内的出血,有人还称为第四产程出血。其中,以产后 2 小时内出血最多见,占 24 小时总出血量的 80.46%。

1.胎儿娩出后至胎盘娩出前出血

(1)胎盘部分剥离性出血,可因接产者过早揉按子宫,促使胎盘部分剥离而发生出血。

(2)胎盘小叶或副叶胎盘残留,胎儿娩出后,胎盘自然剥离娩出,但阴道持续出血多,似子宫收缩不良,检查胎盘胎膜近处有血管分支及粗糙面。

(3)胎盘部分粘连性出血,子宫收缩好而胎盘不能娩出,阴道流血量增多。

2.胎盘娩出后至产后 2 小时的阴道流血

(1)子宫收缩乏力,出血子宫收缩乏力多因子宫过度膨胀,如双胎、羊水过多、巨大儿、产程过长、产妇衰竭等引起的。表现为子宫体软,或经按摩则宫体收缩变硬,出血减少。检查胎盘胎膜完整。

(2)子宫颈或阴道裂伤出血,胎盘胎膜娩出完整,子宫收缩良好而表现阴道持续流血。此时用阴道拉钩暴露阴道及宫颈,可见宫颈两侧或阴道内深裂伤,或扩张的血管破裂等,或宫颈裂伤累及子宫下段。

3.产后 2 小时至 24 小时内的流血

(1)首先检查子宫是否收缩不良,因催产素药效仅维持 30 分钟。如无高血压等禁忌证,产后应注射麦角新碱,以维持数小时的促宫缩药效,并按摩子宫使变硬后,挤压子宫观察有无血被挤出。因宫缩不良可使宫腔内积血,宫腔积血又影响子宫收缩。此种情况要尤为注意,宫腔流血,可无阴道流血,如只片面观察阴道出血,忽略产妇一般情况和检查子宫收缩情况,则可能形成严重后果。子宫持续收缩乏力,可重复注射(包括静点)宫缩剂。

(2)膀胱膨胀产后数小时后出血,首先应了解产妇是否已解小便,并用手触摸耻骨联合有无胀大的膀胱。如小便不能自解而充盈膀胱,可影响子宫收缩而引起出血。故应设法排空膀胱。产后流血,特别是产后 1～2 小时内发生者尤多,故应严密观察产妇的一般情况,包括脉搏、血压及子宫收缩情况及有无阴道出血。突然大量出血容易引起注意,少量持续出血或宫腔积血而无阴道流血易被忽略而延误诊治。有时产后出血不形成血块,应想到这是由血凝功能障碍所致,应予以及时诊断与处理。

### (二)晚期产后流血

指产后 24 小时以后,至产后 8 周的出血。

1.胎盘胎膜残留出血

在产褥期长期少量流血或间断性阴道大流血,首先考虑胎盘(胎盘小叶)胎膜残留。因残留的胎盘胎膜组织可发生变性机化或形成息肉,当其坏死脱落露出基底部血管断端即可引起出血。刮宫后的组织送病理检查,如发现变性绒毛时即可确诊。

2.蜕膜残留出血

妊娠期增厚的蜕膜多在产后一周内脱落。如蜕膜长期残留也影响子宫复旧,且可发生子宫内膜炎而引起晚期产后流血,临床表现似胎盘胎膜残留。宫内刮出物送病理检查,只见变性的蜕膜,混有纤维素变性的蜕膜细胞和红细胞,但找不到变性绒毛。

3.胎盘附着部复旧不全出血

胎盘附着部在胎盘娩出后子宫缩小,子宫壁上胎盘血管断端血栓形成,继而血栓机化,血管上皮增厚,管腔变狭堵塞,胎盘边缘的内膜向内生长及胎盘基底部残留的内膜增生而修复。如胎盘附着部位发生感染影响其修复,可使血栓脱落,血管重新开放而出血。多发生产后2周,产后恶露多,突然大流血,子宫大而软,宫口松弛,宫颈口有血块堵塞。如行刮宫术,刮出物病理检查仅见坏死的蜕膜,见不到胎盘、胎膜,在内膜或肌层内有扩大的变性血管,血管内血栓形成不全,新生的内膜与肌层有炎症反应。

4.剖宫产术后子宫切口裂开

有剖宫产史的,阴道流血或腹痛多发生在术后2～3周或更晚。出血可为突发,出血量一次量可达500～1000mL或更多。出血后可自然停止。裂开部位多在子宫下段横切口两侧。由于下段横切口两端接近子宫丰富的血管丛,如术中止血不彻底形成血肿或因止血缝扎过多过密影响血循环,可引起组织坏死感染脱落,血管重新开放。表现有阴道流血,也可有腹腔内流血或膀胱腹膜反折下出血。子宫切口可完全不愈合,也可因子宫在妊娠期多右旋,切口裂开多在左侧,或因选择性剖宫产,子宫下段尚未充分延展,切口过低,距子宫外口太近易感染影响愈合而裂开。须剖腹探查,切口整齐感染不严重者,可考虑切口再缝合,为控制大流血可行髂内动脉结扎。如感染严重者,刀口为脓面,为控制感染须行子宫次全切除术。

5.少数为产后子宫滋养细胞肿瘤或黏膜下子宫肌瘤引起的,出血可通过B超、妊娠试验检查或刮宫检查确诊

产后流血,轻则引起贫血、体弱,而致感染多病;由于贫血,休息饮食不佳而致乳汁减少或缺乏,影响婴儿发育与健康;产后急性大出血,除可发生休克危及生命外,还可引起垂体受损或坏死,致垂体功能低下而发生席汉综合征。如果失血过多,抢救不及时还可致死亡。产后出血死亡仍然是目前我国孕产妇死亡的主要原因。因此,应加强孕期保健,尤其围生期保健,提高产科质量,正确处理各产程,积极预防产后出血。即在胎儿娩出后,预防性注射子宫收缩剂(肌内注射缩宫素10IU或麦角新碱0.4mg),产后2小时内留产房严密观察阴道流血及子宫收缩等情况。实施手术者应谨慎仔细,技术应精益求精,并预防产后感染。

## 三、第三产程的临床经过和正常的止血机制

第三产程的主要过程是胎盘的剥离和排出。当胎儿娩出以后,子宫体部变短变厚宫腔比前突然缩小,胎盘褶皱以适应缩小了的宫腔。此时,在少数产妇中,当胎儿娩出后刚进入第三产程时,胎盘已完全剥离,随着再次宫缩,随即排出。但是,在绝大多数的产妇中,此时的胎盘尚未剥离或仅有部分的剥离,需要等待数次宫缩后,才能完全剥离而被排出。胎儿娩出后是否有"生理性静止状态"的阶段?事实上,胎儿娩出后平均1.2分钟后即有第一次宫缩,以后每10分钟内有4.4次,平均每2～8分钟有一次宫缩,每次宫缩持续时间70～90s,强度在50毫米汞柱以上,和第二产程末期宫缩的强度相仿。胎儿娩出后,在第二至第四次宫缩时胎盘剥离,并从子宫经阴道排出,平均排出时间为胎儿娩出后8分钟。胎盘娩出后平均在1.6分钟再度出

现宫缩随着第一个 10 分钟内平均 3.2 次宫缩，其后的 10 分钟内为 2.8 次，以后为 2.7 次、2.6 次、1.6 次。分娩后 2 小时开始直到 24 小时为第四产程或分娩后期，从分娩后 12 小时开始，每小时宫缩一次，而强度比先前增强，其他时间均处于持续性收缩状态。

综上所述，胎儿娩出后在 6 分钟时胎盘剥离，首先是在胎盘附着区的海绵层开始分离和出血，形成胎盘后血肿，借此使整个胎盘剥离。在中央先剥离的胎盘以儿面在前，似伞状下降经阴道排出，胎膜包裹着胎盘后血肿跟着胎盘一齐排出，这种排出形式叫胎盘儿面娩出法，又称 Schultze 排出机转。另一种情况是在胎盘边缘部分先剥离并先进入阴道，随即其他部分相继剥离及排出，以胎盘母面首先排出阴道口，叫胎盘母面娩出法，又称 Duocan 排出机转。在胎盘儿面娩出机转中，胎盘从子宫壁分离较快，胎盘排出以前没有出血或者仅有少量出血，这是由于胎盘先从中央剥离而形成血肿，当此血肿受到再次子宫收缩的压力时，可以利用血肿迅速向四周分离胎盘，并使胎盘中央的儿面先向外膨隆，突出于宫口而由阴道排出，所以胎盘剥离快而出血少，子宫也能及时地良好收缩。而在胎盘母面娩出机转中，出血早且多，这是由于胎盘边缘部分先开始剥离，在边缘处形成的胎盘后血肿，受到再次宫缩压力时，虽然也能向附着于子宫壁的胎盘进行分离，但是由于边缘血肿的另一侧接近胎膜，此处对血肿的阻力较胎盘附着处为小，故每次宫缩时大部分胎盘后血肿的血液就沿着胎膜由阴道排出，且以胎盘分离处的母面向外先流。这样胎盘剥离就没有像中央性血肿那样快速，以致每次子宫收缩都有一阵阴道流血，胎盘剥离慢而不能迅速排出，子宫也不能很好地收缩，因此，剥离部分的血窦不易关闭而出血，总出血量亦较儿面娩出机转为多，此常见于前置胎盘、低置胎盘和过早粗暴地施行 Crede 氏手法挤压胎盘，从而引起边缘部分先行剥离所致。

正常大小胎盘在宫壁附着的面积为 15～17 厘米，产褥期第七日缩小为 9 厘米直径。妊娠末期时，进入子宫的血流量为每分钟 500～600 毫升。因此，胎盘附着面的血窦如不关闭，短期内可能引起大量失血而进入休克。正常情况下，分娩第三期平均出血量为 200 毫升左右（计算到分娩后 2 小时为止），分娩时胎盘附着面的止血机转和平时的止血不相同，它不能用结扎方法来止血，只得靠自然防御机制来达到止血的目的。一般促使止血的因素有三个：

血管因素：包括血管的大小、弹力性、收缩性、通透性、内部压力等。

血液因素：包括血小板，各种凝血因子，纤维蛋白原，溶酶系统，抗凝血因子及有关的内分泌和维生素等。

周围组织因素：血管周围组织的种类、一般形态、弹性、收缩性，组织内凝血质，组织内纤溶酶系统和组织内抗凝血因子等。

上述三种因素中任何一种失常，便可引起产后出血。例如，软产道裂伤引起的出血为单纯的血管因素，子宫收缩乏力是周围组织因素，凝血功能障碍为血液因素。有时，上述三种因素的失常可相互影响，相互促进，形成多因素的产后出血。妊娠时一系列生理变化为分娩后止血机制创造了有利条件：

**(一)子宫肌层**

（1）复杂交叉的网状排列结构。

（2）强有力的收缩和缩复功能。

## (二)血管和它的周围组织

(1)血管有特有的分支,与子宫肌纤维束成直角交叉的走向。

(2)血管壁弹力下降,肥厚,且易凹陷。

(3)血管周围组织内活性凝血质含量高。

## (三)血液因素

(1)孕产妇血液处于高凝低纤溶状态。

(2)血流速缓慢。

产后正常止血的机制:子宫是由一对苗勒氏管吻合而成,它的肌纤维有特殊的网状排列方式,它的体部肥厚,包括胎盘附着区在内,收缩力特别强,子宫分支小动脉呈螺旋状,并交叉成直角方向分布在肌纤维束之间。胎盘排出后,宫腔容积突然减少,肌纤维收缩和缩复将小动脉和许多血窦紧紧关闭,这称为生物学的结扎。再者,妊娠时血管壁肥厚,易被子宫肌层收缩而起凹陷。产妇的血液呈高凝状态,各种凝血因子均增加,而纤溶系统的活性则相反地降低,血流缓慢,这样更易在血窦开口处形成血栓,从而达到止血的目的。产褥期易发生静脉血栓病和静脉血栓炎,从反面证实了血液的高凝状态。因此,产后正常止血的机制是与子宫肌层结构,血管和它周围组织,以及血液的因素有非常紧密的关系。

综合起来讲,在胎盘排出后,及时地止血,主要是依靠子宫肌层强有力的收缩和缩复,它的网状结构紧紧收缩箝闭分布其间的螺旋状小动脉,从而关闭了胎盘附着面的血窦,初步达到止血,这是第一阶段的止血机制。紧接着的是血液凝固机制发挥作用,形成血栓,堵住血窦,这是止血的第二阶段。子宫内膜逐渐修复,使粗糙的胎盘附着面重新覆盖一层新生的子宫内膜,一般在产褥期 6 周时修复完毕,断裂的小动脉也重新生长,这是止血的第三阶段。

胎儿娩出后 24 小时内阴道流血量超过 500mL 称为产后出血。有人提出出血达到 500mL;亦有人认为产后出血量难以准确测量,提出测定分娩前后血细胞比容,若产后血细胞比容减少 10% 定为产后出血。产后出血是产科常见而严重的并发症,亦是产妇死亡的重要原因之一。近年来其发生率约 2%。按其原因可分为产后宫缩乏力性出血、胎盘滞留、软产道损伤及凝血功能障碍等。

## 四、病因

### (一)宫缩乏力

宫缩乏力使子宫未能正常收缩及缩复,从而不能关闭胎盘附着部子宫肌壁血窦而致流血过多,是产后出血的主要原因。

**1.全身性因素**

①产程过长或难产之后,产妇体力衰竭;②临产后使用过多的镇静剂或麻醉过深;③原有全身急慢性疾病等。

**2.局部因素**

①子宫过度膨胀,如多胎、巨大胎儿及羊水过多;②多产、子宫有过感染致子宫肌纤维退行性变;③子宫肌水肿及渗血,如严重贫血、妊高征、子宫胎盘卒中等;④子宫肌发育不良,如合并子宫肌瘤、子宫畸形;⑤前置胎盘,因胎盘附着于子宫下段,其肌肉收缩力差,血窦不易关闭。

### (二)胎盘滞留

胎儿娩出后 30 分钟,胎盘尚未娩出称为胎盘滞留,是产后出血的另一重要原因。胎盘滞留的原因可以是:①胎盘剥离不全;②胎盘剥离后滞留;③胎盘嵌顿;④胎盘粘连;⑤胎盘植入;⑥胎盘残留。

### (三)软产道损伤

胎儿过大、产程过长、胎儿娩出过快或阴道手术助产都可致会阴、阴道、宫颈撕裂伤或外阴阴道血肿,甚至子宫下段破裂及腹膜后血肿,可引起不同程度的出血。

### (四)凝血功能障碍

包括产妇原有全身性出血倾向疾病,如白血病、血小板减少性紫癜、再生障碍性贫血等;重症病毒肝炎,产科合并重度妊高征、胎盘早剥、死胎、羊水栓塞和宫内感染等;所释放的促凝血物质进入母体血液循环,激活凝血系统,引起弥散性血管内凝血并消耗凝血因子,发生产后出血,且血不凝。

## 五、临床表现及诊断

出血可发生于胎盘娩出前或后,或两者兼有。其临床表现与其失血量多少、速度、产妇体质和产程是否顺利有关。以短期内大量失血最为严重。产妇可迅速出现休克、自觉头晕、出汗、恶心、呕吐、呼吸短促、烦躁不安、面色苍白、表情淡漠、血压下降及脉搏微弱等。

明显外出血诊断并不困难,胎儿娩出后,需严密观察出血情况并准确测量出血量,同时应找出产后出血原因,及早明确诊断,采取正确有效措施。

### (一)胎盘娩出前出血

多为胎盘剥离不全(或胎盘滞留)及软产道损伤。前者多为间歇性出血,血呈暗红色,常有血块排出;后者出血为持续不断,血色鲜红且子宫收缩良好。

### (二)胎盘娩出后出血

首先检查子宫收缩情况及胎盘及胎膜是否完整。若胎盘胎膜完整,腹部检查子宫体松软,轮廓不清,应考虑子宫收缩乏力;若胎盘胎膜完整且无产道裂伤,而出血不凝,应考虑凝血功能障碍,可行血块观察试验、血小板计数、凝血酶原时间、纤维蛋白原、血浆鱼精蛋白副凝固试验及 D-二聚体测定以协助诊断。胎盘娩出后虽无阴道流血,而产妇出现休克,应考虑宫腔内积血,按压宫底则有大量血液或血块涌出。产后出血有时由多个因素同时存在,且互相影响,故诊断时要全面考虑。

## 六、治疗

由于产后出血在短时间内失去大量血液,使产妇血容量不足,迅速进入休克,因此必须争分夺秒,积极抢救。

1.补充血容量及纠正休克

抢救失血性休克首要是补足血容量始能维持患者有效循环和组织灌流,补液量应根据中心静脉压、尿量及临床症状等做决定。

(1)输液:对于有明显出血的病例,应建立两条静脉通道以便输血、输液。严重的病例可采用大隐静脉高位插管或股动脉加压输血。输血量应为实际失血量加扩大的毛细血管床容量,原则上是等量补血再加 500~600mL。

（2）输液程序：尽早给予输血，最好是新鲜血。未配好血之前，可先输平衡液、右旋醣酐、5%碳酸氢钠，最后为葡萄糖液。

（3）注意观察患者神智、面色、皮肤温度及色泽情况，若有好转，血压正常稳定，脉压增大，尿量每小时多于 30mL 可认为血容量已补足。

（4）大量输入库存血时，可引起游离钙的抑制，发生出血倾向，需适当补充钙盐，每输入 1000mL 库血，可静脉注射 10%葡萄糖酸钙 10mL 或输入 1600mL 库血后加输新鲜冷冻血浆 400mL，可减少或防止凝血功能障碍发生。

2.胎盘未剥离或未排出前出血的处理

（1）胎盘剥离不全或粘连伴阴道出血，即行人工剥离取出胎盘。

（2）胎儿娩出后 15 分钟胎盘未娩出而阴道出血不多，Golan 提出用缩宫素（催产素）10~20 单位加生理盐水 20mL 稀释后于脐静脉注入，胎盘可剥离自然娩出。

（3）若胎盘已剥离而未排出，膀胱过度膨胀时应导尿排空膀胱，用手按摩子宫使之收缩，轻压子宫底，另一手牵引脐带，协助娩出胎盘。

（4）胎盘嵌顿，可行乙醚麻醉，使狭窄环松解，或静脉推注地西泮（安定）10mg，或阿托品 0.5mg 皮下注射，若产妇无高血压情况亦可给予肾上腺素 0.3mL 皮下注射，然后取出胎盘。

3.若排出胎盘有缺损，应行清宫术

4.植入性胎盘，不可勉强剥离挖取，以免引起子宫穿孔，采用子宫切除术是最安全的治疗方法

5.胎盘娩出后出血的处理

（1）即行阴道、宫颈及子宫下段检查，观察是否有损伤，若有损伤且估计可从阴道缝合者，在用纱布压迫止血下施缝合修补术；若损伤延及子宫下段或阔韧带内血肿形成，应即剖腹探查。

阴道壁深度裂伤者，应充分暴露其顶端，缝合顶端的第一针线结扎后留长线用作牵引，再用手指触摸其上方，如有裂隙再行补针，以防顶端出血，然后依次缝合，缝合时注意结扎止血及不留无效腔。

（2）子宫收缩乏力出血

1）子宫收缩剂的使用：可静脉滴注缩宫素（催产素）及肌内注射麦角新碱 0.2mg，或经腹直接注射于子宫肌壁内，缩宫素（催产素）亦可经阴道行宫颈注射。应用上述药物效果不佳可采用前列腺素（$PGF_{2\alpha}$）1mg 肌内注射，或直接注射于子宫肌壁内，$PGF_{2\alpha}$ 对子宫肌有强烈的收缩作用。

2）按摩子宫止血法：①双手按摩法：左手在耻骨联合上缘按压下腹中部，将子宫上推，右手置于子宫底部，拇指在前壁，其余四指在后壁，作均匀、连续不断按摩子宫，同时间断挤压子宫，使积存于宫腔内的血块及时排出，以免影响子宫收缩。②双合按摩法：上述按摩无效时，可选用此法。术者一手握拳置于阴道前穹隆，顶住子宫前壁，另一手自腹壁按压子宫后壁，使子宫体前屈，双手相对紧紧压迫子宫并按摩，持续 15 分钟，常可奏效。

3）子宫颈管上端动脉压迫法：在阴道内，用拇食二指把握宫颈，压迫子宫颈管上端的子宫

动脉。此法可刺激子宫收缩,且有压迫血窦作用。

4)子宫腔填塞纱条止血法:是一种比较古老的止血方法,学术界看法不一,但近期国外文献仍提倡应用于因子宫松弛而出血不止患者。用手或卵圆钳将无菌宽条不脱脂棉纱条填入宫腔内,以刺激子宫收缩并压迫止血。填塞时应从宫腔底部填起,均匀且应填紧,阴道上段也要填满。24 小时后取出全部填塞的纱条,取出前应先肌内注射缩宫素(催产素)10 单位,要注意无菌操作,用广谱抗生素预防感染。

5)用子宫颈钳钳夹子宫颈止血法:可用宫颈钳 2~3 把将宫颈前后唇一起钳夹,可刺激子宫收缩。

6)结扎盆腔血管止血法:对迫切希望保留生育功能的产妇,可考虑采用此法。①结扎子宫动脉上行支:此法对控制来自子宫下段的出血最为有效,特别是低置胎盘或前置胎盘患者。方法:术者提起子宫,用 1 号铬制肠线或 1 号 Dexon 线进行缝扎。在结扎左侧子宫动脉上行支时于子宫动脉内侧 2~3cm 处进针向后穿过子宫肌层,从子宫动脉外侧的阔韧带无血管区向前穿过结扎;结扎右侧子宫血管时,则从子宫动脉外侧阔韧带无血管区进针,从离子宫动脉内侧 2~3cm 处出针进行结扎。注意缝扎时应尽量远离子宫颈并选在子宫峡部,通常是在子宫下段横切口稍上方,相当于内口水平处,以防误伤输尿管。②髂内动脉结扎术:认为是达到制止严重产科出血的最迅速和安全有效的手段。子宫收缩乏力、前置胎盘、胎盘早剥、胎盘粘连以及产伤引起的产后出血均是髂内动脉结扎的适应证。方法可分为腹膜内及腹膜外法,腹膜内法较常用。腹膜内法的操作步骤:取下腹正中直切口,进腹腔后,用手指探测一侧髂总动脉搏动点,沿此向下寻找髂内外动脉交叉处,找髂内动脉,剪开覆盖于其上的腹膜,推开位于其内侧缘的输尿管,分离髂内动脉旁的疏松组织,小心游离 2~3cm 长的髂内动脉,用动脉钳提起,选用可吸收的缝线结扎,相距 1cm 双重结扎,不要剪断。注意结扎前应先压迫该段血管并由台下助手触摸腘动脉或足背动脉搏动及观察该侧足趾颜色,以防误扎髂外动脉。

7)髂内动脉造影栓塞术:近年来此法被引起重视,主要用于因下段产道撕裂伤所致的无法控制的产后出血和因宫缩乏力或子宫肌瘤所致的出血。栓塞物一般用吸收性明胶海绵,方法:常规消毒双侧腹股沟区,行股动脉穿刺,若患者处于休克状态时可经一侧动脉快速输血,以补充血容量,然后将导管自股动脉依次沿腹主动脉、髂内动脉、子宫动脉插入。并注入造影剂,若透视发现有造影剂外溢,则注入直径 2mm 的吸收性明胶海绵颗粒至该血管出血部位,以栓塞止血。

8)子宫切除术:当出血危及患者生命时,此术是最快、最安全的措施。适用于难以修补的子宫破裂、植入胎盘、严重的子宫卒中,或经各种方法处理后子宫仍不收缩等情况,为抢救产妇生命,在输血同时施行子宫切除术。一般施行次全宫切除术,如合并中央或部分性前置胎盘应施行全子宫切除术。

6.凝血功能障碍所致产后出血的处理

(1)产科弥散性血管内凝血(DIC)所致产后出血。

(2)妊娠合并血液病(血小板减少症、白血病、再生障碍性贫血等)所致产后出血。

a.首先排除来自宫缩乏力、产道损伤及胎盘因素的产后出血。

b.应用宫缩剂加强子宫收缩减少出血。

c.迅速给予新鲜血、血小板或凝血因子,提高凝血功能。

d.各种止血方法无效时,应及时施行全宫切除。

血液病致产后出血应以预防为主,在妊娠期应与血液科合作积极治疗,预产期前 1～2 周入院待产,分娩期注意宫缩乏力。在准备新鲜血及血小板情况下,实行计划分娩,产时认真缝合创口,防止血肿形成。

## 七、预防

### (一)产前预防

(1)加强孕期保健,进行系统产前检查,积极治疗各种妊娠并发症,尤其应重视妊高征、肝炎、血液病等合并妊娠的防治工作。

(2)加强对各级保健人员培训,以提高各级保健人员对危险因素识别及技术和处理能力。

### (二)产时预防

(1)正确测定产后出血量是防治产后出血的关键。我国测量失血量方法有:目测估计法、面积换算法、称重法、容积法及比色法等。采用容积法加面积法测定比较实用。面积法的折算方法为 $10 \times 10cm$ 纱布约 $5mL$,$15 \times 15cm$ 约 $10mL$。

(2)掌握会阴侧切术的适应证及时机,提高缝合技术,避免产道撕裂及血肿发生。

(3)严密观察及处理产程,对多产、多胎妊娠、既往产后出血史、既往剖宫产史、妊娠高血压、胎膜早破、羊膜炎、产程延长、巨大胎儿等高危因素的产妇,产时应建立输液通道,并配血备用。

(4)正确处理第 3 产程,胎儿娩出后肌内注射或静脉注射缩宫素(催产素),及时娩出胎盘。

(5)掌握手术适应证及时机,减少产后出血。

### (三)产后预防

严密观察产后子宫收缩情况,防止产后尿潴留,认真检查软产道有无撕裂,有撕裂者应及时缝合止血。

## 八、护理

### (一)护理评估

1.询问健康史

了解患者有无与产后出血有关的诱发因素,如胎盘早剥、妊娠期高血压疾病、多胎妊娠、羊水过多等。重点了解分娩期产妇有无宫缩乏力、胎盘滞留、软产道损伤、难产史等。

2.评估身体状况

评估阴道出血量,有无失血性休克、贫血、感染等。

3.评估心理状况

一旦发生产后大出血,产妇及家属常表现出紧张、焦虑、恐惧、担心产妇的生命安危等心理反应。

4.参阅相关检查

化验血型、血交叉试验,测定血小板计数、出、凝血时间、凝血酶原时间等,必要时行 3P 试验了解有无凝血功能障碍,测定血常规,了解有无贫血及感染。

**(二)护理诊断与预期目标**

1.组织灌注量改变

产妇不出现失血性休克的临床表现。

2.有感染的危险

产妇不出现感染症状。

3.恐惧

患者情绪稳定,心理及生理上的舒适感增加。

4.潜在并发症:失血性休克

及早发现休克征象,并得到及时处理与护理。

**(三)护理措施**

1.积极预防

(1)做好孕期保健工作,定期产前检查,对有出血倾向的产妇应及时治疗,并提前到有条件的医院住院分娩。

(2)正确处理产程:第一产程密切观察产程进展情况,保护好产妇的体力,合理使用宫缩剂。第二产程认真保护会阴,正确指导产妇使用腹压,控制好胎儿的娩出速度,有出血可能者应在胎儿前肩娩出后立即肌内注射或静脉注射缩宫素 10U。第三产程是预防产后出血的关键,正确处理胎盘娩出,仔细检查胎盘、胎膜,认真检查软产道有无裂伤和血肿,并按摩子宫促进子宫收缩。

(3)加强产后观察:胎盘娩出后 2 小时内,密切观察产妇的生命体征,宫缩、宫高、阴道流血量、膀胱充盈否、会阴及阴道有无血肿,发现异常及时处理。

2.急救护理

产妇取平卧位,吸氧、保暖。立即做好输血、输液准备,遵医嘱用药,配合医生进行抢救。

3.病情监测

①严密监测生命体征,全身失血表现,准确估计出血量。②产后 2 小时内在产房内严密观察,定时检查宫缩情况并按摩子宫,及时排空膀胱。③注意体温变化,观察恶露情况及有无感染,发现异常及时处理。

4.防止感染

①遵医嘱应用抗生素。②加强会阴护理,保持会阴清洁干燥,每日用 0.1％苯扎溴铵、1:5000高锰酸钾或 0.02％碘附溶液擦洗会阴 2 次,大小便后冲洗会阴。

5.心理护理

向孕产妇和家属讲明病情,解释医护措施的目的、方法。多陪伴产妇,对其疑虑给予解释,帮助他们面对现实,减轻焦虑,配合治疗。

6.健康指导

妊娠期应注意自身的健康状况,保证良好的营养,避免发生感染。对有产后出血危险的孕产妇应及早做好准备工作,择期住院待产。

向产妇解释正常分娩的经过、产后子宫复旧及恶露变化等注意事项,发现异常及时就诊。

指导会阴护理和哺乳的方法,合理安排休息和活动,降低产后出血的危险性和感染的机会。产褥期禁止盆浴和性生活。

# 第三节　子宫破裂的护理

## 一、疾病概要

子宫体部或子宫下段于妊娠晚期或分娩期发生破裂称为子宫破裂。多发生于经产妇,尤其是多产妇,是产科极为严重的并发症,若不能及时诊断处理,将威胁母儿生命。

### (一)病因

**1.胎先露下降受阻**

是引起子宫破裂的最常见的原因。骨盆狭窄、头盆不称、胎位异常等,因胎先露下降受阻,子宫强烈收缩,子宫下段过度伸展变薄而发生破裂。

**2.子宫瘢痕**

子宫壁因手术留有瘢痕,在孕晚期或分娩期因宫腔内压力升高而破裂。

**3.宫缩剂使用不当**

胎儿分娩前肌内注射或过量静脉滴注缩宫素,引起子宫强烈收缩而破裂。

**4.损伤性子宫破裂**

因施行不恰当的阴道助产术所致,如胎盘剥离术方法不当、宫口未开全时行产钳或臀牵引术;孕晚期腹部受外力严重撞击、分娩时腹部暴力加压助产等。

### (二)分类

按发生原因,分为自发性破裂和损伤性破裂;按发生部位,分为子宫体破裂和子宫下段破裂;按破裂程度,分为完全性破裂和不完全性破裂;按发生时间,分为妊娠期破裂和分娩期破裂;按发展阶段,分为先兆子宫破裂和子宫破裂。

### (三)临床表现

子宫破裂多发生在分娩期,并且大多有先兆破裂征象,但瘢痕子宫破裂和损伤性子宫破裂则无明显的先兆破裂征象。

**1.先兆子宫破裂**

在临产过程中产妇下腹部剧烈疼痛、烦躁、呼叫、呼吸急促、脉搏加速。下腹部出现病理性缩复环,子宫下段压痛明显,子宫呈葫芦形;胎心不规则或听不清;出现排尿困难、甚至血尿。

**2.子宫破裂**

破裂时产妇突感下腹一阵撕裂样剧痛后,腹痛缓解,宫缩停止,随即迅速进入休克状态。完全性子宫破裂,腹部检查可见全腹压痛、反跳痛、肌紧张;腹壁下可触及胎体、子宫缩小于胎体一侧;内出血多时,移动性浊音阳性;胎心及胎动消失。阴道检查(须谨慎)可见宫口回缩、先露回升、阴道鲜红色流血,量可多可少,甚至可触及子宫下段裂口。

**（四）诊断**

1.根据病史、子宫破裂的临床表现

2.辅助检查

①B超：可协助确定破口部位和胎儿与子宫的关系。②血、尿常规检查：血红蛋白值下降，肉眼血尿或镜下血尿。

**（五）治疗原则**

1.先兆子宫破裂

立即抑制宫缩，肌内注射哌替啶或在乙醚全麻下尽快行剖宫产术结束分娩。

2.子宫破裂

无论，胎儿是否存活，均应在积极纠正休克的同时尽快剖腹取胎，行子宫修补或切除术。术中，术后给予大剂量抗生素防治感染。

## 二、护理

**（一）护理评估**

1.询问健康史

详细询问产次，评估有无胎先露下降受阻、子宫瘢痕、宫缩剂使用不当和手术创伤等因素。

2.评估身体状况

评估产妇腹痛的程度、性质，有无排尿困难、血尿，病理性缩复环和休克的出现以及腹部检查的结果。

3.评估心理状况

产妇因腹痛难忍担心自身和胎儿安危而产生焦虑，对需要手术结束分娩而感到犹豫和无助；当需要切除子宫时，产妇不能接受；若胎儿已死亡，产妇遭受强烈感情创伤，表现为悲伤、愤怒，甚至出现罪恶感。

4.参阅相关资料

参阅B超、血常规的结果，判断子宫破裂的部位及其程度。

**（二）护理诊断与预期目标**

1.潜在并发症：休克

能及时发现并补充血容量，纠正休克。

2.预感性悲哀

产妇情绪稳定，悲哀程度减轻。

3.疼痛

产妇疼痛有所减轻或消失。

**（三）护理措施**

1.医护配合

（1）抑制宫缩，预防子宫破裂：①严密观察宫缩，警惕子宫收缩过强、产妇异常腹痛的现象，发现有子宫破裂的先兆，立即停止使用缩宫素。②迅速建立静脉通路，使用宫缩抑制剂，缓解宫缩并预防胎儿缺氧。

（2）积极抢救休克：①取中凹卧位或平卧位，吸氧、保暖。②严密观察生命体征，记录宫缩、胎心音，有失血表现时迅速建立静脉通道，遵医嘱输血、输液进行扩容治疗。③尽快做好手术前的准备，协助医生完成剖腹探查或子宫切除术。

2.心理护理

对产妇及家属因子宫破裂所造成的心理反应给予同情和理解，耐心倾听他们的感受，引导他们树立生活的信心。

3.健康指导

宣传计划生育，对行子宫修补术的患者，指导其严格避孕 2 年后再孕，可选用药物或避孕套避孕。再孕时应加强产前检查。

# 参考文献

[1]孙丽博,等.现代临床护理精要[M].北京:中国纺织出版社有限公司,2020.

[2]田淳,等.临床专科疾病护理精要[M].南昌:江西科学技术出版社,2020.

[3]夏侯洪,等.现代临床护理基础[M].北京:科学技术文献出版社,2020.

[4]苗蓓蓓,张蔚,刘振波.现代护理教学与临床实践[M].广州:世界图书出版广东有限公司,2019.

[5]唐会枚,邓贤,倪荔.护理技术理论与实践[M].长春:吉林科学技术出版社,2019.

[6]霍孝蓉.专科护理临床指引[M].南京:江苏凤凰科学技术出版社,2018.

[7]赵春苗,郝继玉,管娜娜.现代临床实用护理[M].沈阳:沈阳出版社,2019.

[8]许家明,等.实用临床护理实践[M].北京:中国纺织出版社有限公司,2019.

[9]杨洪英,等.实用护理技术与护理要点[M].北京:科学技术文献出版社,2018.

[10]刘新文,王海勤.临床护理常规[M].武汉:湖北科学技术出版社,2018.

[11]贺杰,等.临床护理指南[M].天津:天津科学技术出版社,2018.

[12]刘阳.新编护理手册[M].北京:金盾出版社,2018.

[13]刘莹莹,等.现代临床专科护理实践与管理[M].北京:科学技术文献出版社,2018.

[14]饶燕,邓姗,郑穗瑾,等.妇产科诊疗思维技巧与疾病研究[M].北京:科学技术文献出版社,2020.

[15]张勇华.临床妇产科诊治技术[M].天津:天津科学技术出版社,2020.

策划编辑：王　卓
责任编辑：王　卓　张苹芳
封面设计：张怀予

ISBN 978-7-5433-4361-0

9 787543 343610 >

定价：58.00元